管理栄養士養成のための
栄養学教育モデル・コア・カリキュラム準拠

第10巻

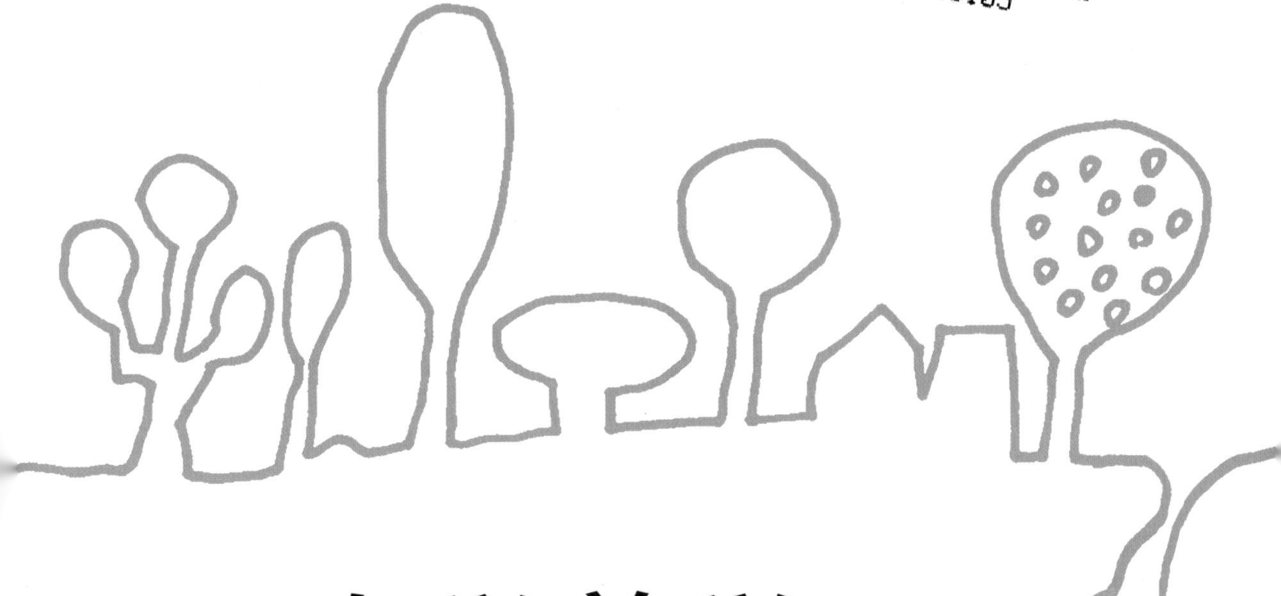

公衆栄養学 2024年版

公衆栄養活動の実践のための理論と展開

特定非営利活動法人 日本栄養改善学会　監修
酒井　徹・由田克士　編

医歯薬出版株式会社

監修

特定非営利活動法人 日本栄養改善学会

編者

酒井《さかい》　徹《とおる》	徳島大学大学院医歯薬学研究部 教授
由田《よした》　克士《かつし》	大阪公立大学大学院生活科学研究科 教授

執筆者一覧

阿部《あべ》　絹子《きぬこ》	公益社団法人日本栄養士会
荒井《あらい》　裕介《ゆうすけ》	千葉県立保健医療大学健康科学部 准教授
今井《いまい》　具子《ともこ》	同志社女子大学生活科学部 教授
今枝《いまえだ》奈保美《なほみ》	至学館大学健康科学部 教授
焔硝岩《えんしょういわ》政樹《まさき》	ノートルダム清心女子大学人間生活学部 准教授
草間《くさま》かおる	長野県立大学健康発達学部 教授
串田《くしだ》　修《おさむ》	静岡県立大学食品栄養科学部 講師
後藤《ごとう》　千穂《ちほ》	名古屋文理大学健康生活学部 教授
須藤《すどう》　紀子《のりこ》	お茶の水女子大学基幹研究院自然科学系 教授
田中《たなか》　久子《ひさこ》	女子栄養大学 名誉教授
中谷《なかたに》弥栄子《やえこ》	前鎌倉女子大学家政学部 教授
中本《なかもと》　晶子《あきこ》	徳島大学大学院医歯薬学研究部 助教
中本《なかもと》真理子《まりこ》	徳島大学大学院医歯薬学研究部 講師
福村《ふくむら》　智恵《ともえ》	大阪公立大学大学院生活科学研究科 准教授
諸岡《もろおか》　歩《あゆみ》	兵庫県企画部計画課
吉澤《よしざわ》　和子《かずこ》	元世界保健機関（WHO）コンサルタント

（五十音順）

This book is originally published in Japanese
under the title of :

KANRIEIYOSHIYOSEINOTAMENO EIYOGAKUKYOIKU MODERU KOA KARIKYURAMU JUNKYO
KOSYUEIYOGAKU
(Based on the Nutritional Science Education Model Core Curriculum for Training of Registered Dietitians-Public Health Nutrition)

Editor :
The Japanese Society of Nutrition and Dietetics

ISHIYAKU PUBLISHERS, INC.
7-10, Honkomagome 1 chome, Bunkyo-ku,
Tokyo 113-8612, Japan

特定非営利活動法人 日本栄養改善学会

管理栄養士養成のための
栄養学教育モデル・コア・カリキュラム準拠
教科書シリーズ発刊に寄せて

管理栄養士養成のための栄養学教育モデル・コア・カリキュラム

国民の健康問題や少子高齢化社会におけるさまざまな問題を改善できる高度な専門的知識および技能を有する管理栄養士の育成を目的とし，平成12（2000）年に栄養士法の改正が行われました．一方，管理栄養士養成施設数は，平成7（1995）年の約30校から平成30（2018）年には150校ほどに急増し，毎年約1万人が管理栄養士国家試験に合格し，管理栄養士名簿に登録され，その教育の質の担保が重要となっています．

日本栄養改善学会では，教育課程は本来その専門職のコアカリキュラムに基づいて設定されるべきものという考え方から，学術団体として独自に「管理栄養士養成課程におけるモデルコアカリキュラム」の検討を行ってきました．その実績を踏まえ，厚生労働省から委託を受け，平成30（2018）年度に「**管理栄養士・栄養士養成のための栄養学教育モデル・コア・カリキュラム**」を策定，公表しました．

本モデル・コア・カリキュラムでは，管理栄養士・栄養士に共通して期待される像を「栄養・食を通して，人々の健康と幸福に貢献する」としました．栄養学を学術的基盤とし，栄養・食を手段として，さまざまな人々の健康はもとより，より広義のwell-beingに寄与する専門職であることを，明瞭簡潔に表現したものです．

そして，期待される像を実現するモデル・コア・カリキュラムの全体的な構造を概念図（次頁）にしました．上部のA「管理栄養士・栄養士として求められる基本的な資質・能力」の達成に向けて，Bを踏まえ，左側のCから右側のGやHへと，基礎的な学修内容から総合的，統合的な内容へと学修が発展します．また，基礎教養科目や各養成施設の教育理念に基づく独自の教育内容も位置づけています．

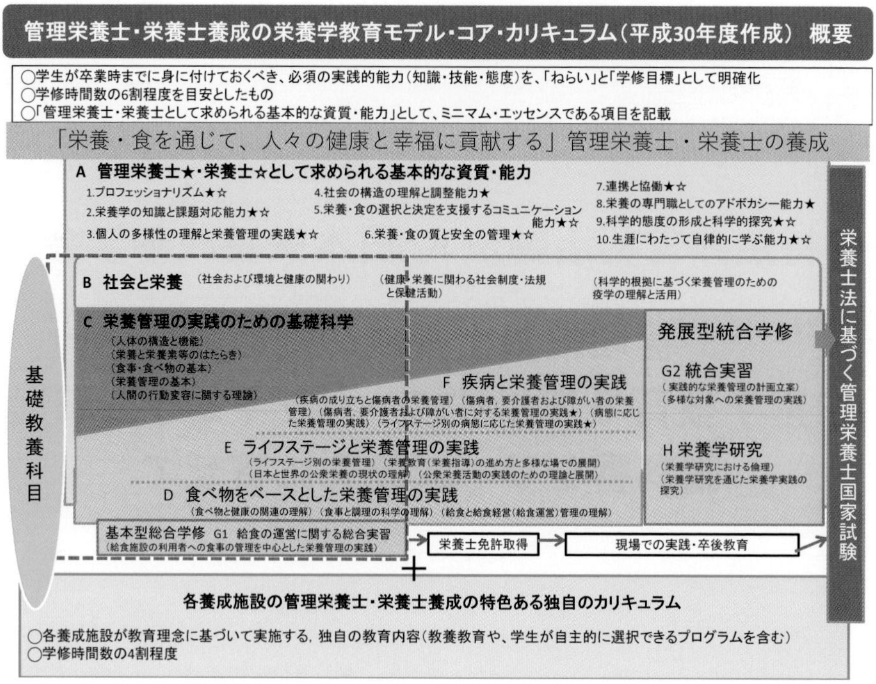

モデル・コア・カリキュラムの趣旨と活用

本モデル・コア・カリキュラムでは，管理栄養士養成における基礎教養分野を除く学修時間の３分の２程度で履修可能となるよう内容を精選しています．学生が卒業時までに身につけておくべき必須の実践能力について，具体的な学修目標をいわゆるコンピテンシーの獲得として記述しました．共通したモデル・コア・カリキュラムに基づく学修は，社会に対する管理栄養士の質保証に資するとともに，管理栄養士は何ができる専門職なのかを広く国民に対して提示することにもなります．

養成課程のカリキュラム構築は，各分野の人材養成に対する社会的要請や学問領域の特性等を踏まえつつ，各養成施設が建学の精神や独自の教育理念に基づいて自主的・自律的に行うべきものです．各養成施設がカリキュラムを編成するに当たっては，学修目標だけでなく，学修内容や教育方法，学修成果の評価のあり方等も重要な検討課題です．各養成施設においては，本モデル・コア・カリキュラムの学修目標を内包したうえで，特色ある独自のカリキュラムを構築されることを期待申し上げます．

新シリーズ編集の経緯・ねらい

日本栄養改善学会では2011年より，医歯薬出版株式会社との共同事業として，学会独自のモデル・コア・カリキュラムに基づく教科書シリーズを発行してまいりました．この度，新たに国として初めての「管理栄養士・栄養士養成のための栄養学教育モデル・コア・カリキュラム」の策定を受け，これまでのシリーズを全面刷新することにいたしました．

新シリーズは，厚生労働省の了解も得て，「管理栄養士養成のための栄養学教育モデル・コア・カリキュラム準拠」教科書シリーズと称することとなりました．各巻の編者は，モデル・コア・カリキュラム策定に深く携わった先生方にお引き受けいただき，栄養学教育および管理栄養士の職務に造詣の深い先生方にご執筆をお願いしました．

本モデル・コア・カリキュラムは，先述の概念図に示すように，科目の相互のつながりや学修内容の発展段階を踏んで上級学年へと進められるように構成されています．このため新シリーズは，国家試験の出題基準に沿った目次構成となっている従来の教科書とは異なり，管理栄養士養成課程での系統立った学修の流れを示し，各巻のつながりを意識した構成といたしました．学生が卒業後一人の管理栄養士として現場に出た際に，管理栄養士・栄養士の期待される像の実現を可能とできるように，構成や内容の充実を図っております．

読者に期待すること

管理栄養士養成課程で学ぶ皆さんは，卒業後は大きな社会の変革のなかで，課題解決力をもち，「栄養・食を通して，人々の健康と幸福に貢献する」管理栄養士となることが期待されます．栄養学およびその背景にある学問や科学・技術の進歩に伴う新たな知識や技能について，すべてを卒前教育で修得することは困難であり，卒業後も自律的に自己研鑽していくことが必要です．そのための基本的な能力を，本シリーズを通して培っていただければ，編者，執筆者一同，幸甚に思います．

2021 年 2 月

村山伸子
特定非営利活動法人 日本栄養改善学会　理事長

武見ゆかり
特定非営利活動法人 日本栄養改善学会　前理事長

2024年版 序

本書は日本栄養改善学会監修・編集による管理栄養士養成課程におけるモデル・コア・カリキュラム準拠教科書シリーズの第10巻として刊行された．日本栄養改善学会は，管理栄養士の養成に関わる教育内容としてコアとなる教育内容の検討・精査を行い，2009年に公表した．その教育内容は継続的に検討が行われ，2015年および2019年に改訂版が公表された．医師，歯科医師，薬剤師および看護師などの医療職種に関する教育モデル・コア・カリキュラムは国が主導して作成してきたが，管理栄養士教育に関しては日本栄養改善学会が学会独自の活動として提案を行ってきた．2019年版は，厚生労働省が日本栄養改善学会に管理栄養士・栄養士教育のモデル・コア・カリキュラムを委託して作成したものである．また，2023年に厚生労働省より管理栄養士国家試験出題基準（ガイドライン）が改定，公表された．本書は，モデル・コア・カリキュラムおよび管理栄養士国家試験出題基準に準拠した内容となっている．

公衆栄養学は，モデル・コア・カリキュラムの「E ライフステージと栄養管理の実践」の項目における「E-3．日本と世界の公衆栄養の現状の理解」および「E-4．公衆栄養活動の実践のための理論と展開」の学修内容が主なものとなっている．

公衆栄養学は，人間集団の健康問題に栄養学的因子がどのように関わるのか明らかにし，得られた知見を健康問題の解決へ役立てる学問である．食塩の過剰摂取は高血圧の発症に関連することがわかり，国を挙げて減塩運動を推し進めた結果，脳卒中の発症を減少させた．地域の栄養改善は，人々の健康保持増進に密接に関わっている．本書では，地域栄養改善のための地域栄養学マネジメントの理論を解説するとともに，具体的な活用方法を事例で示している．

本書はコンパクトにまとめているが，管理栄養士・栄養士として必要な公衆栄養学の学修内容を網羅しており，また実践的な事例を数多く例示しているため，卒業後も役立てることができる．管理栄養士・栄養士の基礎づくりに本書が活用されることを願っている．最後にご執筆いただいた先生方，医歯薬出版の関係諸氏に深く感謝いたします．

2024年1月

編者一同

Contents

Chapter

1

公衆栄養学の概念

学修到達ポイント

- 公衆栄養学が，個人を対象とした応用栄養学（ライフステージ栄養学）や臨床栄養学とは異なることを，対象，要素，方法の点から説明できる．
- 公衆栄養学の意義と目的について説明できる．
- 多くの公衆栄養活動が政策として実施されていることを理解し，その概要，領域について説明できる．
- 公衆栄養活動を推進するに当たって，管理栄養士として学ぶべき知識や技術，修得すべき資質について考察できる．

公衆栄養学とは，主に個人を対象とする応用栄養学（ライフステージ栄養学）や臨床栄養学とは異なり，集団（人々）を対象とした健康の維持・増進を目標とし，もって生活の質（quality of life; QOL）の向上を図るための実践栄養の科学であり，公衆栄養活動を含むものである．

公衆栄養活動は，保健・医療・福祉・介護など広い分野で行われているが，具体的な活動について，その歴史と現在の公衆栄養プログラムについて知識を整理する．

1. 概念

1）公衆栄養学の意義と目的

❶ 諸外国（欧米諸国，オーストラリア）における公衆栄養学の定義

臨床栄養学の確立された専門的実践とまったく異なる実践栄養の分野としての公衆栄養学を定義するために，欧米諸国においてもさまざまな試みがなされてきた．**表 1-1** は，欧州，米国，オーストラリアの 9 カ国から 24 人の公衆栄養学専門家パネリストが参加し，論文に示された記述語から，デルファイ法[注]によって公衆栄養学の定義として重要な記述語を選定し定義したものである．

コンセンサスを得た（基準は 83％を超えての合意）定義には，「集団に基盤を置く」「健康増進を重点的に取り扱う」「食品と栄養システムを重点的に取り扱う」「健康の維持」「一次予防」「公衆衛生学の原理を応用」「教育」「環境」「権限の行使のありよう（political）」が含まれていた．記述語としての「治

デルファイ法

専門家同士の意見の集約・合意を得る方法の1つ．具体的には，①テーマについて詳しい専門家や有識者を選び意見を求める．②得られた回答は統計的に集約して意見をとりまとめる．③とりまとめた意見を添えて同じ質問を各専門家に対して行い，意見の再検討を求める．④意見の再考の過程を数回繰り返す．⑤グループの意見が一定の範囲に収束する．

表 1-1 ● 公衆栄養学の定義

提唱者	定義
ヒューズ（Hughes）とサマセット（Somerset）：オーストラリア	公衆栄養学（public health nutrition）とは，食品と栄養システムにおいて持続可能な改善によって，集団の健康状態を促進する技能と科学である．公衆衛生学の原理に基づいており，包括的かつ協働的な活動，生態学的な観点，学際的分野（環境的，教育的，経済的，技術的，法律的な対策を含む）がセットになったものである．
ロジャース（Rogers）とシュロスマン（Schlossman）：米国	公衆栄養学（public nutrition）という用語は，集団における栄養に影響を及ぼすことが知られている要因の範囲を包含する新しい分野として定義されている．要因には食事と健康，社会的，文化的および行動的な要因，そして経済的，政治的な状況を含む．公衆衛生学と同様に，公衆栄養学は，現実の世界における問題解決に照準を合わせるので，その成功度が栄養状態改善における有効性の観点から評価される応用分野の学問といえる．
英国栄養学会，ランドマン（Landman）ら：英国	公衆栄養学（public health nutrition）は，栄養を通じての健康増進と，集団の食生活に関連する疾病の一次予防に焦点を合わせている．集団全体の健康維持に主眼点が置かれている．
ユングヴェ（Yngve）ら：欧州	公衆栄養学（public health nutrition）は，集団において栄養と身体活動を通じての健康増進，および栄養と身体活動に関連する疾病の予防に焦点を合わせている．
ジョンソン（Johnson）ら：米国	公衆栄養活動（public health nutrition practice）は，人々が栄養的な健康を達成し，それを維持できる条件を確保するための一連のサービスや活動を含んでいる．たとえば，①栄養に関連した健康状態やリスク要因のサーベイランスやモニタリング，②地域あるいは集団に基づくアセスメント，③プログラム計画と評価，④種々の研究分野，プログラムおよび機関にわたって協働する地域 / 集団の介入における主導的役割，⑤直接的な栄養サービスをめぐって，集団による利用とその品質課題に対処する際の主導的役割，などである．
戦略的な政府間栄養同盟：オーストラリア	公衆栄養学（public health nutrition）は，個人の特定の食事上のニーズよりも集団全体に影響を与える問題に焦点を合わせている．特定の人口集団の栄養状態と健康状態に及ぼす食料生産，流通および消費の影響が，より広い地域での知識，技能，態度，行動とともに考慮される．

(Hughes R：Definitions for public health nutrition：a developing consensus. Public Health Nutrition, 6(6)：615-620, 2003)

療」は，パネリストの大半で重要でないと判断された．また，臨床現場から公衆栄養学の輪郭を描くことはできないとされた．このように公衆栄養学を定義するために使用されうる記述語の範囲については，欧米諸国における公衆栄養学の指導者間で強い国際的な合意がある．

本書においては，公衆栄養学を「公衆衛生学の原理に基づく栄養を通じた健康増進および疾病の一次予防を重視する学際科学である．ただし，対象者の状況によっては健康・医療・福祉・介護システムのなかで二次予防，三次予防的な活動を含む場合もある」と定義する．

❷ 公衆栄養学の意義と目的

公衆栄養学は，栄養学，食品科学，医学，公衆衛生学，環境，教育，経済，技術，法律など多くの分野を包括する学際科学である．

地域栄養（community nutrition）と公衆栄養（public health nutrition）の区別

米国においては，地域栄養という用語は，しばしば栄養関係のプログラムやサービスを実施する状況と，実施団体の幅広い範囲をさすことが多い．地域栄養サービスは，コミュニティにおける個人とグループが対象となる傾向がある．

公衆栄養という用語は，歴史的には地方社会，州，国家レベルでの健康部門によってなされるサービスを示すために用いられてきた．公衆栄養の機関によって提供されたプログラムは，通常はコミュニティ，機関，システムに向けられるものであり，そのゴールをヘルスプロモーションと疾病予防としている．さらにいえば，公衆栄養はしばしば政策立案に含まれている．また実際には，公衆栄養と地域栄養という用語は，同意義に用いられる傾向にある．

表 1-2 ● 公衆栄養実践と臨床栄養実践の比較

	公衆栄養	臨床栄養
焦　点	予防	疾病の治療
対　象	集団	個人
場	地域	診療所や病院
手　段	複数の取り組み，強化	カウンセリングと教育

公衆栄養学には実践活動が伴い，その活動の基本には公衆衛生学の原理が応用されている．公衆衛生学の使命は，人々が健康を維持できるようにすることであり，一方，栄養は人々が健康を維持できる必須条件の一つである．したがって，公衆栄養学は公衆衛生システムの一部であるといえる．公衆栄養実践と臨床栄養実践を比較して**表 1-2** に示す．

公衆栄養活動の主たる対象は地域住民である．病院に入院している人々は基本的に対象としないが，何らかの病気をもち通院している人々や障害をもつ人々を含む地域全体の人々を対象とする．その観点からすれば，公衆栄養学の実践とは，集団全体およびそのなかに含まれる高リスク集団あるいは弱者集団について，栄養にかかる健康を最適な状態となるように維持，あるいは改善することである．公衆栄養活動においては，ヘルスプロモーションと疾病の発症予防を重視する．ただし，対象者の状況によっては，重症化予防のために治療的，リハビリテーション的なサービスを含む場合もある．

本書で取り扱う範囲は，大別すると 2 つの分野である．一つはわが国や諸外国の健康・栄養問題の現状と課題およびそれらに対応した栄養政策に関する分野であり，もう一つは集団や地域における人々の健康・栄養状態や社会・生活環境の特徴に基づく，公衆栄養マネジメントの理論と実際に関する分野である．

2) 生態系と食料・栄養

生態系（ecosystem）とは，「ある地域の生物群集[注]（community）とそれを取り巻く環境を含めた全体」と定義される．生物には，物質やエネルギーといった生命を維持するうえで不可欠な要素があり，生態系のなかでは常に生物間，あるいは生物と環境との間で物質やエネルギーのやりとりが行われている．

生物群集

同じ種の生物の集合を個体群（population）と呼び，2 種以上の個体群，すなわち，2 種以上の生物種からなる集団を生物群集（community）と呼ぶ．

生態系の生物部分は生産者，消費者，分解者に大別される．生産者（緑色植物）は太陽光線をエネルギー源として，無機的環境から取り込んだ物質をもとにして有機物を合成する．太陽光線のエネルギーが化学的エネルギーに転換されたことになる．消費者（動物）がその化学的エネルギーの一部を成長・増殖に利用し，また生活行動に必要な形態に転換して利用する．生産者および消費者の排泄物や死骸は，分解者（細菌，菌類）によって分解，利用され，物質はふたたび無機的環境に還元される．

一般に，有機物生産を行う生物を独立栄養生物（autotrophic organisms）と呼ぶ．消費者と分解者は自ら有機物を生産することができないので，従属栄養生物（heterotrophic organisms）と呼ばれている．消費者は，植物食の一次消費者，すなわち植食動物（herbivore）または草食動物（grazer），一次消費者を捕食する肉食動物（carnivore）である二次消費者，肉食動物を捕食する三次およびさらに高次の消費者に分類される．ヒトは高次消費者である．このような区分を栄養段階（trophic levels）と呼ぶ．エネルギーの流れの方向に生物が利用するエネルギーの総量を下から積み上げると，栄養段階が上がるごとに生物が利用できるエネルギー量が減っていき，上の方が小さくなる．これがピラミッド型になるので，生態ピラミッド（ecological pyramid）と呼ぶ．食べるということを通して，ある地域の生物はすべてつながっており，このつながりを「食物連鎖（food chain）」あるいは「食物網(food web)」と呼んでいる．食物連鎖は生物の補食関係を示すものである．ヒトは雑食性で，非常に多様な生物を摂取している．そのため，生態系のなかに多様な生物がいることは，重要である．なぜなら，ヒトが適切な食料を入手することができ，廃棄物を処理できるのは，生態系が多様な生物で構成されているからである．だからこそヒトは，多様な食物を摂取することにより，偏りのないバランスがとれた栄養素，非栄養素を体内に取り入れることが可能となる．

3）保健・医療・福祉・介護システムと公衆栄養

管理栄養士は，保健・医療・福祉・介護の場における栄養マネジメントについて理解しておく必要がある．公衆栄養学という科学の実践（以下，公衆栄養活動）は，以下の**公衆栄養マネジメントサイクル**を循環させて実施する．

① 集団の現状を把握する（assessment）.
② 現状把握で明らかにされた問題点を解決するためのプログラムを計画する（plan）.
③ 目標を設定し，プログラムを実施する（do）.
④ プログラムの実施結果を評価する（check）.
⑤ プログラムを修正する（act）.

従来から，上記の①～③の段階は実施されてきたが，④については経過評価に留まり，目標をどの程度達成できたかを示す結果評価が行われない場合が多かった．しかし，結果評価が行われなければ，問題点が解決できたかどうかを判断できない．

国民の健康づくり運動として策定され，2000 年から実施された健康日本 21 では，初めて生活習慣病やその原因となる生活習慣の改善などに関する課題について，10 年後の数値目標が分野別に総計 80 項目設定され，目標を達成するための活動が行われた．活動目標については 2005 年の中間評価を経て，2011 年 10 月に最終評価が公表された．最終評価は上記の①～③の各段階にフィードバックしたうえで，10 年間を期間とする「健康日本 21（第二次)」が 2013 年からスタートした．なお，栄養・食生活分野を含む最終評価と「健康日本 21（第二次)」については，「Chapter 3. 健康づくり政策と公衆栄養活動」(p39 ～）を参照されたい.

健康日本 21 以外でも，現行の保健システムでは特定健康診査と特定保健指導が，福祉・介護システムでは介護保険制度による配食サービスが実施されている．これらの事業もすべて栄養マネジメントの概念に基づいて実施されなければならない．これからのわが国の公衆栄養活動は，保健・医療・福祉・介護システムが一体となった総合的・包括的なシステムのなかで，科学的根拠（エビデンス）に基づいた公衆栄養マネジメントにより，多職種協働で栄養の諸問題を解決していくことが求められている．

4）コミュニティと公衆栄養活動

社会におけるコミュニティとは，一般に「地域性」と「共同性」の2つを特性とする人々の集団とされている．しかし，特定の地理的な地域という伝統的な概念で捉えるのではなく，文化的，社会的，政治的，健康や経済的な事柄を包含する，特定の関心を共有する個人の集まりであり，特定の地理的な地域を共有していない人々を結び付けるものである（Green）．また，いずれのコミュニティにも規範，価値基準（判断基準），組織体制がある．

通常は，行政機関が地理的に定義されたコミュニティの人々の健康状態を監視する責務を負っている．それらは，保健所，市町村保健センター，市町村役場の健康課，都道府県庁の農業，教育，環境，健康，社会サービスの各部門を含んでいる．その他にも，コミュニティの健康システムに関する重要な関係者には，病院・診療所，学校・大学（教育，研究），栄養士会・医師会・看護協会などの専門職能団体などがあり，その他に食生活協会，福祉・介護関連組織などが含まれる．

公衆栄養活動は，栄養・食生活に焦点を当てた公衆衛生活動の一環として実施される．公衆栄養マネジメントは，これらのさまざまな社会組織が実施者となりうる．これらの組織が連携して公衆栄養活動を実施するが，住民の主体的参加も重要である．

2. 公衆栄養活動と管理栄養士

1）公衆栄養活動の歴史

わが国の公衆栄養活動を，黎明時代から健康増進時代に至る現在まで主たるものに限定して，**表 1-3** に示した．

2）生態系保全のための公衆栄養活動

人類は，自然から計り知れない恩恵を生態系サービスという形で受けており，具体的には，食料，水，木材，気候調節システム，自然災害からの防御，土壌浸食の抑制，薬の原料，レクリエーションなどである．また，生態系は炭素を含む人類からの廃棄物の貯留場所でもある．人類の福祉は，基礎的かつ直接的に生態系サービスに依存している．

しかしながら，過去50年の間に地球全体で生物多様性が劇的に低下したことによって，自然環境からの恩恵は多くのレベルで急激に低下した．その

ミレニアム生態系評価

ミレニアム生態系評価（MA）は，2000年の国際連合総会におけるアナン事務総長(当時)の演説「私たち人類：21世紀における国際連合の役割」に応える形で，2001～2005年の間に実施された．MAは，生態系と人間の福利の間のつながり，特に生態系サービスに焦点を合わせている．生態系サービスとは生態系から人々が得る恵みで，供給サービス（食料，水，木材，繊維など），調整サービス（気候，洪水，疾病，廃棄物，水質に影響するもの），文化的サービス（レクリエーション，審美的・精神的な影響を与えるもの），基盤サービス（栄養塩循環，土壌形成，光合成など）が含まれる．人類は基本的に生態系サービスに依存している．MAは，生態系サービスにおける変化がいかに人間の福祉に影響を与えるかを検証するものであった．

表 1-3 ● わが国の公衆栄養活動と法整備の歴史（つづく）

	西暦(年)	元号(年)	事 項
公衆栄養活動の黎明時代	1872	明治 5	産業給食の始まり（群馬県の官営富岡製糸工場において）
	1884	17	海軍兵食改善により脚気を撲滅（海軍軍医監高木兼寛が米飯を麦飯に改善）
	1889	22	学校給食の始まり（山形県鶴岡町の私立忠愛小学校で昼食給食開始）
	1920	大正 9	国立栄養研究所設立（初代所長：佐伯　矩）
	1924	13	栄養士養成の開始（佐伯　矩が設立した私立栄養学校において）
	1928	昭和 3	栄養技手の職種新設（愛媛県警察部工場課で工場給食管理を実施）
	1929	4	内務大臣名で「国民栄養の改善に関する件」について指示．以後各地方庁に栄養士が配置
	1938	13	保健所に栄養士を配置（国内最初の保健所の一つである千葉県木更津保健所において）
第二次世界大戦敗戦後の困窮期の対処時代	1945	20	東京都民の栄養調査を実施（連合国最高司令官の指令によって）
	1946	21	全国規模による第 1 回国民栄養調査の実施（4 回 / 年）
	1947	22	ララ物資による学校給食の実施
	1947	22	保健所に 1 名以上の栄養士配置の規定（保健所法）
	1949	24	UNICEF による贈与物資で，学校給食の実施
	1956	31	日本食生活協会の栄養指導車（通称キッチンカー）による全国の巡回栄養指導の開始
	1962	37	管理栄養士制度創設
	1965	40	国立小児病院の発足
高齢社会に対応するための準備時代	1978	53	第一次国民健康づくり対策が発足
	1980	55	市町村栄養改善事業国庫補助創設（市町村栄養改善事業の推進）
	1983	58	食生活改善推進員教育事業開始
	1985	60	健康づくりのための食生活指針発表（厚生省）
	1988	63	第二次国民健康づくり対策（アクティブ 80 ヘルスプラン）が発足
	1990	平成 2	健康づくりのための食生活指針（対象特性別）発表（厚生省）
	1992	4	外食料理栄養成分表示店普及促進事業を日本栄養士会に委託（厚生省）
	1992	4	栄養士による寝たきり者等の訪問栄養指導費の予算化（老人保健事業第 3 次 8 か年計画）
	1993	5	市町村栄養士配置のための地方交付税の財政措置
少子高齢社会への対処時代	1995	7	地域における栄養改善業務の推進について（厚生省保健医療局長通知）
	1996	8	腸管出血性大腸菌 O157 による集団食中毒多発
	1996	8	生活習慣病の概念導入（公衆衛生審議会意見具申）
	1996	8	栄養表示基準告示
	2000	12	食生活指針策定（厚生省，農林水産省，文部省）
	2000	12	21 世紀における国民健康づくり運動（健康日本 21）発足
	2000	12	健やか親子 21 検討会報告書発表（厚生省）
	2000	12	管理栄養士の資格免許化，管理栄養士国家試験の受験資格見直し
	2001	13	日本国内で初めて牛海綿状脳症（BSE）の感染牛確認
	2002	14	新カリキュラムによる管理栄養士養成開始
	2004	16	栄養教諭制度創設
	2005	17	食事バランスガイド発表（厚生労働省，農林水産省）
	2005	17	メタボリックシンドロームの概念導入
	2006	18	妊産婦のための食生活指針策定（厚生労働省）
	2006	18	食育推進基本計画策定（内閣府）
	2006	18	授乳・離乳の支援ガイドの策定（厚生労働省）
	2006	18	健康づくりのための運動指針 2006（エクササイズガイド 2006）（厚生労働省）
	2007	19	健康日本 21 中間評価報告書公表（厚生労働省）
	2008	20	メタボリックシンドローム予防のための特定保健指導開始
	2008	20	地域における行政栄養士による健康づくり及び栄養・食生活改善の基本指針について（厚生労働省）
	2010	22	日本人の食事摂取基準活用検討会報告書公表
	2011	23	第 2 次食育推進基本計画策定（内閣府）
	2011	23	健康日本 21 最終評価報告書公表（厚生労働省）
	2012	24	食育ガイド作成（内閣府）
	2012	24	国民の健康推進の総合的な推進を図るための基本的な方針の全部改正〔健康日本 21（第二次）〕告示
	2013	25	健康づくりのための身体活動基準（2013），健康づくりのための身体活動指針（アクティブガイド）策定
	2013	25	地域における行政栄養士による健康づくり及び栄養・食生活改善の改善について（厚生労働省健康局）
	2013	25	特定健康診査及び特定保健指導の実施に関する基準等の一部改正等について
	2013	25	標準的な健診・保健指導プログラム（改訂版）策定
	2013	25	健康日本 21（第二次）開始
	2014	26	健康づくりのための睡眠指針 2014
	2014	26	健やか親子 21 の最終評価報告書
	2014	26	「健やか親子 21（第 2 次）について」報告書公表
	2014	26	日本人の食事摂取基準（2015 年版）公表
	2014	26	日本人の長寿を支える「健康な食事」のあり方に関する検討会報告書
	2015	27	「健康な食事」の普及について（厚生労働省）
			日本食品標準成分表 2015 年版（七訂）公表
	2016	28	第 3 次食育推進計画策定（内閣府）
			「食生活指針」一部改訂
	2018	30	特定健康診査及び特定保健指導の実施に関する基準等の一部改正（第 3 期実施計画期間における制度の運用見直し）
	2018	30	標準的な健診・保健指導プログラム（平成 30 年度版）策定
	2019	令和 元	日本人の食事摂取基準（2020 年版）公表
	2020	2	日本食品標準成分表 2020 年版（八訂）公表
	2021	3	妊娠前から始める妊産婦のための食生活指針の改定

表 1-3 ● わが国の公衆栄養活動と法整備の歴史（つづき）

西暦（年）	元号（年）	法律の整備
1932	昭和 7	学校給食臨時措置令を公布（文部省欠食児童救済のため）
1937	12	保健所法（旧）制定
1942	17	食糧管理法公布
1947	22	保健所法（新）公布
1947	22	栄養士法公布
1952	27	栄養改善法公布
1953	28	栄養士法施行令公布
1954	29	学校給食法公布
1965	40	母子保健法公布
1982	57	老人保健法公布
1994	平成 6	保健所法が地域保健法に改正
1997	9	介護保険関連 3 法案成立
2000	12	介護保険法施行
2000	12	栄養士法の一部を改正する法律公布
2002	14	健康増進法公布
2003	15	健康増進法施行．これに伴い栄養改善法の廃止
2005	17	食育基本法公布
2005	17	改正介護保険法成立（予防重視型システムへの転換，施設での食費・住居費を自己負担，地域密着型サービス・地域包括支援センターの創設など）
2006	18	医療制度改革関連法公布
2006	18	「老人保健法」から「高齢者の医療の確保に関する法律」に改称
2006	18	がん対策基本法公布
2006	18	平成 17 年改正介護保険法全部施行
2007	19	学校保健法等の一部を改正する法律公布（学校給食法が大幅に改正）
2008	20	平成 20 年改正介護保険法成立（介護サービス事業者の不正事案の再発防止と介護事業運営の適正化など）
2009	21	平成 20 年改正介護保険法全部施行
2011	23	平成 23 年改正介護保険法成立（地域包括ケアシステムの実現に向けた取り組みを進める）
2012	24	平成 23 年改正介護保険法全部施行
2013	25	食品表示法公布
2014	26	医療介護総合確保推進法（正式名「地域における医療及び介護の総合的な確保を推進するための関係整備等に関する法律」）成立
		医療介護総合確保推進法による改正介護保険法成立（地域包括ケアシステムの構築，費用負担の公平性）
2015		「食品表示法」の施行（健康増進法で定められていた栄養表示基準が，新たに食品表示基準として本法で定められた）

結果，地球の生態系サービスは約60％劣化したといわれる．その根本的原因は，人口増加，土地利用の変化，経済活動の拡大といったヒトによってもたらされた影響であった．ヒト以外の要因としては，地球規模の気候変動がある．地球の生態系サービスは今後数十年間にわたって，さらに悪化することが予測されている．人口増加が続き，その結果食料の需要が増大しており，肉類の消費拡大が世界の森林破壊のもっとも重大な原因の一つであるといわれている．

先述のとおり，ヒトは生態系のなかでは高次消費者であるので，生態ピラミッドの下段に属する生物の何倍ものバイオマス[注]を摂取していることになる．地球資源には限りがあり，食物はできるだけロスのないように摂取すべきである．家族の構成員が多かった時代には，従来の大量生産・大量消費は理にかなった経済的な方法であった．しかし，近年は単身世帯も多くなり，大量生産・大量消費は余剰品とその廃棄につながっている．最近は，1人分にパッケージされたさまざまな食品が店頭に陳列され，食環境の整備が進んでいる．「食品ロス」とは，本来食べられるにもかかわらず捨てられている食品を示す．農林水産省および環境省は，食品ロス削減の取り組みにいかすため，食品ロス量の推計[注]を行い公表している．食品ロスは一般家庭から発生する家庭系食品ロス量と，食品製造業，食品卸売業，食品小売業および外食産業から発生する事業系食品ロス量に分類され，2021（令和3）年度の食品ロス量は523万tであり家庭系食品ロス量は244万t，事業系食品ロス量は279万tであった．事業系食品ロス量の内訳は，食品製造業125万t，食品卸売業13万t，食品小売業62万tおよび外食産業80万tとなっている．ここ数年食品ロス量は全体として減少傾向にある．

環境と経済が両立した循環型社会を形成していくため，わが国では従来の1R〔リサイクル(Recycle)〕に代わって，2002年から3R〔リデュース(Reduce)：廃棄物発生抑制，リユース（Reuse）：再使用，リサイクル：再資源化〕が推進されている．法律としては，食品リサイクル法がある．これは，食品廃棄物などの排出抑制と資源としての有効利用を推進するために制定された法律で，食品関連事業者は業者ごとに再生利用などの実施率目標と発生抑制目標を掲げ，それを達成するために取り組む．このようにして，わが国では環境への負荷が少ない循環型社会の構築をめざしている．また，家庭からのごみの6割（容積比）を占める容器包装廃棄物を資源として利用し，ごみの減量化を図るために，容器包装リサイクル法が定められている．再商品化義務が生じる容器包装は，ガラス製の容器，ペットボトル，紙製容器包装，プラスチック製容器包装である．これらは，食品容器包装である場合が多い．

食料供給の状況を輸送量と輸送距離から考える先駆的な取り組みとして，1990年代にイギリスの民間団体であるSustainが提唱したフード・マイルズ（Food Miles）運動がある．これは，なるべく地域内で生産された食料を消費することにより，食料輸送の環境負荷を低減させていこうという市民運動である．**フード・マイレージ**は，このフード・マイルズの考え方を取り入れた農林水産省による取り組みで，輸入食料の輸送過程に着目し，食料の供給構造を物量とその輸送距離により把握するものである．具体的には，食料が

バイオマス
家畜排泄物，生ごみ，紙，木くずなどの動植物から生まれた再生可能な生物由来の有機資源で，化石資源を除いたもの．

食品ロス量の推計
2015年　646万t
2016年　643万t
2017年　612万t
2018年　600万t
2019年　570万t
2020年　522万t
2021年　523万t
（農林水産省，環境省，2022）

表 1-4 ●住民参加のはしご（8 段階）

住民参加の度合い			住民参加の形式
住民の力が生かされる住民参加	8	住民によるコントロール	住民主体の活動に行政を巻き込む
	7	委任されたパワー	住民主体の活動
	6	パートナーシップ	住民と行政との協働，決定権の共有
形式的な住民参加	5	懐柔	行政主導で住民の意思決定のある参加
	4	意見聴取	与えられた役割の内容を認識したうえでの参加
	3	お知らせ	形式的住民参加（限定された参加）
住民参加とはいえない	2	セラピー（なぐさめ）	お飾り住民参加（利用された参加）
	1	操り	操り参加（趣旨や役割の不明確な操られた参加）

（世古一穂：参加のデザイン，参加と協働のデザイン― NPO・行政・企業の役割を再考する．p35-44，学芸出版社，2009）

運ばれてきた距離をフード・マイレージと称し，食料輸入量と距離（国内輸送を含まない）の積で求める．フード・マイレージが高いと，食料輸送のための燃料が多くなるので，炭酸ガス（CO_2）排出の増加につながり，すなわち環境負荷が高くなる．わが国の食料自給率は低く，食料を海外からの輸入に依存しているので，フード・マイレージは高い．「地産地消[注]」に取り組むと，新鮮な食品の入手が可能となるだけでなく，CO_2 排出の削減も可能になる．

地産地消
地域で生産されたものをその地域で消費すること．

3）地域づくりのための公衆栄養活動

近年，さまざまな分野での構想・計画づくりから施設計画や管理まで，住民参加が定着している．地域づくりも行政主体から，住民と行政との協働，さらに住民主体の地域づくりを行政や専門家が支援するような形へと発展してきた．米国の社会学者・Arnstein は，計画決定の過程への住民参加の形態を，レベルと形式によって**表 1-4** のように 8 段階に分けて「住民参加のはしご」として提言した．6 ～ 8 段階で初めて住民の力が生かされる住民参加とされている．**住民参加**とは，住民が意思決定に関わるプロセスに参加・参画することであるが，住民参加を絶対的なものとして実施することではない．

前述のように，公衆栄養活動は栄養・食生活に焦点を当てた公衆衛生活動の一環として実施されることが多いので，行政が主体となって実施されることが多かった．しかしながら，たとえば食育推進基本計画では食育の総合的な促進に関する事項として，地域における食育の取り組みの推進があげられており，第 3 次食育推進基本計画でも地域における食育の推進があげられている．それぞれの場にいる人々は地域で生活しているため，地域という枠組みのなかで，家庭，学校，保育所，生産者，企業と連携しつつ，地域における食生活の改善が図られるよう適切な取り組みが必要とされている．この取り組みの過程そのものが，住民が主体的に参加する地域づくりのための公衆栄養活動となってくる．国民一人ひとりが食に関する知識をもち，自らこれを実践できるようにするためには，食育に関する専門的知識を備えた管理栄養士などが食育を推進する専門家として養成され，活用されるべきである．

表 1-5 ● 健康づくりの推進に向けたハイリスクアプローチとポピュレーションアプローチ（脳卒中予防を例に）

ヘルスプロモーションに基づいた活動内容	ハイリスクアプローチ	ポピュレーションアプローチ
	脳卒中の発症リスク	
対象者	高血圧者，肥満またはやせ（適正体重の範囲外の者）など，脳卒中を発症しやすい高いリスクをもつ者	集団全体にリスクが広く分布する集団
目標	発症・重症化の防止	減塩，体重管理（体重を適正範囲内に保つ）
個人技術の強化	対象者のレベルに応じた減塩とバランスのとれた食事摂取を目的とした技術の強化	地域住民全体に向けた減塩キャンペーン活動（普及啓発などによる薄味の食事の定着）
住民組織活動の強化	脳卒中予防教室の OB 会のような自主グループ	食生活改善推進協議会
健康を支援する環境づくり	外食栄養成分表示，薄味でおいしい惣菜店マップの作成，スーパーマーケットのレジ横に，薄味でおいしい料理のレシピカードを置く（持ち帰り自由）	

4）ヘルスプロモーションのための公衆栄養活動

ヘルスプロモーションとは，世界保健機関（World Health Organization; WHO）が 1986 年のオタワ憲章において提案した新しい健康観に基づく 21 世紀の健康戦略であり，「人々が自らの健康とその決定要因をコントロールし，改善することができるようにするプロセスである」と定義されている．このヘルスプロモーションの目標は，「すべての人々があらゆる生活舞台—労働・学習・余暇そして愛の場—で健康を享受することのできる公正な社会の創造」である．

オタワ憲章は，ヘルスプロモーション活動を成功させるための 3 つの戦略〔アドボカシー（普及活動；advocacy），イネイブリング（能力付与；enabling），メディエイティング（調停；mediating）〕を明らかにし，目標実現のための 5 つの活動方法として，健康的な公共政策づくり，健康を支援する環境づくり，地域活動の強化，個人技術の強化，ヘルスサービスの方向転換を掲げた．単一のアプローチよりも，5 つの活動方法を組み合わせたアプローチがより効果的と考えられている．個人の健康づくりを支援するための環境づくりも重視している．

従来の健康づくり対策では，最終目標は「健康になる」であった．しかし，ヘルスプロモーションでは，個人がライフスタイルのなかで健康を活用することによって QOL を向上させることを最終目標としている．これらの考えを踏襲した新しい国民健康づくり運動が「健康日本 21」である．ヘルスプロモーションの実践には，特定のリスクを想定したハイリスクアプローチとポピュレーションアプローチ，特定のリスクを想定しないコミュニティアプローチがある．公衆栄養活動として脳卒中の予防を目的としたハイリスクアプローチとポピュレーションアプローチでの例を**表 1-5** に示す．

5）エンパワメントのための公衆栄養活動

オタワ憲章では，**エンパワメント（自己管理能力）**は「人々，組織，コミュ

表 1-6 ● レベル別エンパワメント

	個人レベル	組織レベル	コミュニティレベル
内容	個人が自分の人生に対して決定し，コントロールできる能力の向上	民主的なマネジメントの向上	そのなかの個人や組織がスキルと資源を使って，彼らのニーズを実現するための集団としての取り組み
具体的内容	● 個人的，心理的な自己効力感の向上 ● 社会的な行動のための資源とスキルを創り出し，意思決定に影響するプロセス ● 問題を批判的，分析的に理解するプロセス	● メンバーが情報と権力を共有する ● メンバーが意思決定のプロセスを共有する ● メンバーが計画と実施に参加する ● メンバーが共通の目標に向かって取り組む	● お互いの支援を強化する ● お互いの支援を強化するコミュニティ内の対立に注意を向け取り組む ● コミュニティの QOL に対する影響とコントロールを増大させる

（村山伸子：コミュニティ・ニュートリション―「エンパワメント」をとおした「健康な人間・社会・自然のエコシステム」の創造への挑戦．栄養学雑誌，61(2)：79-91，2003 より作成）

ニティが自分たちの生活をコントロールする能力を獲得する過程である」と定義されており，エンパワメントがヘルスプロモーションと同様の理念に基づくものであることが示されている．

清水は，わが国においてエンパワメントという用語が一般的でなかった時期に，1991 ～ 95 年に海外で発表されたエンパワメントに関連する論文をレビューし，エンパワメントの概念についてまとめた．代表的なものとして，Wallerstein による定義，「個人やコミュニティの統御の増加や社会的効力，コミュニティの生活の質の向上と社会正義を目標とした人々や組織，コミュニティの参加を促進するソーシャルアクションの過程」や，Segal らによる定義，「エンパワメントは一般にはパワーレスな人たちが自分たちの生活への統御感を獲得し，自分達が生活する範囲内での組織的，社会的構造に影響を与える過程」を示し，これらの定義は基本的にはオタワ憲章での定義と共通していることを示した．また，エンパワメントは単位として個人，組織，コミュニティという 3 つのレベルに分けて考えられていることを示した．

ここでレベル別エンパワメントの内容と具体例を**表 1-6** に示す．エンパワメント理論におけるパワー（power）とは，「自らの生活を決定する要因を統御（コントロール）する能力としてのパワーの概念」であり，「他者との共働により何らかの目的を達成することができる状態」であるといえる．いわば「生活統御能力」とでもいえる概念である．また，パワーレスとはこのパワーが相対的もしくは絶対的に欠如した状態をいう．パワーとは従来は権力や政治力のような意味に用いられてきた．しかし，現在では自らの生活を統御する能力，あるいは自分の統制も含めた幅広い定義になっている．エンパワメントとは「設定した目標を達成できるように，その人やコミュニティの能力を育成，発展，強化するために，第三者が機会や資料を提供すること」である．その人がどのようにすればエンパワメントできるかを考えていくのが，ヘルスプロモーションの重要な政略の 1 つとなっている．従来の公衆栄養活動は，専門家（管理栄養士）や行政機関などが主導して実施する側面が強かった．しかし現在は，ヘルスプロモーションを基盤にし，コミュニティや住民を主体にした公衆栄養活動が求められている．

6）疾病予防のための公衆栄養活動

現在わが国では，がん，脳卒中，心臓病などの生活習慣病の増加が大きな健康問題となっている．これらの疾病の発症は生活習慣と密接な関連があり，なかでも食生活との関連が深い．健康的な食生活の実践により，疾病の発症を予防する一次予防の推進が重要となっている．自覚症状のない段階で，早期に危険因子や疾病を発見，および治療を行うことで重症化や合併症を防ぐ二次予防は臨床の場で行われるが，通院しながら地域で日常生活を送っている場合は，公衆栄養活動の対象となる．さらに，生活習慣病を発症して治療を行ったが障害が残り，地域で生活しながらリハビリテーションを行っている三次予防の場合も，公衆栄養活動の対象となる．本項では，一次・二次・三次予防について述べる．

❶ 一次予防としての公衆栄養活動

健康づくり運動として，「21 世紀における国民健康づくり運動」（健康日本 21）が 2000 年度から開始された．健康日本 21 の理念は，個人の力と社会の力を合わせて，一人ひとりの健康を実現することである．健康日本 21 では，大きな課題となっている生活習慣や生活習慣病を 9 分野で選定し，それぞれの取り組みの方向性と具体的な目標を示し，目標に向かって 10 年間取り組み，最終評価でその成果を問うというこれまでの国民健康づくり運動とは異なる方式で実施された．2011 年に最終評価が実施された結果は，表 3-10（p65）に詳細に示されている．引き続き，2013 ～ 2022 年度までの 10 年間は健康日本 21（第二次）として表 3-11（p67）に示された項目と目標で展開されている．国民の健康の増進の基本的な方向として，①健康寿命の延伸と健康格差の縮小，②生活習慣病の発症予防と重症化予防の徹底（non-

COLUMN

2007 年 1 年間に消費された再生可能資源を作り出すのに要する時間は 1 年半

人間の活動によって消費される資源量を分析・評価する手法としてエコロジカル・フットプリント（EF）がある．ヒト 1 人が持続可能な生活を送るのに必要な資源の生産と，出される廃棄物の吸収に必要とされる生物学的生産性のある土地面積（通常は，生活を維持するのに必要な 1 人あたりの陸地および水域の面積）として表される．たとえば，①化石燃料の消費によって排出される二酸化炭素を吸収するために必要な森林面積，②道路，建築物などに使用される土地面積，③食料の生産に必要な土地面積，④紙，木材などの生産に必要な土地面積を合計した値，として計算される．面積の単位はグローバル・ヘクタール（gha）である．1 gha は，世界の平均的な生産性レベルの土地 1 ha の生産能力を示す．

2007 年の全人類の EF は 180 億 gha，1 人あたりでは 2.7 gha であった．一方，地球の生物生産力は 119 億 gha，1 人あたりでは 1.8 gha であった．これは，エコロジカル・オーバーシュート（過剰利用）が 50％であったことを示す．言い換えると，2007 年には，地球上の人間が自分たちの活動をまかなうために，地球 1 個半分を利用したのである．2007 年に人々が利用した再生可能資源を地球が再生し，CO_2 排出を吸収するには 1 年半かかることになる．現状のまま対策をとらない場合は，2030 年までに毎年地球 2 個分を消費するようになり，2050 年までは 2.8 個強のペースで，資源と土地を利用すると予測されている．

生態系と生物多様性の経済学中間報告：http://www.cbd.int/iyb/doc/prints/teeb-jp.pdf

communicable diseases; NCDs の予防），③社会生活を営むために必要な機能の維持および向上，④健康を支え，守るための社会環境の整備，⑤栄養・食生活，身体活動・運動，休養，飲酒，喫煙および歯・口腔の健康に関する生活習慣および社会環境の改善，の 5 項目が示されている．このうち，栄養・食生活に示された項目や内容は，公衆栄養活動の基本的方向を示すものである．

❷ 二次予防としての公衆栄養活動

従来，市町村が行っていた基本健康診査等は，2008 年度から次のように変更された．

・40 ～ 74 歳までの者を対象として，高齢者の医療の確保に関する法律に基づく特定健康診査および特定保健指導として，医療保険者にその実施を義務付ける．

・75 歳以上の者を対象として，後期高齢者医療広域連合に努力義務が課されている保健事業の一環として，健康診査を実施する．

また，これまで老人保健事業として実施してきた歯周疾患検診，骨粗鬆症検診については，2008 年度から健康増進法に基づく事業として，市区町村が引き続き実施することとされた．

このような経緯で，2008 年度から医療保険者に，40 ～ 74 歳の被保険者・被扶養者に対する生活習慣病の予防に着目した特定健康診査・特定保健指導の実施が義務付けられた．

❸ 三次予防としての公衆栄養活動

わが国は世界に冠たる長寿国である．しかし，国民生活基礎調査のデータを基に，「日常生活に制限がない期間の平均」を健康寿命として，平成 28（2016）年簡易生命表をもとに平均寿命と健康寿命の差，すなわち日常生活に制限がある期間を算出すると男性 8.84 年，女性 12.35 年であり，高齢者は平均約 9 ～ 12 年間の不健康な期間を過ごしている．

高齢者の不健康な期間は要支援や要介護となる期間である．2022 年の要支援認定者は 195.3 万人，要介護認定者は 501.5 万人，合計 696.8 万人となっている（介護保険事業状況報告（暫定），2022 年 12 月分）．2000 年の 218 万人から増加の一途であり，その対応のために介護保険制度はたびたび改正されてきた．2014 年の介護保険制度改正は，**地域包括ケアシステム**[注]の構築と費用負担の公平性が中心課題であった．

急性期治療で入院していた人々は，療養期になると自宅に戻り在宅での支援や介護を受けるようになる．入院時は病院で適切な栄養管理を受けていても，在宅になると適切な栄養管理を受けることができない場合もある．そのような場合，医師ら専門職が自宅を訪問して，心身の状況や環境などを把握し，それらを踏まえて療養上の管理および指導を行う介護保険の居宅療養管理指導サービスを利用し，栄養管理を受けられる．管理栄養士は，このサービスを担当できる職種である．食事は人が生存する基本であるので，管理栄養士は，対象者の残存能力をできる限り引き出して，対象者が望む食生活に

地域包括ケアシステム

地域包括ケアシステムとは，ニーズに応じた住宅が提供されることを基本としたうえで，生活上の安全・安心・健康を確保するために，医療や介護，予防のみならず，福祉サービスを含めたさまざまな生活支援サービスが日常生活の場（日常生活圏域）で適切に提供できるような地域での体制と定義されている．

一歩でも近づけることによって，QOL を高めることができる職種である．

7）少子高齢社会における健康増進

総人口に占める 65 歳以上の割合が 21％を超える社会を超高齢社会と呼ぶ．わが国は，2005 年に 20.2％であったが，2010 年には 23.0％となり，国際的に見てもっとも急速に超高齢社会となった．それに加えて少子化も進むわが国においては，国民一人ひとりが生涯にわたって元気で活動的に生活できる「明るく活力のある社会」の構築をめざし，健康寿命の延伸を基本目標として，以下のような公衆栄養に関わる対策がとられてきた．

① 2004 年:「生活習慣病対策の推進」と「介護予防の推進」を柱とする「健康フロンティア戦略」（2005 年から 10 カ年）を策定．

② 2005 年：食育基本法を制定．食育基本法の前文は，「二十一世紀における我が国の発展のためには，子どもたちが健全な心と身体を培い，未来や国際社会に向かって羽ばたくことができるようにするとともに，すべての国民が心身の健康を確保し，生涯にわたって生き生きと暮らすことができるようにすることが大切である」から始められている．

③ 2006 年：食育推進基本計画を策定（2006 年から 5 カ年）．今後の食育の推進に当たっての基本的な方針，具体的な目標および総合的な促進に関する方針，具体的な目標および総合的な推進に関する事項が盛り込まれた．

④ 2007 年：「新健康フロンティア戦略―健康国家への挑戦」（2007 年から 10 か年）を策定．今後国民が自ら取り組むべき分野として次の 9 分野を取り上げた．「子どもの健康」「女性の健康」「メタボリックシンドローム克服」「がん克服」「こころの健康」「介護予防」「歯の健康」「食育」「運動・スポーツ」．また，政府一体となって健康国家の創造に向けて挑戦するために行うべき施策として，「新健康フロンティア戦略アクションプラン」を取りまとめた．

⑤ 2016 年：第 3 次食育推進基本計画（2016 年から 5 カ年）を策定．食育の推進には子どもから高齢者まで，生涯を通じた取り組みをめざしていくことが引き続き重要であると考えられている．高齢者が生き生きと生活できるよう，QOL にも配慮しながら，健全な食生活の確保に向けた取り組みを推進することとされている．重点課題として，若い世代を中心とした食育の推進が最初に掲げられている．若い世代は次世代の親となるからである．また，健康寿命の延伸につながる食育の推進も重点課題とされている．

このように，生涯にわたるライフステージに応じて積極的な健康増進活動を行えるよう，公衆栄養活動を交えた基盤整備が進められている．

8）ソーシャルキャピタルの醸成と活用

ソーシャルキャピタル（social capital）は，日本語に訳すと「社会関係資本」，平たくいうと「社会における人々の結束により得られるもの」である．ソーシャルキャピタルという言葉が広く知られるようになったのは，1993 年に

Putnam がイタリア各地における人々の生活を 20 年間観察した研究を発表したことがきっかけである．その研究では，質の高い行政が行われた都市では，住民が積極的にコミュニティ（自治会など）を立ち上げたり，地域住民が互いを信頼し合って法律や施策を遵守しているのに対し，政治腐敗などの荒廃が進んだ都市の住民は「行政はお上のもの」と考え，当事者意識が低く，法律や施策も押し付けられたものと感じ，抑圧され搾取されているという意識が大変強かった．つまり，その地域の人々の結束力や信頼感，つまりソーシャルキャピタルの高さが彼らの生活を左右していることを示した．

ソーシャルキャピタルが高い地域では，人々の健康度合いが高いことがさまざまな研究で示されている．つまり，人々の絆が強いほど，健康であるといえる．日本は諸外国に比べ，自治会，婦人会・青年会・老人会，学校・医療機関を通じたコミュニティなど，地縁組織が豊富に存在している．コミュニティを活用した公衆栄養活動を通じて，地域におけるソーシャルキャピタルを醸成させ，地域の健康増進に寄与する取り組みが今後より求められている．

9）持続可能性（サステナビリティ）を踏まえた公衆栄養活動

2015 年の国連サミットで，持続可能な開発のための「我々の世界を変革する：持続可能な開発のための 2030 アジェンダ」（2030 アジェンダ）が採択された．これは 2016 ～ 2030 年までの国際目標であり，貧困を撲滅し，持続可能な世界を実現するために 17 のゴールからなる持続可能な開発目標（SDGs）を揚げている．「持続可能」という言葉が広く使われ始めたのは 2013 アジェンダがきっかけの一つとなっている．

食料が持続的かつ安定的に提供されるにはどのようなことが必要なのか．食品が私たちの手に渡るまでの，生産，供給，消費の 3 段階のレベルで考えてみる．生産レベルについては，天候をはじめとする環境要因や自然災害は食料の生産に直接影響を及ぼしている．また，家畜の飼育には植物を主体とした飼料が多量に必要なので，食肉よりも大豆などを摂取するほうが地球環境には優しいかもしれない．供給・消費レベルについては，フード・マイレージ（p8，82 参照）の視点に基づけば，生活する地域で産生される食品を購入し，消費する地産地消を優先することが望まれる．また，食べ残しなどの食品ロス率を低下させることは個人レベルで実行が可能である．

一方，居住している地域が食品へのアクセスが困難なフードデザート（food desert; 食の砂漠）状態であれば，適切な食品選択は困難となる．そのため，個人レベルに加えて，地域における食環境整備も重要となる（p32 参照）．

Chapter 2

健康・栄養問題の現状と課題

学修到達ポイント

健康・栄養問題が，人口構成や社会・食環境の変化と密接に関係していることを理解する．

- **少子高齢化社会がもたらす社会問題や健康・栄養問題について説明できる．**
- **健康状態の変化について概要を説明できる．**
- **食生活と食環境の変化とその関連について説明できる．**
- **諸外国の健康・栄養問題について概要を説明できる．**

わが国の健康・栄養問題について，少子高齢化社会がもたらす社会的課題ならびに健康状態，食環境，食生活・栄養摂取状況の現状と経年的変化ならびに今後の課題や対策の必要性について概説する．

また，国際的な健康・栄養問題について，先進国や開発途上国の現状と課題，対策について学び，グローバルな視点に立った健康・栄養問題を学修する．

1. 少子高齢化における健康・栄養問題

1）少子高齢化とは

近年の日本と世界の人口ピラミッドを**図 2-1** に示す．比較してみると，日本の人口構成は老年人口の割合が多く，年少人口の割合が少ないという特徴が分かる．そのため，わが国では，**少子高齢化**（子ども数の低下と高齢者数の増加が同時に進行する）社会における健康・栄養問題が重要視されている．

2）少子高齢化がもたらす社会的な課題

❶ 少子化の状況

わが国の**少子化**[注]の状況として，出生数と合計特殊出生率の年次推移を**図 2-2** に示す．合計特殊出生率は，15 ～ 49 歳の女性の年齢別出生率を合計した指標であり，その年次の年齢別出生率で 1 人の女子が生涯に産むと見込まれる子どもの数を示す．わが国の合計特殊出生率は，4 を超えた 1947 ～

少子化
1992 年の国民生活白書で使われた語で,「出生率の低下やそれに伴う家族や社会における子供数の低下傾向」とされている. 後述の「高齢化」と異なり，数的な基準はない.

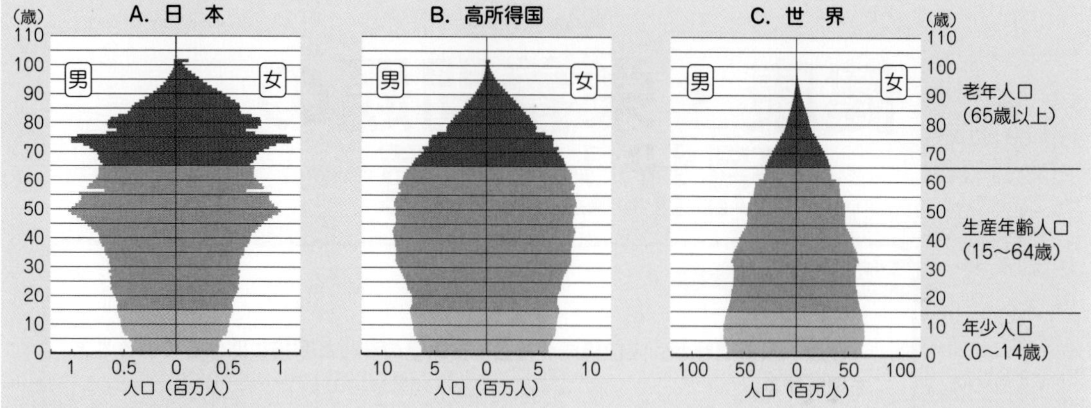

図 2-1 ● 日本と世界の人口ピラミッド（年齢階級別人口，2023 年）

（United Nations：World Population Prospects. 2022）

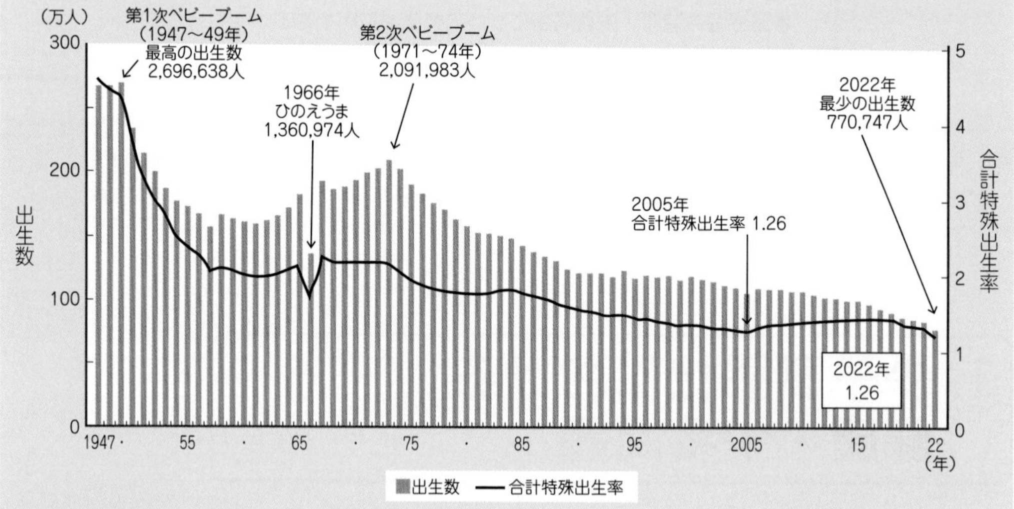

図 2-2 ● 出生数及び合計特殊出生率の年次推移

（厚生労働省：令和 4 年（2022）人口動態統計月報年計（概数）の概況．2023）

ひのえうま（丙午）
60 の組み合わせを作る干支（えと）の 43 番目．この年に生まれた女性は気が強く，夫を食い殺すという過去の迷信で，出生率が下がった．

人口置換水準
ある社会における死亡の水準の下，人口が長期的に一定となる出生の水準．

1948 年の第 1 次ベビーブームから減少し，ひのえうま[注]の 1966 年は一時的に 1.58 となった．回復後も低下傾向が続き，1989 年以降はひのえうまの年を下回り「1.57 ショック」と社会問題化された．現在も大きな向上はみられず，産み・育てやすい社会の実現が求められている．

現代の日本で合計特殊出生率の人口置換水準[注]は 2.07 となっており，高齢化による死亡数の増加に伴い急速な人口減少が進行している．

❷ 高齢化の状況

高齢化[注]の状況として，人口構成割合の年次推移を**図 2-3** に示す．高齢化率[注]は，1970 年 7%，1994 年 14%，2007 年 21%，2018 年 28% に達し，2040 年には 35% に迫ると推計されている．15 ～ 64 歳の生産年齢人口で 65 歳以

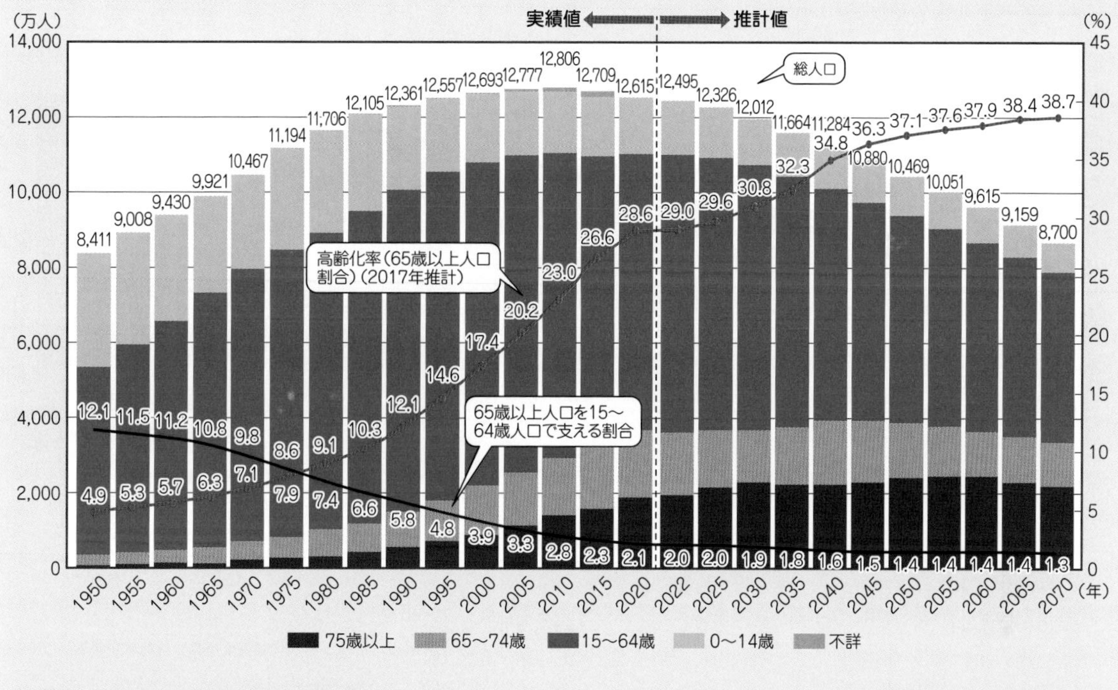

図 2-3 ● 高齢化の推移と将来推計

（内閣府：令和 5 年版高齢社会白書．2023）

上の老年人口を支える場合，1995 年 4.8 人に 1 人，2005 年 3.3 人に 1 人，2015 年 2.3 人に 1 人という比であり，2025 年には 1.9 人に 1 人となると予測される．

一方，内閣府の「高齢者の日常生活に関する意識調査」(2014 年) によると，60 歳以上の仕事をしている者で何歳ごろまで収入を伴う仕事をしたいかは，「働けるうちはいつまでも」が 42.0％でもっとも多い．また，総務省の「労働力調査」によると，65 歳以上の人口に占める労働力人口[注]の割合は，1973 年 29.8％，2004 年 19.8％へ低下，2012 年 19.9％と停滞後，2022 年現在は 25.6％まで向上している．労働力人口全体に占める 65 歳以上の割合も，1973 年の 4.6％から増加し，2022 年現在で 13.4％となっており，高齢者の社会的役割が高まっている．

3）少子高齢化社会における健康・栄養問題

少子化と高齢化の双方的な高齢化率の進展により，高齢期の健康・栄養問題の重要度が高まってくる．特に，**健康寿命の延伸**は，「健康日本 21（第二次）」や「日本再興戦略」で主要な指標として位置づけられている．健康寿命は，「健康上の問題で日常生活が制限されることなく生活できる期間」と「健康日本 21（第二次）」で定義されているほか，「平均自立期間」として**要介護認定**の状況により計算されることもある．

そこで，高齢期の健康・栄養問題として，健康寿命に関連する要介護（要

高齢化

公的な定義はないが，高齢化率 7％超を高齢化社会（aging society），14％超を高齢社会(aged society)，20～21％超を超高齢社会(super-aged society）と表現されることが多い．

高齢化率

総人口に占める 65 歳以上人口の割合．

労働力人口

15 歳以上人口のうち，就業者と完全失業者を合わせた人口．

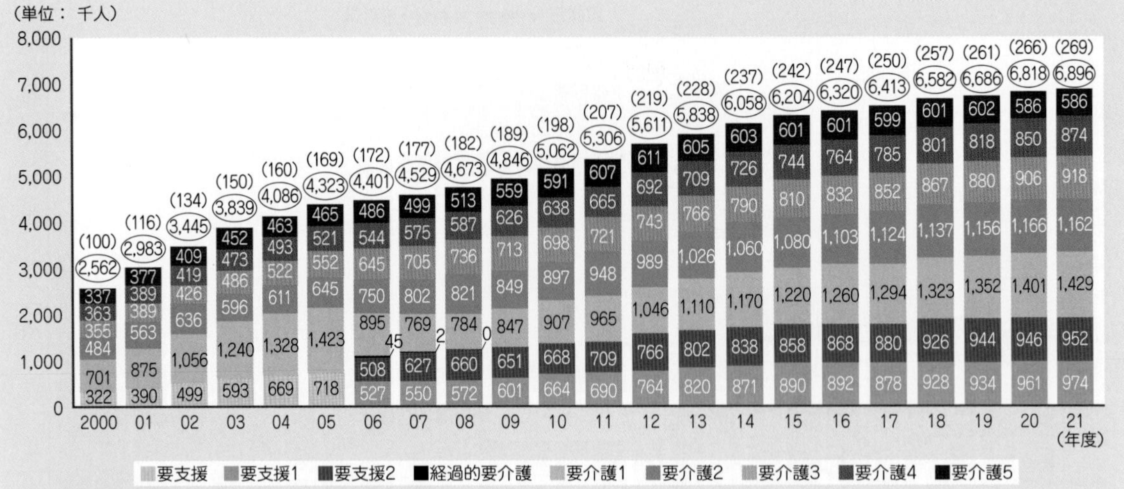

図 2-4 ● 要介護（要支援）認定者数の推移（年度末現在）

（ ）の数値は，2000 年度を 100 とした場合の指数である．
2017 年度から全市町村で介護予防・日常生活支援総合事業を実施している．

（厚生労働省：令和 3 年度介護保険事業状況報告（年報）．2023）

介護保険制度
40 歳以上の被保険者が加入し，要件を満たす要介護（要支援）認定者がサービスを受給する制度．第 1 号被保険者（65 歳以上）と第 2 号被保険者（40 ～ 64 歳）に区分される．

支援）認定者数の推移を**図 2-4** に示す．要介護（要支援）認定者数は，介護保険制度[注]が創設された 2000 年の年度末に 256 万人，2010 年度末に 506 万人と倍増し，2021 年度末現在で 690 万人となっている．2021 年度末の認定者のうち，第 1 号被保険者は 677 万人（男性 211 万人，女性 465 万人）で，割合は前期高齢者（65 ～ 75 歳未満）が 11.1%，後期高齢者（75 歳以上）が 88.9% となっている．また，厚生労働省の「国民生活基礎調査」(2022 年）によると，要介護・要支援者の介護が必要となった主な原因の構成割合は，認知症 16.6%，脳血管疾患（脳卒中）16.1%，骨折・転倒 13.9%，高齢による衰弱 13.2%，関節疾患 10.2% などとなっている．

要介護・要支援者数の増加を伴う平均寿命の延伸は，医療・介護費や年金などの社会保障費の増大にも関わってくる．社会保障給付費の推移は**図 2-5** のとおり，対国民所得比とともに増加傾向にある．日本経済や高齢者自身の生きがいのためにも，健康寿命の延伸が重要となる．

2. 健康状態の変化

1）疾患構造（死亡原因）の推移と現状

❶ 死因別死亡の推移と現状

死因別死亡の年次推移を**図 2-6** に示す．年次別の死因の第 1 位は，1947 年からの結核は急減，続く脳血管疾患は 1970 年をピークに減少し，1981 年

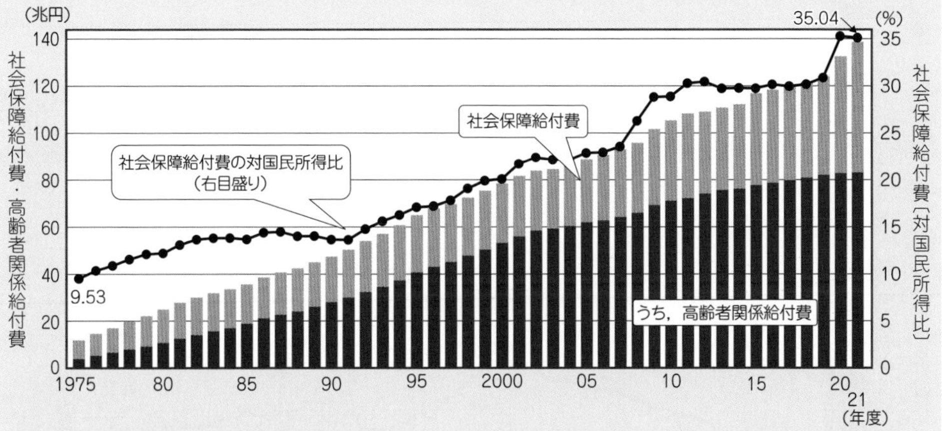

図 2-5 ●社会保障給付費の推移

高齢者関係給付費とは，年金保険給付費，高齢者医療給付費，老人福祉サービス給付費および高年齢雇用継続給付費を合わせたもので，1973 年度から集計.

（国立社会保障・人口問題研究所：令和 3 年度社会保障費用統計．2023）

以降は悪性新生物〈腫瘍〉となっている．死因の他の順位は，図の注にある ICD-10 の年次改訂による原死因選択ルールの明確化なども影響しており，詳細な年次比較は難しい．

2022 年の死亡率（人口 10 万対）の上位は，悪性新生物〈腫瘍〉316.1，心疾患（高血圧性を除く）190.8，老衰 147.1，脳血管疾患 88.1，肺炎 60.6 である．以下の死因は，誤嚥性肺炎，不慮の事故，腎不全，アルツハイマー病，血管性及び詳細不明の認知症と 10 位まで続く．性別では，男性の 9 位に間質性肺疾患，10 位に自殺が入る．年齢別（5 歳階級）の死因の第 1 位は，男性の 10 ～ 44 歳，女性の 10 ～ 34 歳が自殺，男女ともその後が悪性新生物〈腫瘍〉，男性の 95 歳以上と女性の 90 歳以上が老衰である．

❷ 平均寿命・健康寿命の推移と現状

平均寿命とは，0 歳児の平均余命（ある年齢の人々が生きられる平均年数）のことであり，地域や国の医療・衛生水準を示す指標である．そして，平均寿命から健康上の問題で日常生活に影響がある期間を差し引いた指標が，**健康寿命**である．

平均寿命と健康寿命の推移を**図 2-7** に示す．平均寿命は，2020 年に女性 87.71 年，男性 81.56 年，健康寿命は，2019 年に女性 75.38 年，男性 72.68 年で，いずれも増加傾向にある．一方，平均寿命と健康寿命の差は，2019 年に女性 12.06 年，男性 8.73 年で，いずれも 2001 年から横ばいである．健康日本 21（第三次）では，健康寿命の延伸として「平均寿命の増加分を上回る増加」，健康格差の縮小として「上位 1/4 の都道府県の平均の増加分を上回る下位 1/4 の都道府県の平均の増加」を目標に設定している．平均寿命との差や地域間の差を減らすためにも，誰一人取り残さない生活習慣病予防や介護予防を推進していく必要がある．

健康寿命の算定方法は？

日本では，主に国民生活基礎調査と生命表をもとにサリバン法（健康寿命の計算法の 1 つ）を用いて算定する．具体的には，国民生活基礎調査の「あなたは現在，健康上の問題で日常生活に何か影響がありますか」という質問に「ない」と回答した者の割合を，性・年齢階級別に生命表の定常人口に乗じ，生存数で除すことで，「日常生活に制限のない期間の平均」を得る．市町村単位では，要介護 2 ～ 5 の者の割合を用いて算出し，「日常生活動作が自立している期間の平均」を得ることもある．

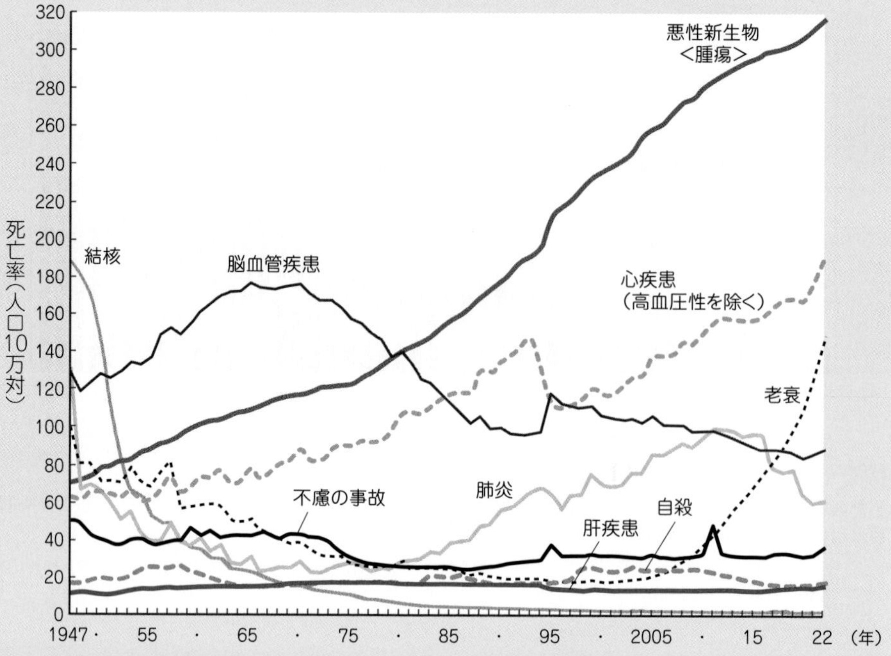

図 2-6 ●主な死因別にみた死亡率（人口 10 万対）の年次推移

注：1）1994 年までの「心疾患（高血圧性を除く）」は，「心疾患」である.

2）1994・95 年の「心疾患（高血圧性を除く）」の低下は，死亡診断書（死体検案書）（1995 年 1 月施行）において「死亡の原因欄には，疾患の終末期の状態としての心不全，呼吸不全等は書かないでください」という注意書きの施行前からの周知の影響によるものと考えられる.

3）1995 年の「脳血管疾患」の上昇の主な要因は，ICD-10（1995 年 1 月適用）による原死因選択ルールの明確化によるものと考えられる.

4）2017 年の「肺炎」の低下の主な要因は，ICD-10（2013 年版）（2017 年 1 月適用）による原死因選択ルールの明確化によるものと考えられる.

（厚生労働省：令和 4 年（2022）人口動態統計月報年計（概数）の概況．2023）

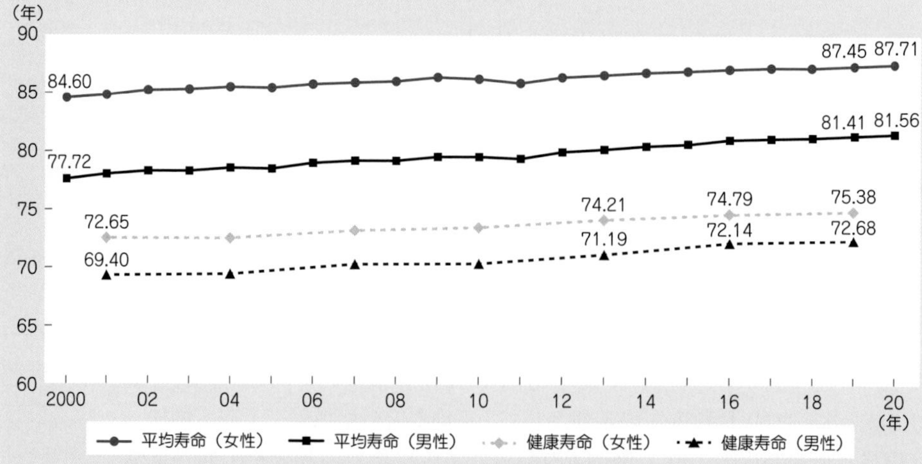

図 2-7 ●平均寿命と健康寿命の推移（男女別）

健康寿命は，日常生活に制限のない期間.

（内閣府：令和 4 年度男女共同参画白書．2022）

2）国民健康・栄養調査等からみた健康状態の推移

厚生労働省の「国民健康・栄養調査」では，健康状態として，**生活習慣病**[注]に関連する body mass index（BMI），腹囲，収縮期・拡張期血圧値，血清 HDL・LDL コレステロール値，ヘモグロビン A1c（HbA1c）などの指標のほか，服薬や現病歴を把握している．

生活習慣病に関連する主な指標の年次推移を**表 2-1** に示す．直近の約 10 年間では，男女とも糖尿病が強く疑われる者の割合が増加傾向，収縮期（最高）血圧の平均値が減少傾向となっている．なお，1980 年当時の BMI は，男性が肥満 17.8%，やせ 7.2%，女性が肥満 20.7%，やせ 8.4% で，長期的には男性の肥満と女性のやせが増加傾向，男性のやせが減少傾向にある．

メタボリックシンドローム（内臓脂肪症候群）が強く疑われる者の割合は，2019 年国民健康・栄養調査報告では男性 28.2%，女性 10.3% であり，年齢階級別（10 歳）は男女とも 70 歳以上がもっとも高い．

生活習慣病
かつて成人病と呼ばれていた，がん，循環器疾患，慢性閉塞性肺疾患（COPD），高血圧症，脂質異常症，骨粗鬆症，歯周病などの生活習慣が関連する疾患の総称．近年，個人の生活習慣だけでなく，上流である社会環境までをとらえることが重視されている．

3. 食を取り巻く環境の変化

1）公衆栄養活動で考える環境と栄養・食生活の枠組み

人々の生活の質（QOL）・健康から栄養・社会環境までの関係について，2012 年に最終評価が行われた「健康日本 21」栄養・食生活分野の枠組みで包括的に示されている（**図 2-8**）．日本人の栄養素（食物）摂取やその摂取状況に影響する食知識・態度・行動，そして食環境には，現在もさまざまな課題がある．

要約統計量
できるだけ簡単に大量の情報を伝達するために，標本の分布の特徴を要約して表す値．

検定統計量
統計学的仮説検定（t-検定など）のために用いられる統計量．

COLUMN

国民健康・栄養調査報告の統計量

毎年公開されている国民健康・栄養調査報告では，摂取量の要約統計量[注]として，栄養素等で平均値・標準偏差・中央値が，食品群別で平均値・標準偏差が併記されている．たとえば，日間変動や外れ値の大きいビタミン A の摂取量では，標準偏差は他の栄養素と比較して大きく，中央値は平均値よりも低いことがわかる．本書では，紙面の関係上，平均値のみを掲載しているので，各摂取量の分布の特徴を把握する際は出典を確認されたい（https://www.mhlw.go.jp/bunya/kenkou/kenkou_eiyou_chousa.html）．

また，国民健康・栄養調査報告の結果の概要では，主要な指標の年次推移・年次比較・群間比較に関する分析として，統計学的な検定に基づき，集計結果が記載されている．一方，栄養素等摂取状況調査の結果の表では，性・年齢階級別の栄養素等摂取量や食品群別摂取量に検定統計量[注]を検討した記述はない．したがって，たとえば，ある食品群の摂取量に性別間で 10 g の差があったとしても，その差が偶然であるか否かの判断は難しい．

表 2-1 ● 生活習慣病に関連する主な指標の年次推移（20 歳以上，性・年齢階級別）

指標	男性[*]					女性[*]				
収縮期（最高）血圧の平均値（mmHg）[†]	**2007 年**	**2010 年**	**2013 年**	**2016 年**	**2019 年**	**2007 年**	**2010 年**	**2013 年**	**2016 年**	**2019 年**
総数	136.5	135.9	135.3	134.3	132.0	129.0	129.2	129.5	127.3	126.5
年齢調整値	133.4	132.2	131.1	130.6	127.6	126.1	125.3	124.9	122.9	120.8
20 ～ 29 歳	120.0	120.1	119.9	120.4	115.3	108.8	107.8	108.2	109.4	105.7
30 ～ 39 歳	124.0	123.1	121.7	121.9	117.3	111.4	111.5	111.6	110.0	107.9
40 ～ 49 歳	128.6	127.2	126.1	126.8	125.8	119.9	118.6	119.1	116.3	114.3
50 ～ 59 歳	137.5	135.4	134.9	134.7	131.7	131.1	129.0	126.5	126.2	123.7
60 ～ 69 歳	142.1	139.7	138.1	137.6	135.8	137.2	137.6	137.1	132.8	131.0
70 歳以上	143.7	142.9	141.5	138.5	135.8	141.6	140.4	140.1	137.2	136.1
血清総コレステロールの平均値（mg/dL）[‡]	**2007 年**	**2010 年**	**2013 年**	**2016 年**	**2019 年**	**2007 年**	**2010 年**	**2013 年**	**2016 年**	**2019 年**
総数	197.9	200.7	196.6	196.3	199.6	206.9	208.1	207.3	207.6	213.7
年齢調整値	197.7	200.4	197.4	197.0	201.4	203.4	203.8	203.5	203.6	210.8
20 ～ 29 歳	181.4	182.9	183.8	182.0	182.2	178.9	181.2	183.2	184.4	201.8
30 ～ 39 歳	201.0	200.1	200.3	199.9	203.5	190.1	186.4	189.9	187.3	196.4
40 ～ 49 歳	209.5	214.8	204.2	206.7	220.5	202.0	201.3	196.6	200.4	203.5
50 ～ 59 歳	205.8	210.3	204.6	205.5	207.6	219.4	220.2	221.4	221.8	228.3
60 ～ 69 歳	197.2	203.0	200.8	199.7	203.1	219.0	222.0	219.5	218.1	224.0
70 歳以上	190.4	190.9	189.9	187.8	190.6	206.3	206.9	206.5	206.4	209.8
糖尿病が強く疑われる者の割合（%）[§]	**2007 年**	**2010 年**	**2013 年**	**2016 年**	**2019 年**	**2007 年**	**2010 年**	**2013 年**	**2016 年**	**2019 年**
総数	15.3	16.6	16.2	16.3	19.7	7.3	9.2	9.2	9.3	10.8
年齢調整値	12.2	12.7	11.6	11.3	13.8	6.1	7.4	7.0	7.0	7.7
20 ～ 29 歳	1.1	0.0	0.0	0.0	0.0	0.0	1.0	0.0	1.2	0.0
30 ～ 39 歳	3.0	3.1	1.8	1.3	1.6	0.5	0.9	1.9	0.7	2.6
40 ～ 49 歳	7.6	8.0	6.4	3.8	6.1	2.9	3.6	1.4	1.8	2.8
50 ～ 59 歳	12.1	15.6	11.7	12.6	17.8	5.6	5.6	5.5	6.1	5.9
60 ～ 69 歳	22.1	22.1	19.5	21.8	25.3	14.1	13.5	11.5	12.0	10.7
70 歳以上	22.6	22.4	24.4	23.2	26.4	11.0	16.5	17.6	16.8	19.6
肥満者：BMI 25 以上の割合（%）[‖]	**2007 年**	**2010 年**	**2013 年**	**2016 年**	**2019 年**	**2007 年**	**2010 年**	**2013 年**	**2016 年**	**2019 年**
総数	30.4	30.4	28.6	31.3	33.0	20.2	21.1	20.3	20.6	22.3
年齢調整値	29.7	29.9	28.4	31.1	32.6	18.9	19.5	18.8	19.0	19.9
20-29 歳	21.3	19.5	21.8	25.7	23.1	5.9	7.5	10.7	9.5	8.9
30-39 歳	28.6	28.8	25.4	28.6	29.4	11.1	13.8	13.3	14.3	15.0
40-49 歳	33.0	35.2	34.9	34.6	39.7	16.3	18.3	14.8	18.3	16.6
50-59 歳	34.3	37.3	31.1	36.5	39.2	21.2	19.0	21.9	21.3	20.7
60-69 歳	32.7	29.9	28.7	32.3	35.4	29.5	27.0	21.5	24.2	28.1
70 歳以上	27.5	27.8	27.6	28.6	28.5	25.4	27.1	27.1	23.7	26.4
（再掲）20-69 歳	31.2	31.2	29.0	32.4	35.1	18.7	19.2	17.6	19.3	20.3
（再掲）40-69 歳	33.4	33.5	31.2	34.1	37.7	23.0	22.2	19.6	21.6	22.5
やせの者：BMI 18.5 未満の割合（%）[‖]	**2007 年**	**2010 年**	**2013 年**	**2016 年**	**2019 年**	**2007 年**	**2010 年**	**2013 年**	**2016 年**	**2019 年**
総数	4.2	4.6	4.7	4.4	3.9	10.7	11.0	12.3	11.6	11.5
年齢調整値	4.5	4.9	4.8	4.7	4.0	11.7	12.5	13.2	12.7	12.9
20-29 歳	10.6	11.6	10.5	8.2	6.7	25.2	29.0	21.5	20.7	20.7
30-39 歳	2.0	2.6	3.7	5.2	5.1	14.0	14.4	17.6	16.8	16.4
40-49 歳	2.6	3.0	2.7	3.7	1.7	11.4	11.3	11.0	11.2	12.9
50-59 歳	4.3	2.0	3.5	3.1	2.4	4.5	9.8	8.5	10.0	10.6
60-69 歳	2.1	2.9	3.0	3.2	4.0	6.2	6.0	10.3	9.0	9.4
70 歳以上	6.6	8.0	6.2	5.1	4.5	11.6	9.0	11.9	10.4	9.7
（再掲）20-69 歳	3.6	3.6	4.1	4.1	3.6	10.4	11.7	12.4	12.0	12.4
（再掲）40-69 歳	3.0	2.7	3.1	3.3	2.9	7.1	8.6	10.0	10.0	10.8

[*]注 1）2012 年（本書非掲載），2016 年は抽出率等を考慮した全国補正値である．
注 2）年齢調整値は，2010 年国勢調査による基準人口（20-29 歳，30-39 歳，40-49 歳，50-59 歳，60-69 歳，70 歳以上の 6 区分）を用いて算出した．
[†]注 1）血圧を下げる薬の使用者含む．
注 2）数値は 2 回の測定値の平均値を用いた．なお，1 回しか測定できなかった者は，その値を採用した．
[‡]注 1）コレステロールを下げる薬または中性脂肪（トリグリセライド）を下げる薬の使用者含む．
[§]注 1）「糖尿病が強く疑われる者」とは，HbA1c の測定値があり，「インスリン注射または血糖を下げる薬の使用の有無」および「糖尿病治療の有無」に回答した者のうち，HbA1c（NGSP）値が 6.5%以上，または「糖尿病治療の有無」に「有」と回答した者．
[‖]注 1）妊婦除外．

（医療基盤・健康・栄養研究所：国民健康・栄養の現状―令和元年厚生労働省国民健康・栄養調査報告より．第一出版，2021）

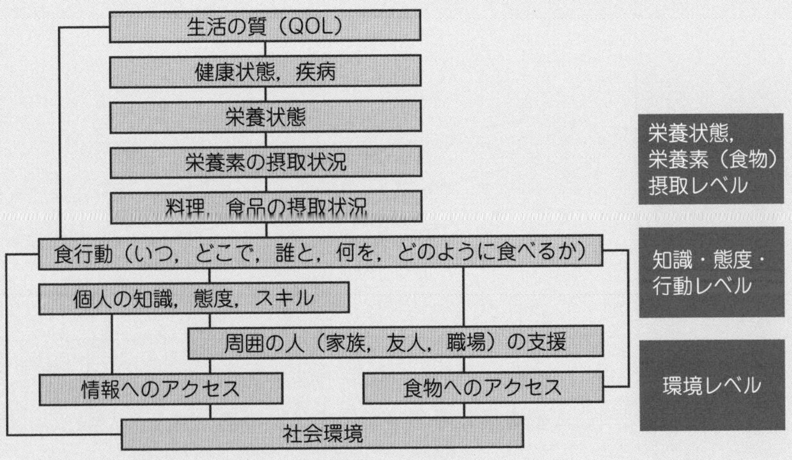

図 2-8 ●栄養・食生活と健康，生活の質などの関係

（健康・体力づくり事業財団：付録 1 栄養・食生活と健康・生活の質（QOL）などの関係について．2000）

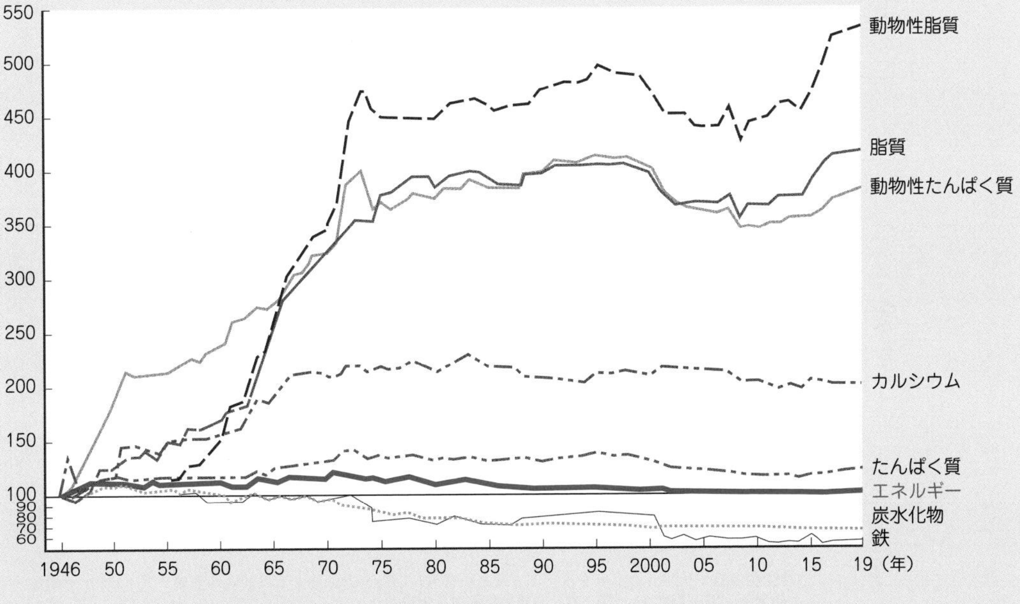

図 2-9 ●主な栄養素等摂取量の平均値の年次推移（総数，1 人 1 日当たり）

注）動物性脂質については 1952 年（6.1g）＝ 100，鉄については 1955 年（14mg）＝ 100 としている．

（医薬基盤・健康・栄養研究所：国民健康・栄養の現状―令和元年厚生労働省国民健康・栄養調査報告より．第一出版，2021）

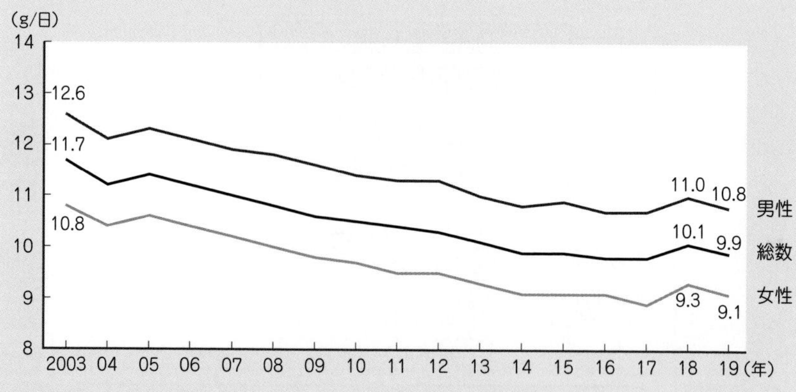

図 2-10 ● 食塩摂取量の平均値の年次推移（成人 1 人当たり，年齢調整値）

2012 年，2016 年は抽出率などを考慮した全国補正値である．
年齢調整値は 2010 年国勢調査による基準人口（20-29 歳，30-39 歳，40-49 歳，50-59 歳，60-69 歳，70 歳以上の 6 区分）を用いて算出した．

（厚生労働省：平成 29 年国民健康・栄養調査報告．2019 ／厚生労働省：平成 30 年国民健康・栄養調査報告．2020 ／厚生労働省：令和元年国民健康・栄養調査報告．2020）

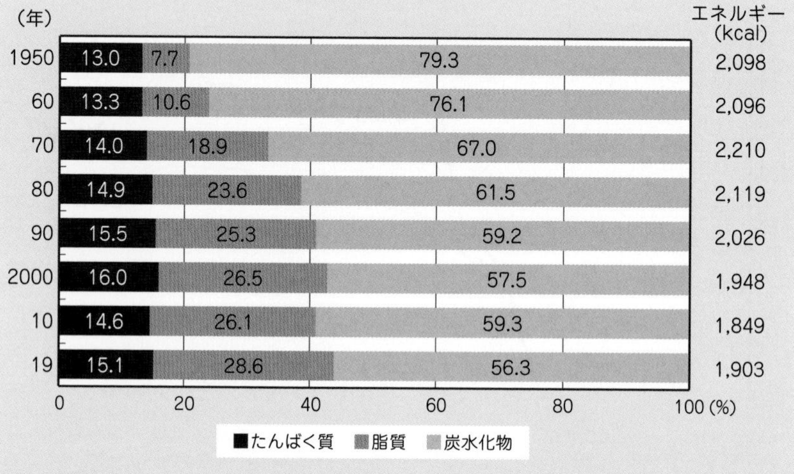

図 2-11 ● エネルギー摂取量，エネルギー産生栄養素の構成割合の推移

※個々人の計算値を平均したものである．

（厚生労働省：日本人の長寿を支える「健康な食事」のあり方に関する検討会報告書．2014 ／国立健康・栄養研究所：健康日本 21（第二次）分析評価事業．2021）

2）栄養素（食物）摂取レベルの変化

❶ 栄養素等摂取量の推移と現状

主な栄養素等摂取量の年次推移を**図 2-9** に示す．総じて食料不足で緊急食料輸入（援助）対策の基礎資料として活用された 1946 年と比較すると，摂取量の増加が大きい栄養素は動物性脂質（1952 年と比較），脂質，動物性たんぱく質，次いでカルシウムで，たんぱく質も微増傾向にある．一方，炭

表 2-2 ●性・年齢階級別の主な栄養素等摂取量（1 人 1 日当たり，2019 年）

			20-29 歳	30-39 歳	40-49 歳	50-59 歳	60-69 歳	70-79 歳	80 歳以上	（再掲）20 歳以上
			平均値	平均値	平均値	平均値	平均値	平均値	平均値	平均値
男性	調査人数	人	183	210	351	350	502	502	199	2,297
男性	エネルギー	kcal	2,199	2,081	2,172	2,188	2,177	2,131	1,944	2,141
男性	たんぱく質	g	80.1	74.8	79.2	77.5	80.6	81.6	71.8	78.8
男性	うち動物性	g	47.9	42.2	46.7	42.8	44.8	45.2	38.3	44.3
男性	脂質	g	72.9	68.0	69.7	70.1	66.2	63.6	53.1	66.3
男性	うち動物性	g	39.5	35.1	37.4	36.1	35.5	34.0	28.2	35.2
男性	飽和脂肪酸	g	21.90	19.64	20.34	20.10	18.88	18.19	15.27	19.14
男性	n-6 系脂肪酸	g	12.27	12.10	12.34	12.46	11.64	10.96	9.24	11.61
男性	n-3 系脂肪酸	g	2.45	2.35	2.44	2.60	2.84	3.01	2.53	2.68
男性	炭水化物	g	286.1	269.1	274.3	273.9	274.5	277.9	271.5	275.3
男性	食物繊維	g	17.5	18.3	18.3	19.4	20.6	21.9	20.3	19.9
男性	ビタミン A	µgRAE*1	451	474	555	528	596	612	642	564
男性	ビタミン B_1	mg	1.07	1.02	1.09	1.00	1.03	1.05	0.93	1.03
男性	ビタミン B_2	mg	1.20	1.10	1.16	1.19	1.30	1.39	1.25	1.25
男性	ビタミン C	mg	62	66	76	82	102	128	121	96
男性	食塩相当量	g*2	10.6	10.4	10.6	10.6	11.5	11.5	10.3	10.9
男性	カリウム	mg	2,080	2,100	2,269	2,290	2,569	2,764	2,536	2,439
男性	カルシウム	mg	462	395	442	471	533	585	537	503
男性	鉄	mg	7.4	7.2	7.6	8.1	8.8	9.2	8.3	8.3
女性	調査人数	人	182	250	391	425	544	540	298	2,630
女性	エネルギー	kcal	1,600	1,673	1,729	1,695	1,784	1,771	1,620	1,717
女性	たんぱく質	g	61.1	61.6	65.9	64.1	70.2	71.4	61.8	66.4
女性	うち動物性	g	35.4	34.1	37.7	34.8	37.6	38.9	32.9	36.4
女性	脂質	g	55.5	58.5	59.1	57.5	58.3	56.4	49.0	56.7
女性	うち動物性	g	29.2	28.9	31.6	29.0	29.3	28.4	25.5	28.9
女性	飽和脂肪酸	g	17.07	17.89	17.98	17.05	16.93	16.22	14.11	16.74
女性	n-6 系脂肪酸	g	9.13	9.70	10.10	10.21	10.32	9.86	8.60	9.84
女性	n-3 系脂肪酸	g	1.82	2.01	2.05	2.11	2.51	2.61	2.20	2.27
女性	炭水化物	g	202.1	213.9	220.4	216.2	236.1	238.3	226.9	225.5
女性	食物繊維	g	14.6	15.9	16.0	16.8	19.8	20.5	18.0	18.0
女性	ビタミン A	µgRAE*1	447	409	458	543	604	591	530	532
女性	ビタミン B_1	mg	0.77	0.83	0.89	0.83	0.93	0.94	0.80	0.88
女性	ビタミン B_2	mg	0.97	1.00	1.05	1.09	1.21	1.27	1.11	1.13
女性	ビタミン C	mg	62	65	74	88	118	135	116	101
女性	食塩相当量	g*2	8.3	8.5	8.9	9.2	10.0	9.8	9.0	9.3
女性	カリウム	mg	1,743	1,896	2,033	2,153	2,529	2,648	2,250	2,273
女性	カルシウム	mg	408	406	441	472	539	574	490	494
女性	鉄	mg	6.2	6.4	6.7	7.2	8.4	8.6	7.4	7.5

*1 RAE：レチノール活性当量.
*2 食塩相当量＝ナトリウム量（mg）× 2.54/1,000 で算出.

（厚生労働省：令和元年国民健康・栄養調査報告．2020）

水化物，鉄（1955 年と比較）は減少傾向である．また，食塩摂取量は直近の約 10 年間も減少傾向（**図 2-10**），エネルギー産生栄養素バランスの割合は 1980 年までの変化が大きく，脂質が増加，炭水化物が減少している（**図 2-11**）．ただし，年によって，調理による損耗の考慮，調味の加味，日本食品標準成分表の改訂版，調査回数，調査時期が異なるため，経年変化の解釈には注意を要する．

現状として，2019 年の性・年齢階級別の主な栄養素等摂取量は**表 2-2** のとおりである．特徴としては，総じて男性の摂取量が多いほか，男女とも 60 歳代前後で全体的な摂取量が多く，脂質，動物性脂質，飽和脂肪酸は男性の 20 歳代がやや多い傾向がある．

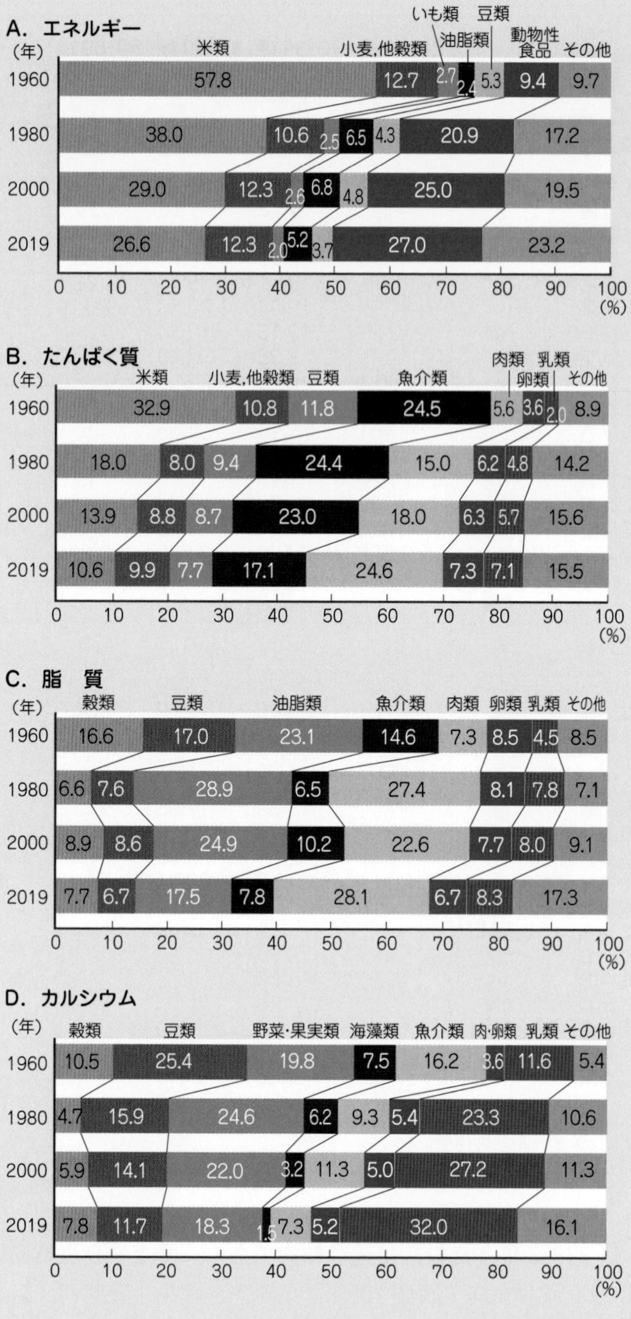

図 2-12 ● 主な栄養素等の食品群別摂取構成比の年次推移（総数，1人1日当たり）

2001年より分類が変更された．特に「ジャム」は「砂糖類」から「果実類」に，「味噌」は「豆類」から「調味料・香辛料類」に，「マヨネーズ」は「油脂類」から「調味料・香辛料類」に分類された．

（国立健康・栄養研究所：健康日本21（第二次）分析評価事業，2020／厚生労働省：令和元年国民健康・栄養調査報告．2020）

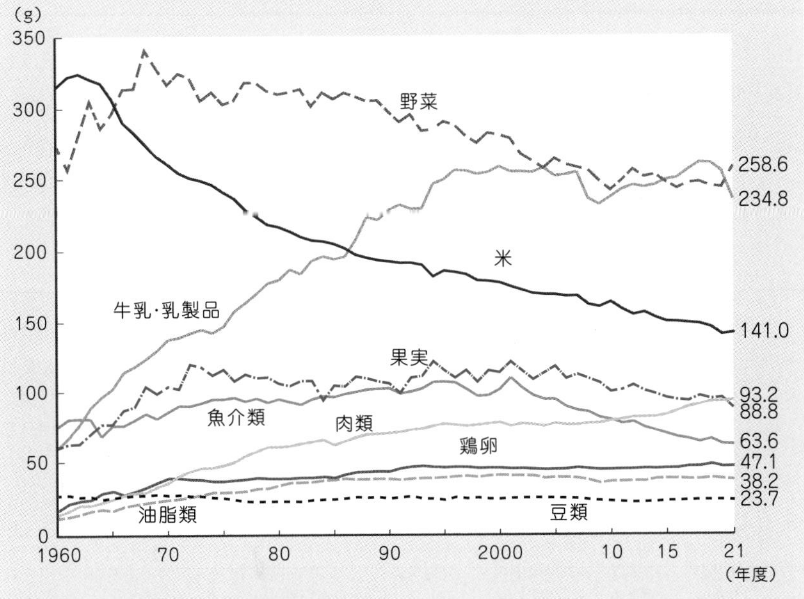

図 2-13 ● 供給純食料の推移（国民１人・１日当たり）

（農林水産省：令和３年度食料需給表．2023）

また，摂取量から算出された脂肪エネルギー比率が 30％以上の者の割合は，性別では女性のほうが高く，年齢別では 20 ～ 40 歳代が高い傾向にある．

❷ 食品群別摂取量の推移と現状

主な栄養素等の**食品群別摂取構成比**の年次推移を**図 2-12** に示す．構成比の減少傾向は，エネルギーでは米類（～ 2000 年），たんぱく質では米類（～2000 年）と魚介類（2000 年～），脂質では穀類，豆類，魚介類（ともに～1980 年）と油脂類（2000 年～），カルシウムでは豆類，魚介類（ともに～1980 年）で主にみられる．構成比の増加傾向は，エネルギーでは動物性食品（～ 2000 年），たんぱく質では肉類（1960 年～），脂質では肉類（～ 1980 年），カルシウムでは乳類（1960 年～）で主にみられる．**食品群別摂取量**の年次推移は，国民健康・栄養調査では年によって方法の変更が複数あり比較が難しいため，代替指標として農林水産省の「食料需給表（フードバランスシート）」による供給純食料（p31 参照）の年次推移を**図 2-13** に示す．1960 年からでは，米が減少傾向，野菜と魚介類が増加のち減少傾向，牛乳・乳製品と肉類が増加傾向にある．

食品群別摂取量の変化は，いわゆる日本型食生活の料理・食事パターンから，食の多様化が進んだ影響を示している．

現状として，2019 年の性・年齢階級別の食品群別摂取量は**表 2-3** のとおりである．栄養素等と類似し，総じて男性の摂取量が多いほか，男女とも 60 歳代前後で全体的な摂取量が多く，米・加工品，肉類は男性の 20 歳代がやや多い傾向がある．また，果実類，乳類，菓子類は女性が多い傾向がある．

表 2-3 ● 性・年齢階級別の食品群別摂取量〔1 人 1 日当たり（g），2019 年〕

		20-29 歳	30-39 歳	40-49 歳	50-59 歳	60-69 歳	70-79 歳	80 歳以上	（再掲）20 歳以上
		平均値	平均値	平均値	平均値	平均値	平均値	平均値	平均値
男性	調査人数（人）	183	210	351	350	502	502	199	2,297
	穀類	545.0	516.8	502.7	495.5	466.0	443.9	447.8	480.6
	米・加工品	415.2	389.6	384.8	371.1	339.1	320.4	349.6	358.4
	小麦・加工品	124.1	120.4	106.2	114.2	113.3	105.8	93.5	110.5
	その他の穀類・加工品	5.7	6.9	11.6	10.2	13.6	17.7	4.7	11.7
	いも類	47.1	43.6	53.4	47.1	50.2	59.8	56.5	52.0
	砂糖・甘味料類	6.2	5.5	5.8	5.8	6.8	7.5	7.4	6.5
	豆類	45.6	45.5	51.1	65.9	72.5	76.2	67.3	64.0
	種実類	1.2	3.5	1.6	3.2	3.2	3.0	1.9	2.6
	野菜類	233.0	258.9	253.0	278.2	304.3	332.5	298.6	288.3
	果実類	41.2	32.9	49.3	53.4	96.8	147.4	141.1	87.5
	きのこ類	14.2	17.0	13.7	13.8	22.6	20.0	16.6	17.6
	藻類	7.5	8.2	9.1	12.1	11.2	12.6	15.4	11.1
	魚介類	60.0	56.2	59.9	67.4	85.6	96.8	82.5	76.3
	肉類	152.8	137.8	152.8	126.4	108.0	91.6	73.5	117.4
	卵類	43.4	40.7	40.2	42.6	47.1	46.9	36.8	43.5
	乳類	119.3	59.8	85.2	83.6	105.8	125.8	135.3	103.1
	油脂類	14.2	13.7	14.6	13.3	12.6	11.1	9.6	12.6
	菓子類	21.5	21.1	20.9	21.5	19.4	23.2	26.1	21.7
	嗜好飲料類	541.0	709.0	820.3	830.8	888.5	745.5	623.7	771.0
	調味料・香辛料類	69.5	70.6	65.7	67.4	75.6	73.3	62.7	70.3
女性	調査人数（人）	182	250	391	425	544	540	298	2,630
	穀類	352.0	361.4	371.6	345.2	342.4	337.4	348.3	349.3
	米・加工品	254.1	251.5	263.8	238.6	228.3	232.8	264.3	244.2
	小麦・加工品	92.3	100.4	97.8	97.0	103.1	95.3	77.6	95.8
	その他の穀類・加工品	5.6	9.6	10.1	9.6	11.0	9.3	6.3	9.3
	いも類	35.4	41.7	43.5	38.9	51.9	62.7	48.8	48.3
	砂糖・甘味料類	5.4	5.4	6.0	6.3	6.6	7.1	7.4	6.5
	豆類	48.1	44.2	52.2	63.6	80.7	76.1	63.7	65.1
	種実類	1.3	2.4	2.6	2.8	3.2	3.3	2.4	2.8
	野菜類	212.1	223.2	241.2	260.7	309.8	314.4	274.5	273.6
	果実類	52.7	53.2	60.5	84.7	138.8	170.5	142.0	111.2
	きのこ類	14.2	14.7	16.4	16.2	22.2	19.3	16.2	17.8
	藻類	6.6	7.8	8.5	9.2	11.6	12.4	11.0	10.1
	魚介類	41.6	46.3	46.5	52.5	70.4	81.6	68.0	61.7
	肉類	108.6	97.9	110.1	90.8	82.1	72.2	61.7	86.7
	卵類	34.4	35.2	40.5	38.0	40.6	42.2	39.5	39.4
	乳類	104.5	92.4	105.7	115.8	127.9	129.6	122.3	117.4
	油脂類	10.5	11.2	11.2	11.1	10.2	9.5	8.4	10.3
	菓子類	22.2	31.0	24.2	26.5	30.7	26.8	23.1	26.8
	嗜好飲料類	505.8	562.8	597.4	643.0	628.9	584.8	503.0	588.4
	調味料・香辛料類	57.5	58.8	56.0	59.0	67.2	62.7	53.6	60.3

（厚生労働省：令和元年国民健康・栄養調査報告．2020）

3）知識・態度・行動レベルの変化

食生活に関連する食行動や食知識・態度は，日本の健康政策や食育政策の目標項目としても設定されており，複数の調査で把握されている．

❶ 食行動

食行動関連項目として，「健康日本 21（第三次）」では，主食・主菜・副菜を組み合わせた食事の増加，地域での共食の増加，「第4次食育推進基本計画」では，共食の増加，朝食欠食の減少などを目標に設定している．

「主食・主菜・副菜を組み合わせた食事が1日2回以上の日がほぼ毎日の者」の割合は，2011年度が68.1％，2021年度が56.1％と減少傾向にある．共食関連の「地域等で共食したいと思う人の共食」の割合は，2015年度が64.6％，2020年度が70.7％と増加傾向にある．「朝食を欠食する若い世代（20～30歳代）」の割合は，2015年度が24.7％，2020年度が21.5％と大きな改善傾向はない．

朝食欠食者の割合は，2019年国民健康・栄養調査報告では1歳以上で男性14.3％，女性10.2％であり，年齢階級別（10歳）は男性の20～40歳代と女性の30歳代で高い．

❷ 食知識・態度

食態度・食知識関連項目として，「第4次食育推進基本計画」では，生活習慣病の予防や改善のために普段から適正体重の維持や減塩等に気をつけた食生活を実践する国民の増加，食品の安全性の基礎的な知識をもち自ら判断する国民の増加などを目標に設定している．

前者の「気をつけた食生活を実践する国民」の割合は，2015年度69.4％，2021年64.3％と減少傾向にある．後者の「知識をもち自ら判断する国民」の割合は，2015年度が72.0％，2020年度が75.2％と大きな改善傾向はない．

食知識・態度・行動レベルを通じ，いずれも個人の努力のみで目標の達成は難しいと考えられるため，さらなる食環境整備の推進が求められている．

食物・情報へのアクセス
アクセスは，access からの外来語であり，accessibility（近接性）と似た環境条件に，availability（利便性）や affordability（料金の安さ）などがある．食物・情報へのアクセスは，それらも包含した概念となっている．

4）食環境レベルの変化

食環境は，「健康日本21」栄養・食生活分野の枠組みで，食物へのアクセスと情報へのアクセスに大別されている．

❶ 食物へのアクセス

食物へのアクセスは，農漁業から食品の最終消費者までをつなげ，関係する構成主体に影響する諸制度・行政措置・各種の技術革新などを含む全体を1つのシステムと捉えようとする**フードシステム**と同義とされる．

フードシステムの構成主体は，農漁業，食品製造業・食品卸売業，食品小売業・外食産業，食料消費者とその影響要因が含まれる．

a）農漁業

農漁業の関連指標として，食料需給表（フードバランスシート）により，国内で供給される食料の生産から最終消費に至るまでの総量（国内消費仕向量[注]），国民1人あたりの供給純食料[注]と供給栄養量が集計されている（p80参照）．国内消費仕向量は，食料自給率算出の基礎としても活用されている．また，品目別自給率を計算する際の分母ともなる（p102参照）．

国内消費仕向量
国内で1年間に消費へ回された（国内市場に出回った）食料の量を表す．国内生産量＋輸入量－輸出量－在庫の増加量（または＋在庫の減少量）

純食料
粗食料に歩留りを乗じた量である．粗食料＝国内消費仕向量－（飼料用＋種子用＋加工用＋減耗量）

主な**品目別自給率**の推移を**図 2-14** に示す．自給率は，米，本書非掲載の鶏卵（飼料自給率を考慮しない値）を除き，ほとんどの品目で減少傾向にある．米は，1993年の冷害による凶作の影響が確認できる．

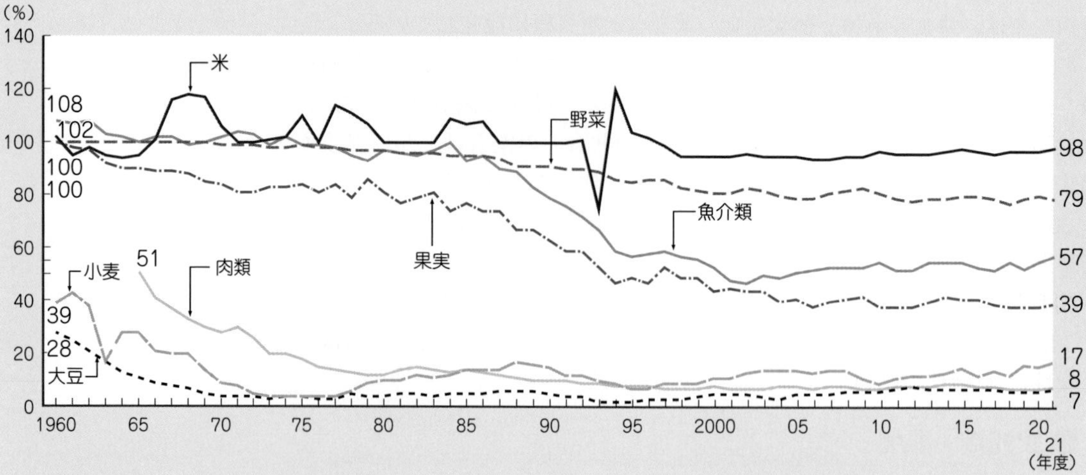

図 2-14 ● 主な品目別自給率の推移

米は，国内生産と国産米在庫の取崩しで国内需要に対応している実態を踏まえ，1998 年度から国内生産量に国産米在庫取崩し量を加えた数量を用いて算出している．
肉類は，飼料自給率を考慮した値である．1960 ～ 64 年度は，飼料自給率のデータがないため算出していない．

（農林水産省：令和 3 年度食料需給表．2023）

b）食品製造業・食品卸売業

食品製造業の関連項目として，以前の「健康日本 21（第二次）」では，後述の外食産業と合わせ，食品中の食塩や脂肪の低減に取り組む食品企業および飲食店の登録数の増加を目標に設定していた．登録数は，2012 年が食品企業 14 社，飲食店 17,284 店舗，2021 年に 117 社以上，2019 年に 24,441 店舗と増加した．「健康日本 21（第三次）」では，「健康的で持続可能な食環境づくりのための戦略的イニシアチブ」の推進を目標に設定している．

食品卸売業は，他の構成主体とともに，食品を生産地から消費者が購入する小売店まで追跡できるトレーサビリティや，その輸送距離を表すフード・マイレージなどの課題に関わる（p8，82 参照）．フード・マイレージは，自給率の低下に伴ってその値も大きくなる．

c）食品小売業・外食産業

食品小売業の関連課題では，生鮮食料品の入手が困難な地域を意味する**フードデザート**[注]問題がある．大型食料品店が郊外進出した結果，都心部や中心市街地などで徒歩圏内の食料品店が撤退し，いわゆる買い物弱者・買い物難民の出現へとつながっていく．社会経済的地位の違いによって，栄養価の高い食料品の入手可能性が変わるため，健康格差の拡大につながる大きな課題である．

フードデザート問題は，**フードセキュリティ**[注]にも影響する．フードセキュリティは，食料安全保障とも訳され，国連食糧農業機関（FAO）により次の 4 側面が指摘されている：供給面（food availability），アクセス面（food access），利用面（utilization），安定面（stability）．

フードデザート
食の砂漠ともよばれる．

フードセキュリティ（食料安全保障）
「食料安全保障は，全ての人が，いかなる時にも，彼らの活動的で健康的な生活のために必要な食生活上のニーズと嗜好に合致した，十分で，安全で，栄養のある食料を物理的にも経済的にも入手可能であるときに達成される」（世界食料サミット．農林水産省訳，1996）．

外食産業は，食べられるにもかかわらず廃棄されているものである食品ロスなどの課題にも関わる（p81 参照）.

また，子どもの貧困問題や共食機会などに関連して，子ども食堂[注]の取り組みが広まっている．国でも，2014 年 1 月に「子どもの貧困対策の推進に関する法律」が施行（2019 年 6 月に改正），同年 8 月に「子供の貧困対策に関する大綱」が閣議決定され，子どもの貧困対策の総合的な推進が図られている.

子ども食堂
民間主導で，無料または安価で栄養のある食事や温かな団らんを提供する取り組み.

❷ 情報へのアクセス

情報へのアクセスについては，国や地方公共団体で，栄養成分表示の普及が推進されている．国では，2015 年 4 月に「食品表示法」が施行され，食品関連事業者などが一般用の加工食品・添加物を販売する場合，2020 年 4 月以降に製造（または加工・輸入）されるものは，栄養成分表示が義務表示となっている（一部食品は省略可能）．地方公共団体では，健康づくり事業として，栄養成分表示を行う飲食店などを認証している都道府県や保健所設置市が多い.

一方，社会では，栄養情報が急激に増加している．例えば，PubMed[注]に収録された栄養に関連する論文の累積は，1960 年約 1 万件，1980 年約 4 万件，2000 年約 12 万件，2020 年約 46 万件と，ここ数年で急増している．人々が栄養情報へアクセスし，理解・活用するスキルも必要であり，近年，**ヘルスリテラシー**[注]を向上させることも重視されている.

食物へのアクセスと情報へのアクセスの双方的なアプローチとして，国内の複数の学会が連携して，「健康な食事・食環境」認証制度を 2018 年から開始している（p199 参照）.

PubMed
米国国立医学図書館の国立生物工学情報センターが作成するデータベースであり，世界の主要医学系雑誌に掲載された文献を検索できる.

ヘルスリテラシー
健康の維持・増進の方法として情報にアクセスし，理解・利用するための個人の動機と能力を決定する認知・社会的スキルを表す.

4. 諸外国の健康・栄養問題の現状と課題

1）世界が直面している健康・栄養問題

非感染性疾患（noncommunicable diseases; NCDs） による死亡者数を合計した割合は，2000 年→ 2019 年で世界 60.8％→ 73.6％，低所得国 26.6％→ 42.2％，高所得国 87.3％→ 87.8％と，低所得国で増加傾向にある.

世界の所得国別の**障害調整生存年（disability-adjusted life-years; DALYs）**[注]の原因トップ 5 の推移を**表 2-4** に示す．2000 年から 2019 年にかけ，世界的に NCDs の健康へのリスクも高まってきている．ただし，低所得国では感染症など，高所得国では NCDs に起因する DALYs の高い傾向が依然として続いている．いずれも，栄養問題が大きく関わる健康課題である.

障害調整生存年
早期死亡によって失われた生存年数と，障害の重症度を調整した生存年数の合計.

表 2-4 ● 世界の所得国別の DALYs 原因トップ 5 の推移（2000 ～ 2019 年）

	順位	原因（2000 年）	DALYs	順位	原因（2019 年）	DALYs
	1	新生児状態	4840	1	新生児状態	2618
	2	下気道感染症	2981	2	虚血性心疾患	2346
世　界	3	下痢性疾患	2623	3	脳卒中	1809
	4	虚血性心疾患	2346	4	下気道感染症	1371
	5	脳卒中	2049	5	下痢性疾患	1029
	1	新生児状態	12956	1	新生児状態	7222
	2	下気道感染症	10271	2	下気道感染症	3918
低所得国	3	下痢性疾患	9029	3	下痢性疾患	2679
	4	マラリア	7541	4	マラリア	2393
	5	HIV/ エイズ	6098	5	交通事故	1724
	1	新生児状態	8597	1	新生児状態	4223
	2	下痢性疾患	5067	2	虚血性心疾患	2516
低中所得国	3	下気道感染症	4847	3	下気道感染症	1953
	4	結核	2955	4	下痢性疾患	1798
	5	虚血性心疾患	2290	5	結核	1602
	1	脳卒中	2688	1	脳卒中	2485
	2	虚血性心疾患	2201	2	虚血性心疾患	2452
高中所得国	3	新生児状態	2177	3	交通事故	959
	4	慢性閉塞性肺疾患（COPD）	1337	4	糖尿病	955
	5	下気道感染症	1271	5	慢性閉塞性肺疾患（COPD）	946
	1	虚血性心疾患	3083	1	虚血性心疾患	2219
	2	脳卒中	1650	2	脳卒中	1194
高所得国	3	気管，気管支，肺がん	1052	3	糖尿病	1034
	4	背中と首の痛み	965	4	背中と首の痛み	1029
	5	慢性閉塞性肺疾患（COPD）	894	5	慢性閉塞性肺疾患（COPD）	1022

DALYs（障害調整生存年）：人口 10 万対
伝染性，母性，周産期，栄養性の疾患．
非感染性疾患（NCDs）．

（WHO：Global Health Estimates 2019: 20 Leading Causes of DALY by region, 2019 and 2000. 2020）

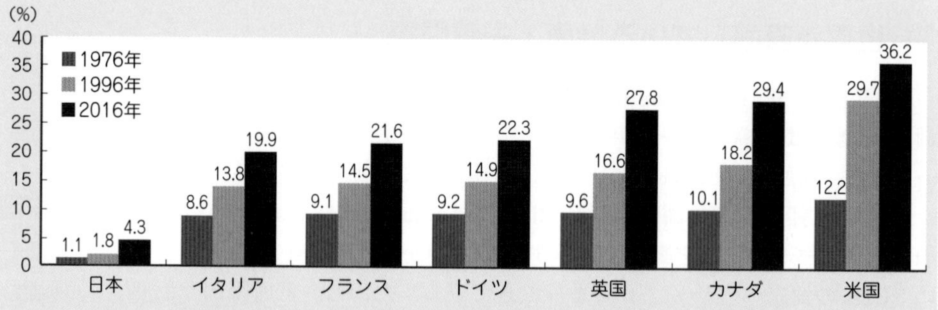

図 2-15 ● 主要先進国の成人の肥満者割合の推移（18 歳以上，BMI≧30，年齢調整値）

（WHO：Global Health Observatory data repository, Prevalence of obesity among adults, BMI≧30, age-standardized Estimates by country, 2017）

2）先進国の健康・栄養問題

先進国の健康・栄養問題では，NCDsの予防の重要度が高い．NCDsに関連する指標として，主要先進国G7の成人（18歳以上）の**肥満者**（**BMI ≧ 30**）割合の推移を**図 2-15**に示す．日本ではBMI ≧ 30の者はわずかである一方，他の国では40年前から肥満者が急増し，日本を除く平均は25％超，米国では35％超となっている．

また，米国の子ども（2～19歳）の**肥満児**（BMI ≧ 95％tile）割合の推移を**図 2-16**に示す．2～5歳，6～11歳，12～19歳とすべての年齢層で，成人と同じく肥満児が増加傾向にある．特に，社会経済的地位が低い者では栄養価の高い食料品を入手しにくい状況にあるため，米国での社会格差対策の取り組みも進められている（p115「⑤米国のセイフティーネットとしての食料援助プログラム」参照）．

過体重・肥満
日本ではBMI≧25が肥満と定義されることが多い．一方，WHOなどの国際基準では，BMI≧25が過体重（overweight），BMI≧30が肥満（obesity）とされている．

3）開発途上国の健康・栄養問題

低所得国を中心とした開発途上国では，感染症や妊娠・出産，栄養不足に関わる死因が多い．そのうち，栄養不足では複数の栄養素欠乏症がみられる．

❶ たんぱく質・エネルギー栄養失調（PEM）

小児の**たんぱく質・エネルギー栄養失調**（**protein energy malnutrition; PEM**）は，健康な小児集団から得られた標準値との比較を行い，Z-score[注]で判定される．比較には，年齢別身長（height-for-age），年齢別体重（weight-for-age），身長別体重（weight-for-height）が用いられる．各々のZ-scoreが－2未満の小児を慢性栄養不良の発育阻害（stunting），低体重（underweight），急性栄養不良の消耗症（wasting）と判定する．

Z-score
基準値に対して，標準偏差の何倍離れているかの指標．

ユニセフ・WHO・世界銀行の子どもの栄養不良に関する推計値の共同グループ（UNICEF/WHO/World Bank Group joint child malnutrition estimates）による2022年の世界の消耗症の状況を**図 2-17**に示す．消耗症の子どもの割合は，世界で6.8％となっており，南アジアが14.3％ともっとも高い．今日も貧困，紛争，気候変動，新型コロナウイルス感染症の流行に脅かされており，緊急の活動が不可欠である．

PEMには，クワシオルコルとマラスムスがある．

a）クワシオルコル

クワシオルコル（kwashiorkor）は，たんぱく質の不足が主因となり，毛髪変色，皮膚疾患，浮腫，肝臓肥大，高度の発育障害（成長遅延，知能障害）などを示す．

クワシオルコル
発音に応じてクワシオルコール，カシオコアなどとも表記される．

b）マラスムス

マラスムス（marasmus）は，エネルギーの不足が主因となり，全身の消耗が著しく，体重減少や骨格筋萎縮などを伴い，老人様顔貌を呈する．

❷ 微量栄養素欠乏症

主要な**微量栄養素欠乏症**として，ビタミンA欠乏症，ヨウ素（ヨード）

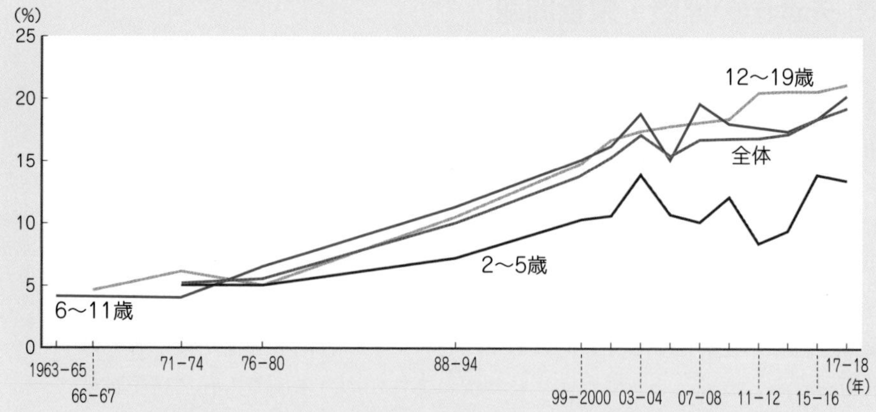

図 2-16 ● 米国の子どもの肥満児割合の推移（2～19 歳，BMI≧95%tile）

2000 CDC Growth Charts の性別 BMI-for-age から BMI≧95%tile を肥満と定義した．

（National Center for Health Statistics : National Health Examination Surveys II（ages 6-11），III（ages 12-17）; and National Health and Nutrition Examination Surveys（NHANES）I-III,and NHANES 1999-2000, 2001-2002, 2003-2004, 2005-2006, 2007-2008, 2009-2010, 2011-2012, 2013-2014, 2015-2016, and 2017-2018）

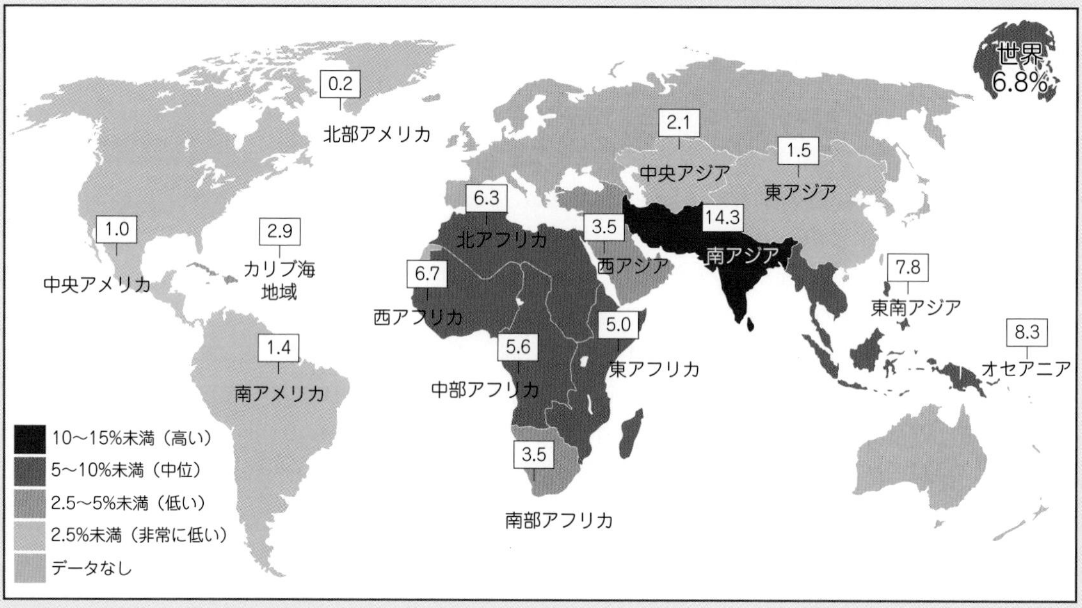

図 2-17 ● 国連小地域別の 5 歳未満児の消耗症の割合（2022 年）

東アジアは日本を除く．オセアニアはオーストラリアとニュージーランドを除く．北部アメリカは米国のデータに基づいて推定．

（UNICEF/WHO/World Bank Group joint child malnutrition estimates : Levels and trends in child malnutrition, Key findings of the 2023 edition. 2023）

欠乏症，鉄欠乏性貧血があげられる．

a）ビタミン A 欠乏症

ビタミン A 欠乏症（vitamin A deficiency; VAD）は，夜盲症が初期症状の一つで，より重篤な場合，失明や妊産婦死亡率にも寄与する．夜盲症は，開発途上国での妊娠中によくみられる．WHOによると，ビタミンA欠乏症の子どもの推定25～50万人が毎年失明しており，半数が12カ月以内に死亡している．

栄養面の戦略として，母乳育児とビタミンAサプリメントの組み合わせ，ビタミンAに富む食事や栄養強化を促進する対策が行われている．

b）ヨウ素（ヨード）欠乏症

ヨウ素欠乏症（iodine deficiency disorders; IDD）は，妊娠中の重篤時に死産，自然流産，先天性甲状腺機能低下症（クレチン症）へつながる可能性があり，家庭，学校，職場での知的能力を低下させる精神障害も重要な問題となる．WHOによると，ヨウ素欠乏症は，水産食品を食べていない海から遠い内陸部でもっとも多く起こる．対策として，ヨウ素添加塩プログラムが広く進められている．

c）鉄欠乏性貧血

鉄欠乏性貧血（iron deficiency anemia; IDA）は，もっとも一般的な貧血である．貧血は疲労などの症状や母子死亡率のリスクを高める可能性があり，鉄欠乏性貧血は，子どもの認知と身体の発達に影響を及ぼし，成人の生産性を低下させることも示されている．WHOによると，世界の生殖年齢の女性の3分の1，妊婦の40%，5歳未満児の40%以上が貧血で，特に低所得下では，より多くの割合の幼児と出産可能年齢の女性が貧血であると推定されている．治療では，鉄や葉酸などビタミン・ミネラルの強化とサプリメントを通じて微量栄養素の摂取量を改善するほか，疾病管理，水，衛生，リプロダクティブヘルス[注]，貧困や教育・ジェンダー規範の欠如のような根本原因への政策や介入が行われている．

リプロダクティブヘルス

人間の生殖システムの機能と活動過程すべての側面で，単に疾病，障害がないだけでなく，身体的，精神的，社会的に完全に良好な状態にあること．

4）地域間格差

地域間の感染症や栄養不足の状態を比較する指標として，5歳未満児死亡率がある．国連の乳幼児死亡率推計に関する機関間グループ（UN Inter-agency Group for Child Mortality Estimation）による5歳未満児死亡率（出生1,000人対）の推移は，1990年→2021年で世界93→38，ヨーロッパ・北アメリカ14→5，中央・南アジア124→35，サブサハラアフリカ181→74などと，どの地域も改善傾向にある．一方，先進国と開発途上国との**地域間格差**は残されており，栄養面からの戦略も進められている．

また，開発途上国では，NCDsの死亡率が増え，**栄養転換**（nutrition transition）と呼ばれる不足から過剰への量・質的な変化が表れている．先進国でも，社会経済的地位の低い者で栄養素欠乏症がみられており，開発途上国や先進国の地域内で，低栄養と過栄養が混在している．このような状況を，**栄養不良の二重負荷**（double burden of malnutrition）と呼ぶ．

栄養転換や栄養不良の二重負荷は世界的にも大きな課題とされており，グローバルな視点での管理栄養士・栄養士の活躍が望まれている．

Chapter

3

健康づくり政策と公衆栄養活動

学修到達ポイント

- 健康づくり政策と公衆栄養活動の役割について説明できる．
- 公衆栄養関連法規と制定の経緯・意義について説明できる．
- わが国の管理栄養士制度について，その歴史や社会的役割について説明できる．
- 健康づくり政策・公衆栄養活動を実施するに当たり，行政・関連する組織の役割・連携ならびに行政における管理栄養士の特徴的な業務について説明できる．
- 健康づくり政策の歴史的変遷を踏まえ，「健康日本21」「食育基本計画」をはじめとした現行の健康づくり政策をあげ，その目的，対象，概要について説明できる．
- わが国の健康づくり政策の基礎資料の1つである国民健康・栄養調査について，意義，目的，方法，調査結果の活用について説明できる．
- 国際的な健康・栄養問題と開発途上国に対する国連の政策，先進国（米国，カナダ）の政策について説明できる．

「Chapter 2. 健康・栄養問題の現状と課題」を踏まえ，わが国の健康づくり政策が法律に基づいて国—都道府県—市町村—民間組織・地域の体系や連携のなかで実施されていること，政策として重要な「健康日本 21」，食育基本法に基づく各地域の「食育基本計画」「特定健康診査・特定保健指導」「食環境づくり政策」「食生活指針」「身体活動・運動に関する指針」などについて概説する．また，健康づくり推進の一翼を担う管理栄養士の制度と健康づくり政策・公衆栄養活動における管理栄養士の役割について学ぶ．さらに，先進国，開発途上国における健康づくり政策・公衆栄養プログラムについても学習する．

1. 健康づくり政策と公衆栄養活動

健康づくり政策と公衆栄養活動の役割

健康づくり政策・健康政策（health policy）は，「特定のヘルスケア目標を推進するために，政府機関や非政府機関が策定する一連の決定と計画のことである」などと定義されている．栄養学で根拠に基づいた医療（evidence based medicine; EBM）が重要であるのと同様，近年，健康づくりを推進する栄養政策でも**根拠に基づく政策立案**（evidence based policy making; EBPM）[注]が求められてきている．たとえば，健康増進法や高齢者の医療の

根拠に基づく政策立案 (evidence based policy making; EBPM)
①政策目的を明確化させ，②その目的のため本当に効果が上がる行政手段は何かなど，「政策の基本的な枠組み」を根拠に基づいて明確にするための取り組み．

確保に関する法律であれば，国民保健の向上や高齢者の福祉の増進という目的のため根拠に基づく政策立案を推進し，政策の評価を，政策改善と次なる政策立案につなげていく．

公衆栄養活動では，効果的な栄養改善として，PDCA サイクルに基づく考え方を基本とする．すなわち，対象集団（または個人）の栄養状態・健康状態・生活の質（QOL）のアセスメントに基づき，栄養改善の計画（Plan），実施（Do），評価（Check）を行い，計画や実施の改善（Act）をしていく．また，公衆栄養活動の役割は，ウィンスロー（Winslow）による公衆衛生の定義を参考にすれば，「組織された地域社会の努力を通して，栄養改善により疾病を予防し，生命を延長し，身体的・精神的機能の増進を図ること」となる．したがって，個人・組織・地域社会は，公衆栄養活動の対象であるとともに，その主体でもある．

2. 栄養政策

公衆栄養活動と組織・人材育成

限られた資源を有効に活用して公衆栄養活動を展開するために，栄養政策に関しても根拠に基づく政策立案の視点を一層深めていくことが重要である．管理栄養士・栄養士の職能団体である日本栄養士会では，会員に必要な法規，関係省庁・研究機関をウェブサイトで紹介している（**表 3-1**）．いずれも，公衆栄養活動に関連する法規となる（次項で詳述）．また，国・都道府県・市町村の行政組織でも人材育成が進められている（p53「5. 行政・関連する組織の連携」参照）．

日本栄養士会の人材育成

日本栄養士会も管理栄養士・栄養士の人材育成として，生涯教育制度を設け，「臨床栄養」「給食管理」「公衆栄養」など 8 分野の認定管理栄養士・認定栄養士の認定審査を実施している．

3. 公衆栄養関連法規と制定の経緯・意義

1）地域保健法

❶ 保健所法

地域保健法の前身は，保健所法である．保健所法は，伝染病対策や健民健兵の思想から，明治憲法下の 1937 年に公布された．第二次世界大戦後，日本国憲法が施行された 1947 年に新しい保健所法が公布された．旧保健所法では，保健所の基本的機能は，衛生教育の助長，母子衛生相談機能，結核患者の診断・治療のための診療所機能に留まっていたが，新しい保健所法により，①保健婦[注]，②母子衛生，③衛生統計，④衛生試験，⑤歯科衛生，⑥栄養，⑦食品および獣疫衛生，⑧衛生教育，⑨防疫，⑩医務，⑪性病予防，⑫結核予防，の 12 項目を所管することとなり，公衆衛生の第一線機関として，飛

保健婦

2001 年に保健婦助産婦看護婦法が保健師助産師看護師法に改称されるまでの保健師の名称．

表 3-1 ●管理栄養士・栄養士に必要な法規，関係省庁・研究機関

管理栄養士・栄養士関連	栄養士法 栄養士法施行令 栄養士法施行規則
健康増進・食育・保健関連	健康増進法 健康増進法施行令　第1〜3・7条 健康増進法施行規則 健康増進法に規定する特別用途表示の許可等に関する内閣府令　第1〜8・18・19条 食事療法用宅配食品等栄養指針について 地域における行政栄養士による健康づくり及び栄養・食生活の改善について 地域における行政栄養士による健康づくり及び栄養・食生活の基本指針について 地域保健法　第5・6・10・18条 地域保健法施行令　第1・5条 地域保健法第4条第1項の規定に基づく地域保健対策の推進に関する基本的な指針 厚生労働省設置法　第3・4条 食育基本法 学校保健安全法　第4・6〜23条 アレルギー疾患対策基本法　第1・2・9条 母子保健法 母子保健法施行規則
食品安全・食品衛生・食品表示関連	食品安全基本法　第1〜10・22・23条 食品衛生法　第1〜11・13〜15・19〜24・27・28・30・48・50〜52・54・55・60・61・65・68条 食品衛生法施行令　第1・2・9・13・35・36・37条 食品衛生法施行規則　第8章　第67・71条 消費者庁及び消費者委員会の設置に伴う改正食品衛生法等の施行について 食品衛生監視票について（別添）食品衛生監視票 食品表示法
給食・衛生管理関連	学校給食法 学校給食実施基準 学校給食実施基準の一部改正について 学校給食衛生管理基準の施行について 特定給食施設における管理栄養に関する指導及び支援について 医療法　第1章　第1条の5　第21条 医療法施行規則　第10・16・19〜21・22条の2 労働安全衛生法　第1・23・69・71条の2 労働安全衛生規則　第629〜632条 事業附属寄宿舎規程　第24〜26・31条 児童福祉施設の設備及び運営に関する基準　第10・11条
医療・介護保険関連	医療スタッフの協働・連携によるチーム医療の推進について　2（3） 高齢者の医療の確保に関する法律　第1〜6・8〜12・18〜31条 高齢者の医療の確保に関する法律施行令　第1条
関係省庁・研究機関	厚生労働省 農林水産省 文部科学省 内閣府食品安全委員会 消費者庁 医薬基盤・健康・栄養研究所

（日本栄養士会：関連法規・関係省庁・研究機関，2023）

躍的に充実，強化された．戦後の結核・伝染病対策や，環境衛生の向上，栄養改善などに果たした保健所の功績は大きい．

❷ 地域保健法への改正

その後，わが国の社会には，**表 3-2** にあげるような変化がみられた．このような変化に対応するため，保健所法が見直され，住民 1 人ひとりの健康の保持および増進を目的とする「**地域保健法**」へ改正され，1997 年 4 月から全面施行された．

❸ 地方分権の推進

地域保健法第 3 条には，市町村，都道府県および国の責務が示されている．地域保健法のポイントは，その名の示すとおり，地域保健の強化である．そのため，いくつかの保健業務が都道府県から市町村へ移譲された．ライフステージに応じた頻度の高い対人保健サービス[注]は市町村の業務となり，都道府県は市町村への技術的支援を行うこととなった（**図 3-1**）．

第 1 次国民健康づくり対策[注]が始まった 1978 年から，市町村における保健サービスの実施拠点として，市町村保健センターが整備されてきた．地域保健法の第 18 ～ 20 条は，市町村保健センターに関する条文である．これにより，市町村保健センターは，法律に根拠をもつ施設として法定化された．法定化することにより整備の促進を図ることが目的であった．第 18 条第 2 項において，「市町村保健センターは，住民に対し，健康相談，保健指導及び健康診査その他地域保健に関し必要な事業を行うことを目的とする施設とする」と位置づけられた．

対人保健サービス
住民と直接触れ合う身近な保健サービス．母子保健事業であれば，乳幼児健診，離乳食教室，母親学級・両親学級など．

第 1 次国民健康づくり対策
成人病予防のための一次予防と健康づくりの 3 要素（栄養，運動，休養）のうち，特に栄養に重点が置かれた．

施行令
内閣が制定する命令（政令）で，憲法や法律の規定を実施するもの．

地域保健法第 5 条は，保健所の設置について規定している．保健所の設置主体は，都道府県，保健所設置市，特別区である．保健所設置市については，地域保健法**施行令**[注]第 1 条に「保健所を設置する市」として，第一号から第三号まであげられている．第一号と第二号は，それぞれ地方自治法に定める指定都市と中核市，第三号は，小樽市，町田市，藤沢市，茅ヶ崎市，四日市市である．第三号は，保健所政令市と呼ばれるが，第一号～第三号のすべての市を広義の保健所政令市と呼ぶこともある．

地域保健法第 5 条第 1 項により，特別区が保健所を設置する旨が明記された．都道府県の設置する保健所は県型保健所，保健所設置市や特別区の設置する保健所は市型保健所と呼ばれる．市型保健所は，保健所の機能と市町村保健センターの機能を併せもつ．よって，市町村への権限移譲，保健所政令市制度の拡大，保健所の設置主体として特別区が明記されたことは，いずれも，住民にもっとも身近な保健サービスを提供する場が拡充されたことを意味する．

2）健康増進法

2002 年 8 月，**健康増進法**が公布され，2003 年 5 月から施行された．これに伴い，栄養改善法は廃止された．この法律の目的は，その第 1 条にあるとおり，「我が国における急速な高齢化の進展及び疾病構造の変化に伴い，国

表 3-2 ●保健所法が地域保健法に改正された社会的背景

疾病構造の変化	伝染病から生活習慣病へ
人口構造の変化	少子高齢化
住民の価値観の変化	経済重視から環境・生活・福祉重視へ
住民のニーズの多様化	画一的・一方的なサービスから，多様できめ細やかなサービスへ
行政の主体	国から地方へ

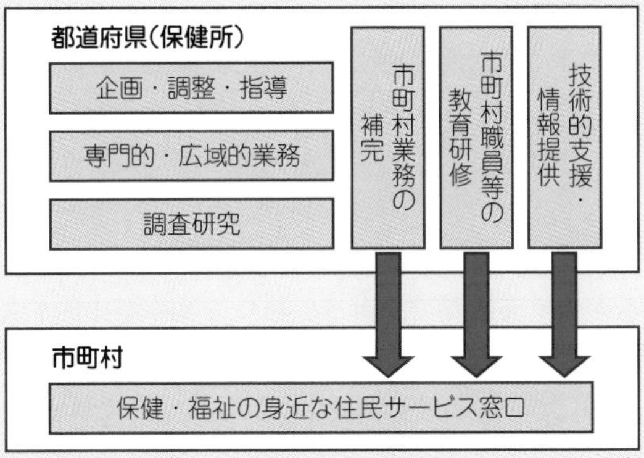

図 3-1 ●都道府県（保健所）と市町村の役割

民の健康の増進の重要性が著しく増大していることにかんがみ，国民の健康の増進の総合的な推進に関し基本的な事項を定めるとともに，国民の栄養の改善その他の国民の健康の増進を図るための措置を講じ，もって国民保健の向上を図ること」である．健康増進法のポイントを以下に示す．

❶ 責務

第 2 ～ 4 条は，それぞれ国民，国および地方公共団体，健康増進事業実施者（保険者，事業者，市町村，学校など）の責務が示されている．第 2 条には「国民は，健康な生活習慣の重要性に対する関心と理解を深め，生涯にわたって，自らの健康状態を自覚するとともに，健康の増進に努めなければならない」と記されている．1 人ひとりが健康増進に努めることは，法律に規定されている国民の責務なのである．

❷ 健康日本 21 の法制化

2000 年に第 3 次国民健康づくり対策として開始された**健康日本 21** は，法律に基づかない任意計画であった．そこで，健康日本 21 の法的基盤整備のために健康増進法が制定された．健康増進法第 8 条（都道府県健康増進計画等）に「都道府県は，基本方針を勘案して，当該都道府県の住民の健康の増進の推進に関する施策についての基本的な計画（以下『都道府県健康増進計画』という．）を定めるものとする」と定められた．一方，市町村の「市町村健康増進計画」の策定は必須ではなく，「定めるよう努力するもの」とされた．これにより，健康日本 21 の**地方計画**[注]策定に向けた環境が整えられた．

地方計画
健康日本 21（第二次）や食育推進基本計画に基づき，都道府県や市町村で作成される健康増進計画や食育推進計画のこと．

❸ 国民健康・栄養調査の開始

従来，栄養改善法に基づいて実施されてきた国民栄養調査は，健康日本 21 策定以降，栄養に関する調査だけではなく，生活習慣全般に拡充され，2003 年からは**国民健康・栄養調査**として実施されることとなった．健康増進法第 10 条第 1 項には，「国民の健康の増進の総合的な推進を図るための基礎資料として，国民の身体の状況，栄養摂取量及び生活習慣の状況を明らかにするために国民健康・栄養調査を行うものとする」とその目的が明記されている．調査結果は，科学的根拠に基づいた健康づくり政策の実施および評価に活用する（詳しくは p94 ～参照）．健康日本 21（第二次）の開始や中間評価，最終評価に合わせて，拡大調査が実施されている．

❹ 食事摂取基準

前身の「日本人の栄養所要量」から，初めて名称が「日本人の**食事摂取基準**」へ改められた 2005 年版の食事摂取基準までは，行政施策の一環として策定されていたが，2010 年版は健康増進法に基づいて策定された．2015 年版からは，健康増進法が一部改正され，第 16 条の 2 に基づき，策定されている．改定頻度についての規定はないものの，5 年ごとに改定されており，2020 年版が 2019 年 12 月に公表された．

❺ 保健指導等

旧栄養改善法では，管理栄養士および栄養士が，栄養相談，栄養指導などを行うこととしていたが，多職種による生活習慣全般についての指導に拡充された（第 17 条）．第 17 条は，市町村による生活習慣相談等の実施，第 18 条は，都道府県（保健所設置市，特別区を含む）による専門的な栄養指導，その他の保健指導の実施について規定している．第 17 条の栄養指導や保健指導は，保健医療専門職種の誰もが実施できるが，第 18 条第 1 項の栄養指導業務は，医師または管理栄養士の資格を有する都道府県，保健所を設置する市または特別区の職員のうちから都道府県知事（保健所を設置する市または特別区にあっては，市長または区長）が任命する栄養指導員が行う．

❻ 特定給食施設

旧栄養改善法において集団給食施設として規定されていた施設が，**特定給食施設**として取り扱われることになった．給食規模からみた施設の定義は，「継続的に 1 回 100 食以上または 1 日 250 食以上の食事を供給する施設」（健康増進法**施行規則**[注]第 5 条）と変更はないが，特定給食施設は，単に栄養量を確保した給食を提供する施設ではなく，利用者の健康状態などを勘案し，健康の維持・増進に貢献することを栄養管理の狙いとしている．

施行規則
各省の大臣が所掌する事務について発令する命令（省令）で，厚生労働省令など各省の名前がつく．

第 20 条では，国や都道府県による統一的な把握・管理ができるよう，特定給食施設の届出について規定している．

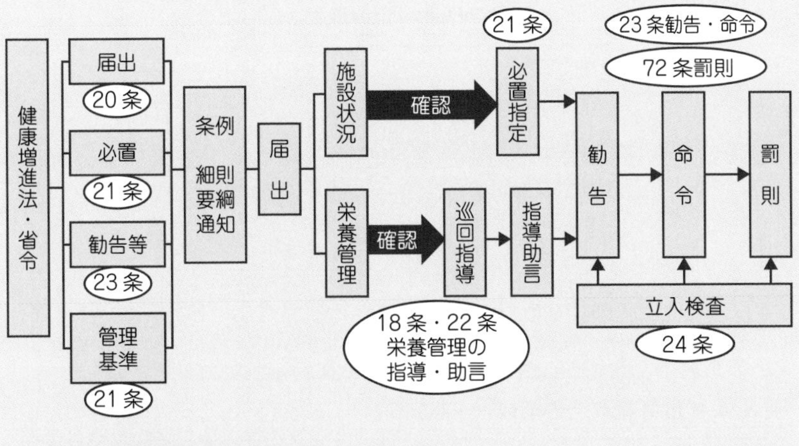

図 3-2 ●給食施設指導の流れ（一般的）

（井上浩一：第３章 栄養政策．N ブックス　六訂公衆栄養学（井上浩一・他編），p78　建帛社，2020）

特定給食施設が遵守すべき栄養管理に関する基準は，健康増進法施行規則第 9 条に示されている．この栄養管理基準に違反した場合や，法第 21 条第 1 項に定める「特別の栄養管理が必要な」給食施設における管理栄養士の必置規定に違反した場合には，50 万円以下の罰金が科せられることとなった．保健所が行う特定給食施設指導の流れとそれに関わる健康増進法の条項を**図 3-2** に示す．

❼ 受動喫煙の防止

2018 年に第 25 条が改正され，受動喫煙対策が強化され，2020 年 4 月 1 日から全面施行された．

3）食育基本法

食育基本法は 2005 年 6 月に公布された．食育基本法がつくられた背景はその前文に記されている（**表 3-3**）．食育基本法の構成を**表 3-4** に示す．第 26 条により，農林水産省に設置された食育推進会議は，食育推進基本計画の作成と実施の推進をつかさどる．食育推進基本計画に掲げる項目は，食育の推進に関する政策についての基本的な方針や目標などである（第 16 条）．健康日本 21 の地方計画に相当するのが，都道府県食育推進計画（第 17 条）や市町村食育推進計画（第 18 条）である．いずれも「作成するよう努めなければならない」という努力規定になっている．

2023 年 3 月現在の都道府県や市町村の食育推進計画の作成状況をみると，都道府県は 100%であるが，市町村は 90.5%である．第 4 次食育推進基本計画では，2025 年度までに食育推進計画を作成・実施している市町村の割合を 100%にすることを目標としている．

表 3-3 ●食育基本法が制定される背景となった食の問題（食育基本法前文より）

●栄養の偏り
●不規則な食事
●肥満や生活習慣病の増加
●過度の痩身志向
●「食」の安全上の問題
●「食」の海外への依存
●「食」に関する情報の氾濫
●日本の「食」が失われる危機

表 3-4 ●食育基本法の構成（一部抜粋）

第 1 条	目的
第 2 条	国民の心身の健康の増進と豊かな人間形成
第 3 条	食に関する感謝の念と理解
第 4 条	食育推進運動の展開
第 5 条	子どもの食育における保護者，教育関係者等の役割
第 6 条	食に関する体験活動と食育推進活動の実践
第 7 条	伝統的な食文化，環境と調和した生産等への配慮及び農山漁村の活性化と食料自給率の向上への貢献
第 8 条	食品の安全性の確保等における食育の役割
第 16 条	食育推進基本計画
第 17 条	都道府県食育推進計画
第 18 条	市町村食育推進計画
第 26 条	食育推進会議の設置及び所掌事務

COLUMN

食育の評価

食育の対象は子どもだけではないが，一般の人がイメージする食育は子どもに対するもののようである．食育の例として，学校給食における地産地消や農業体験をあげる人は多い．現在，食育活動の評価としては，何をやって，何人参加したかや，参加者の感想といった事業の実施に関する評価が多い．

そもそも何のためにその事業をやるのかという目的・目標をあらかじめ設定しておかないと，事業の効果に関する評価はできない．単に農作物の収穫を体験するだけでは，運動会や遠足といったほかの学校行事への参加と変わらない．食育という位置づけで行うからには，どのような目標を達成するための手段として農業体験をさせるのか，また，目標の達成はどのように評価するのかを考えたうえで行う必要がある．たとえば，学校給食に地場食品を取り入れることによって，地元の農林漁業がどの程度活性化したのかを評価できる仕組みも，次の段階として構築する必要があるだろう．

また，本来，食育の対象は，成人や妊婦など，あらゆるライフステージの人たちである．ライフステージに応じた対策を途切れなく行い，生涯を通じた健康づくりを支える必要がある．たとえば，サラリーマンの朝食欠食をなくすための活動も食育の 1 つである．

食育は，楽しみを伴う非日常的なイベントだけではなく，継続的かつ地道な公衆栄養活動でもある．食育という言葉のやわらかさやイメージのよさから，多くの人がその活動に関心を寄せているのは，喜ばしいことである．しかし，一過性の単発のイベントで終わらせず，それが公衆栄養の向上につながるようにするためには，やはり専門知識を有する管理栄養士が，常に上位の目標を意識しながら，食育活動を構築していく必要があるだろう．

4）その他の関連法規

❶ 母子保健法

母性と乳幼児の健康の保持増進を図ることを目的とした法律である．

母子保健法の第 6 条は本法における用語の定義である．「妊産婦」とは妊娠中または出産後 1 年以内の女子，「乳児」とは 1 歳に満たない者，「幼児」とは満 1 歳から小学校就学の始期に達するまでの者，「新生児」とは出生後 28 日を経過しない乳児，「未熟児」とは身体の発育が未熟のまま出生した乳児であって，正常児が出生時に有する諸機能を得るに至るまでのもの，と定められている．

第 12 条と第 13 条は，市町村の主要な母子保健事業である健康診査に関することである．第 12 条で，市町村は，「満 1 歳 6 か月を超え満 2 歳に達しない幼児」と「満 3 歳を超え満 4 歳に達しない幼児」に健康診査を行わなければならないと定められている．前者は 1 歳 6 カ月児健診，後者は 3 歳児健診として，市町村の法定健診として実施されている．第 13 条は，「市町村は，必要に応じ，妊産婦又は乳児若しくは幼児に対して，健康診査を行い，又は健康診査を受けることを勧奨しなければならない」としている．

そのほか，妊娠の届出（第 15 条）や低体重児の届出（第 18 条），母子健康手帳[注]に関すること（第 16 条），新生児（第 11 条）・妊産婦（第 17 条）・未熟児の訪問指導（第 19 条）について定められている．

❷ 高齢者の医療の確保に関する法律（高齢者医療確保法）

国民の高齢期における適切な医療の確保を図るため，医療費の適正化を推進する必要がある．そのために，保険者[注]に実施が義務づけられているのが特定健康診査・特定保健指導であるが，これについて定めている法律が**高齢者医療確保法**である．

まず，第 18 条で，厚生労働大臣は，特定健康診査および特定保健指導（以下，特定健康診査等）の実施に関する基本的な事項，およびその成果に係る目標に関する基本的な事項である，特定健康診査等基本指針を定めるものとされている．さらに，実施者である保険者は，特定健康診査等基本指針に即して，5 年を一期として，特定健康診査等の実施に関する計画（以下，特定健康診査等実施計画）を定める（第 19 条）．保険者は，特定健康診査等実施計画に基づき，40 ～ 74 歳の加入者に対し，特定健康診査（第 20 条）および，特定保健指導（第 22 条）を行う．

本法の施行により，市町村において老人保健法（40 歳以上対象）に基づき実施されていた保健事業が，2008 年 4 月から，健康増進法に一体化され，健康増進法第 19 条の 2 に，健康増進事業として規定されるようになった．

❸ 介護保険法

介護保険法は，加齢に伴って生ずる心身の変化に起因する疾病などにより要介護状態となり，入浴，排泄，食事などの介護，機能訓練ならびに看護お

母子健康手帳

市町村に妊娠届を提出すると，マタニティマークとともに交付される．必須様式は厚生労働省令で規定されている．

保険者

健康保険事業の運営主体で，保険証の発行元．たとえば，国立大学の教職員であれば，文部科学省共済組合である．

最初の千日間

受胎から 2 歳の誕生日までの人生最初の千日間の栄養が生涯にわたる健康に重要であるといわれている．わが国では妊婦健診による体重管理，母親・両親学級による妊娠中の食事指導や母乳育児支援，乳幼児健診や離乳食教室などにより，この期間の栄養管理が充実していることが，世界最高レベルの乳児死亡率の低さに貢献している．

よび療養上の管理その他の医療を要する者などについて，これらの者が尊厳を保持し，その有する能力に応じ自立した日常生活を営むことができるよう，必要な保健医療サービスおよび福祉サービスに係る給付を行うために制定された．高齢社会が進展するなか，従来の家族介護ではなく，国民の共同理念に基づいた介護保険制度が設立された．その保険給付等に関する必要事項を定めたものである．

❹ 食品表示法

これまでわが国では，3 種類の食品表示が別々の法令により規制されてきた．すなわち，安全性の確保に関する表示事項は食品衛生法，品質に関するものはJAS法[注]，栄養に関するものは健康増進法のもとに規定されてきたが，2015 年 4 月に**食品表示法**が施行されたことにより，一つの法律のもとに一元化された．これにより，健康増進法における栄養表示基準に関する条文は削除された．

JAS法
農林物資の規格化等に関する法律の通称．JASとは，Japanese Agricultural Standardの略で，日本農林規格のこと．

4. わが国の管理栄養士・栄養士制度と職業倫理

1）栄養士法

❶ 管理栄養士・栄養士制度の沿革

栄養士の養成は，国立栄養研究所（現，国立健康・栄養研究所）の初代所長である佐伯《さいき》矩《ただす》[注]が 1924 年に私立栄養学校（現，佐伯栄養専門学校）を創設したことに始まる．1926 年に栄養学校初の卒業生 15 名が誕生した．彼らは栄養技手と呼ばれ，自治体，病院，工場などに就職した．

佐伯 矩
わが国において，世界初の国立栄養研究所，栄養学会，栄養士制度の創設を成し遂げた医学博士．

第二次世界大戦後，わが国は深刻な食糧難に直面し，乏しい食料で効率よく栄養をとることを指導できる専門職の需要が高まった．そこで，1945 年に栄養士規則が公布され，資格が免許化された（**表 3-5**）．このときから「栄養士」の名称が使用され，法定根拠に基づく栄養士制度が始まった．同年，連合軍最高司令部（GHQ）の指示による東京都民の栄養調査が実施された際は，戦前から養成してきた約 120 名の栄養士が活躍した．翌 1946 年，対象を 29 都道府県に範囲を広げ，第 1 回国民栄養調査が実施されるとともに，厚生省に栄養課が設置されるなど，戦後日本の栄養政策の枠組みが急速にできあがっていったが，その背景には，栄養士というマンパワーが利用可能であったことも貢献しているであろう．1948 年の国民栄養調査は当時米国に占領されていた沖縄県を除く，46 都道府県で実施されている．これはわが国で初めての全国的な栄養調査であり，わが国は世界で最も早く国民栄養調査[注]を開始した国である．国民栄養調査はその後も毎年欠かさず今日まで実施されており，このような国は世界に例をみない〔2020・21（令和 2・3）年は新型コロナウイルス感染症の影響により中止〕．

国民栄養調査
米国の国民栄養調査であるNational Health and Nutrition Examination Survey（NHANES）は1959年に開始された．

表 3-5 ● 管理栄養士・栄養士制度の沿革

1945（昭和 20）年	栄養士規則の公布	栄養士資格の免許化
1947（昭和 22）年	栄養士法の公布	栄養士資格の法制化
1962（昭和 37）年	栄養士法一部改正	管理栄養士の登録制度発足
1985（昭和 60）年	栄養士法一部改正	管理栄養士国家試験制度発足
2000（平成 12）年 2002（平成 14）年	栄養士法一部改正 上記法律施行	管理栄養士は登録制から免許制へ 新しい管理栄養士の定義の明文化 新しいカリキュラムに基づいた管理栄養士の養成開始

1945 年の栄養士規則は省令であったが，1946 年の日本国憲法公布に伴い，1947 年に法律に格上げされ，**栄養士法**として公布された．これにより，栄養士資格は法定資格となった．1949 年には第 1 回栄養士試験が実施された．現在は栄養士養成施設を卒業すれば，卒業と同時に無試験で栄養士の資格が得られるが，当時は栄養士にも試験があった．1950 年に栄養士養成施設等の基準が示されて以来，現在に至るまで，栄養士の修業年限は 2 年以上となっている．当時認可された栄養士養成施設は 18 校であったが，2020 年度現在 301 校（定員 22,092 名）あり，そのうち 151 校が管理栄養士養成施設である．

1962 年に，栄養士法の一部が改正され，管理栄養士の登録制度が発足した．発足当初は栄養士[注]との区別が明確ではなく，栄養士の業務のうち，複雑または困難な栄養指導を行う者とされた（**図 3-3**）．

1985 年の栄養士法の一部改正により，管理栄養士国家試験[注]制度が制定された．1986 年 4 月入学者まで，管理栄養士養成施設を卒業すると無試験で管理栄養士の登録ができたが，翌年 4 月の入学者から，一部受験科目の免除はあるものの，国家試験受験が必須となった．1987 年度に第 1 回管理栄養士国家試験が実施されて以来，毎年実施されている．

栄養士法の一部を改正する法律〔平成 12（2000）年法律第 38 号〕が 2002 年 4 月に施行されたことにより，これまで栄養士との違いが曖昧であった管理栄養士の定義が見直された．新しい管理栄養士の定義は，「傷病者に対する療養のため必要な栄養の指導，個人の身体の状況，栄養状態等に応じた高度の専門的知識及び技術を要する健康の保持増進のための栄養の指導並びに特定多数人に対して継続的に食事を提供する施設における利用者の身体の状況，栄養状態，利用の状況等に応じた特別の配慮を必要とする給食管理及びこれらの施設に対する栄養改善上必要な指導等を行うことを業とする者」である（栄養士法第 1 条第 2 項）．

またこれまで登録制だった管理栄養士資格が免許制になった．栄養士の免許は都道府県知事が与えるのに対し，管理栄養士の免許は厚生労働大臣が与えるが，どちらも国家資格である．

❷ 管理栄養士養成制度の変遷

栄養士法の一部を改正する法律の施行により，管理栄養士養成施設におけ

栄養士

都道府県知事の免許を受けて，栄養士の名称を用いて栄養の指導に従事することを業とする者．

管理栄養士国家試験

厚生労働大臣は，毎年少なくとも 1 回，管理栄養士として必要な知識および技能について，管理栄養士国家試験を行う．

管理栄養士のレベルアップのために

栄養士の地位と資質の向上のために，2004 年，国際栄養士連盟は 2 つの目標を掲げた．学士号の取得と最低 500 時間の臨地実習である．大学を卒業しなくても栄養士になれる国はほかにもあるが，500 時間の臨地実習を達成していないのは，日本（管理栄養士 180 時間）とノルウェーのみである．しかし，実習先の確保など，課題は多い．

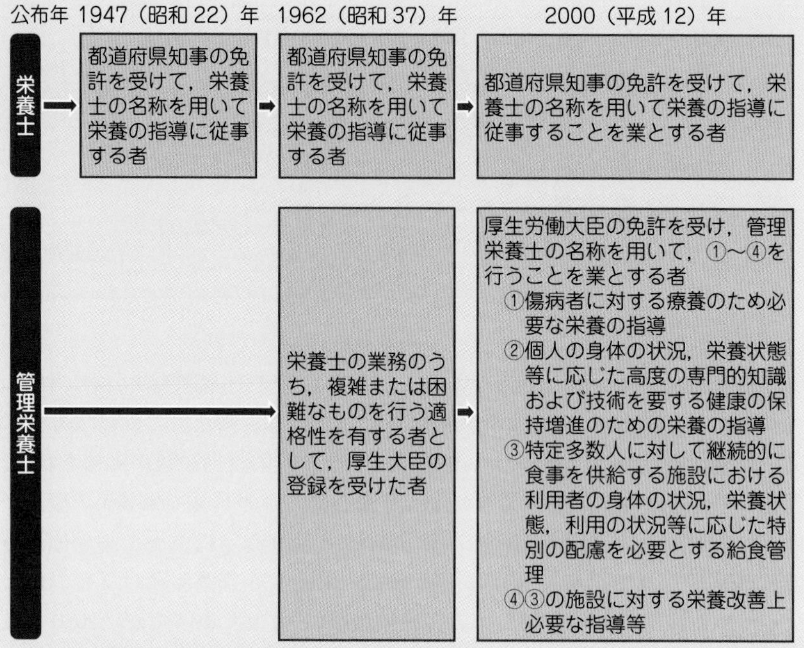

図 3-3 ●栄養士・管理栄養士の定義の変遷

（井上浩一・他：サクセス管理栄養士・栄養士講座公衆栄養学　第 9 版，第一出版，2020，p64）

る国家試験科目の一部免除がなくなった．また，これまで四年制の栄養士養成施設を卒業した場合は，科目免除はないものの，実務経験なしで管理栄養士国家試験を受験することができた．しかし，改正後はすべての栄養士養成施設卒業生に，受験資格として 1 ～ 3 年以上の実務経験が課せられることとなった（**図 3-4**）．2006 年の第 20 回管理栄養士国家試験から，改正後の受験資格および試験科目によって実施されている．

わが国の管理栄養士・栄養士制度の課題

わが国は世界で最も多くの管理栄養士・栄養士を養成しているが，実際に栄養士業務に就くものは 6 割に過ぎず，養成人数と就業人数の間に乖離がある．優秀な栄養士が多数活躍しているが，一方で国家試験を経ないで免許が付与されているため，質が担保できていないのではないかとの意見もある．法律上，管理栄養士の定義は明確化されているものの，現場での栄養士との役割分担は曖昧である．

2000 年の管理栄養士養成のカリキュラム改正では，従来の献立・食品・栄養成分といったモノ中心の業務から，人間の自立した食生活や健康を維持するための栄養ケアを支援するという，ヒトを中心とした業務への転換が図られた．この基本的な考え方により，管理栄養士のカリキュラムは，専門性の基盤となる「専門基礎分野」と高度で専門的な知識や技能を習得するための「専門分野」に大別された．また，専門分野である「臨床栄養学」が 8 単位となり，倍以上に強化された．

2）管理栄養士・栄養士の社会的役割

管理栄養士の活躍の場は幅広い．全国栄養士養成施設協会の「令和 3 年度 就職実態調査」によると，栄養士業務に就いた者の就職先として最も多いのは病院であり，管理栄養士養成施設卒業者で 30.5%，栄養士養成施設卒業者で 21.4%であった．次いで，管理栄養士養成施設卒業者では，企業や健康保険組合といった勤労者福利厚生施設が多い（24.3%）のに対し，栄養士養成施設卒業者では，児童福祉施設（21.1%）や介護保険施設（15.3%）が多かった．

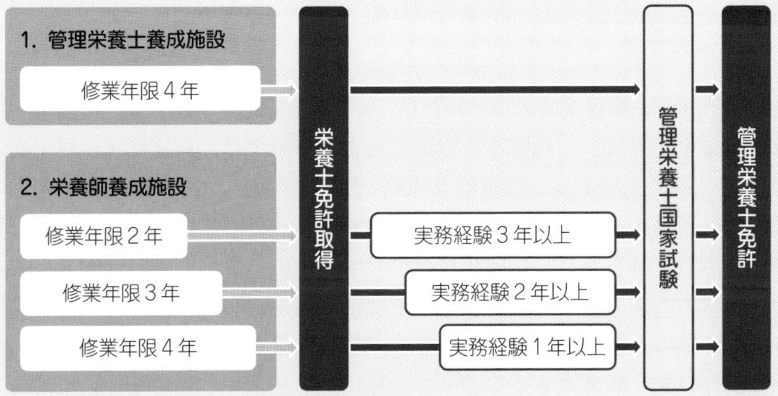

図 3-4 ●管理栄養士・栄養士になる方法

（日本栄養士会：https://www.dietitian.or.jp/students/dietitian/）

❶ 病院

病院に勤務する管理栄養士に求められる役割は，臨床栄養管理と給食経営管理である．高齢化や疾病構造の変化，高度先進医療の普及を背景とした国民医療費の増大を受け，医療費の抑制が叫ばれており，病院経営受難の時代である．また，多様化・高度化する患者ニーズに対応した病院給食の充実が求められている．このような状況のなかで，病態栄養に関する知識はもちろんのこと，社会環境の変化に対応できる給食経営管理能力が必要である．

管理栄養士が所属する栄養部門の仕事は，指導業務，事務業務，調理業務の3つである．指導業務は，各科外来患者・入院患者への個別栄養食事指導のほか，人間ドック時の個別指導や糖尿病教室などの集団栄養食事指導もある．臨地実習における学生指導も重要な仕事である．2022 年度診療報酬[注]改定では，入院栄養管理体制加算が新設された．これは，必要時に病棟へ赴く従来の「病棟訪問型」から，栄養管理の充実が期待できる「病棟配置型」への移行を促進するものである．病棟に配置された管理栄養士は，入院前の情報収集，入退院支援部門との連携から，入院後は栄養スクリーニングをはじめとする栄養管理全般を一手に引き受け，医師，看護師等と連携して栄養管理を行う必要がある．

診療報酬
患者が保険証を提示して受ける医療行為（保険医療サービス）に対する対価として，保険医療機関および保険薬局が保険者から受け取る報酬（料金）．

❷ 介護保険施設

介護保険サービス事業者が利用者に行った介護保険サービスに対する対価として受け取る報酬を介護報酬といい，その改定をみると，介護保険施設の管理栄養士･栄養士に求められているものがみえてくる．2021 年度改定では，「入所者の栄養状態の維持及び改善を図り，自立した日常生活を営むことができるよう，各入所者の状態に応じた栄養管理を計画的に行わなければならない」ことを規定し，栄養ケア・マネジメントの未実施により，1 日あたり 14 単位の減算が新設された．また，「栄養状態のリスクが低い入所者にも食事の際に変化を把握し，問題がある場合は早期に対応する」必要があることから，従来の低栄養リスク改善加算は廃止された．

❸ 行政機関

都道府県庁，保健所設置市の市役所，特別区の区役所，保健所，市町村（市町村保健センター）に勤務する管理栄養士・栄養士は，地域住民に対する栄養指導などに従事する．健康増進法第 19 条によると，都道府県知事は，医師または管理栄養士の資格を有する都道府県，保健所を設置する市または特別区の職員のうちから，栄養指導員を命ずるものとされている．栄養指導員の仕事は大きく分けて 2 つある．健康増進法第 18 条によると，「住民の健康の増進を図るために必要な栄養指導その他の保健指導のうち，特に専門的な知識及び技術を必要とするもの」と「特定かつ多数の者に対して継続的に食事を提供する施設に対し，栄養管理の実施について必要な指導及び助言を行うこと」である．これら栄養指導員としての仕事は，健康増進法に規定された行政機関（都道府県庁，保健所など）で働く管理栄養士の重要な業務である．

3）職業倫理

栄養士法第 1 条に定義されているように，管理栄養士・栄養士は「栄養の指導[注]」を行う専門職である．「栄養の指導」は人々の生活への介入であり，対象者の知識，行動，食事内容に変化をもたらす．投薬や手術を伴う医療行為より侵襲性は低いものの，対象者の健康状態や QOL にも影響を及ぼす重大な行為といえる．よって，管理栄養士・栄養士は高い技術と責任をもって仕事に当たらなければならない．どのような心構えで業務に臨むべきなのか，どのようなことが要求されているかという規範を示したものが職業倫理である．国民から信頼され，時代のニーズに対応できる専門職であり続けるために，管理栄養士・栄養士の職能団体である日本栄養士会は「管理栄養士・栄養士倫理要綱」を制定している（**表 3-6**）．

栄養の指導

栄養士法第 6 条によれば，栄養士・管理栄養士でなければ，これに類似する名称を用いて栄養士法第 1 条に示された栄養の指導などの業務を行えない（名称独占）．ただし，業務独占ではないため，これらの名称を用いなければ，誰が栄養の指導を行っても違反とはならない．

COLUMN

日本の栄養政策の強み

1947 年の日本人の平均寿命は男性 50.06 年，女性 53.96 年であった．戦争で国土が荒廃し，餓死者も出るほどの深刻な食料不足の中から再出発し，1978 年には世界一の長寿国になった日本のサクセスストーリーに，多くの途上国が関心を寄せている．日本は，栄養への投資を諸外国に比べ早期に開始した．欧米諸国に存在しなかった国立の栄養研究所を 1920 年に設立し，1924 年から栄養技手の養成も始めた．1937 年には公衆衛生の要である保健所法を制定し，1942 年には母子健康手帳の前身である妊産婦手帳制度を開始した．このような先進的な取り組みがあったからこそ，戦後約 30 年という短期間で飛躍的な保健衛生レベルの向上がみられたといえる．栄養専門職の養成に早くから着手し，加えてその人数も多い．2022 年までの管理栄養士の累計免許交付数は約 27 万件，栄養士は約 115 万件と世界一管理栄養士・栄養士が多い国である．このような資格職に加え，市町村では食生活改善推進員（ヘルスメイト）という住民ボランティアを育成している（p167 参照）．食生活改善推進員は地域に根付いた活動が可能であり，災害大国日本において，災害時の炊き出しでも貴重なマンパワーとして期待されている．このようにわが国は，栄養に関する人材が豊富であり，国民健康・栄養調査に基づく政策決定に必要なデータを積み重ねてきたことがエビデンスに基づく政策を可能にしてきたのである．

表 3-6 ●管理栄養士・栄養士倫理要綱

本倫理綱領は，すべての人びとの「自己実現をめざし，健やかによりよく生きる」とのニーズに応え，管理栄養士・栄養士が，「栄養の指導」を実践する専門職としての使命（1）と責務（2）を自覚し，その職能（3）の発揮に努めることを社会に対して明示するものである．

1. 管理栄養士・栄養士は，保健，医療，福祉及び教育等の分野において，専門職として，この職業の尊厳と責任を自覚し，科学的根拠に裏づけられかつ高度な技術をもって行う「栄養の指導」を実践し，公衆衛生の向上に尽くす．
2. 管理栄養士・栄養士は，人びとの人権・人格を尊重し，良心と愛情をもって接するとともに，「栄養の指導」についてよく説明し，信頼を得るように努める．また，互いに尊敬し，同僚及び他の関係者とともに協働してすべての人びとのニーズに応える．
3. 管理栄養士・栄養士は，その免許によって「栄養の指導」を実践する権限を与えられた者であり，法規範の遵守及び法秩序の形成に努め，常に自らを律し，職能の発揮に努める．また，生涯にわたり高い知識と技術の水準を維持・向上するよう積極的に研鑽し，人格を高める．

（日本栄養士会：2002 年 4 月 27 日制定 / 2014 年 6 月 23 日改訂）

ビーチャムとチルドレスによる「生命医学倫理」（1979 年）において，自律尊重，無危害，善行，正義の 4 原則があげられているが，「栄養の指導」においても「他人に危害を加えてはならない」（無危害の原則）し，「他人に利益をもたらすために積極的に行為すべきである」（善行の原則）．「栄養の指導」が危害をもたらすことなく，最大の効果を発揮するためには，科学的根拠に裏づけられた高度な技術をもって行う必要がある．対象者が「自らを律する」ことができるように支援するだけでなく，相手を尊重し，自ら治療法や目標を選択する「自己決定の自由」が確保できるように（自律尊重の原則），よく説明する．あらゆる人に平等に接し（正義の原則），国から免許と権限が与えられた人間として品行方正でなければならない．

5. 行政・関連する組織の連携

1）国，都道府県，市町村の行政組織とそれぞれの役割

公衆栄養行政は，保健・栄養関連の法律に基づき，国民の健康の維持・増進のために，国（厚生労働省）―都道府県（衛生主管部局）―保健所―市町村（保健・福祉・介護主管部）という行政機構を通して推進される．

消費者および食品安全に関する課題は，内閣府特命担当大臣が掌握している．内閣府は，分担管理する各省庁（たとえば，厚生労働省，文部科学省，消費者庁など）よりも一段高い立場から，企画立案・総合調整ができる組織である．食育推進に関する政策は，はじめ（2005 年）は内閣府が主管していたが（食育推進会議会長は内閣総理大臣），2016 年 4 月に農林水産省（食育推進会議会長は農林水産大臣）に移管された．

都道府県と市町村の役割は，前者が専門的で広域的な業務を担当し，後者が住民に対する直接的な保健サービス（対人保健サービス）を担当すると考えれば理解しやすい．

表 3-7 ●行政栄養士業務指針の概要

都道府県	保健所設置市および特別区	市町村
（1）組織体制の整備		
（2）健康・栄養課題の明確化と PDCA サイクルに基づく施策の推進		
（3）生活習慣病の発症予防と重症化予防の徹底のための施策の推進		
（4）社会生活を自立的に営むために必要な機能の維持および向上のための施策の推進		
市町村の状況の差に関する情報の収集・整理，還元する仕組みづくり	① 次世代の健康 ② 高齢者の健康	① 次世代の健康 ② 高齢者の健康
（5）食を通じた社会環境の整備の促進		
① 特定給食施設における栄養管理状況の把握および評価に基づく指導･支援 ② 飲食店によるヘルシーメニューの提供等の促進 ③ 地域の栄養ケア等の拠点の整備 ④ 保健，医療，福祉および介護領域における管理栄養士・栄養士の育成 ⑤ 健康増進に資する食に関する多領域の施策の推進 ⑥ 健康危機管理への対応	① 特定給食施設における栄養管理状況の把握および評価に基づく指導･支援 ② 飲食店によるヘルシーメニューの提供等の促進 ③ 保健，医療，福祉および介護領域における管理栄養士・栄養士の育成 ④ 食育推進のネットワーク構築 ⑤ 健康危機管理への対応	① 保健，医療，福祉および介護領域における管理栄養士・栄養士の育成 ② 食育推進のネットワーク構築 ③ 健康危機管理への対応

（厚生労働省：平成 25 年度都道府県等栄養施策担当者会議資料，2013）

2）地域における行政栄養士の業務と役割

行政栄養士とは，国または地方公共団体において，地域住民に対する栄養指導などに従事する管理栄養士・栄養士をいう．1994 年に保健所法が地域保健法に改正されてからしばらくの間，行政の役割分担は，市町村保健センターが一般住民サービスを主に担当し，保健所がいわゆる専門的な栄養指導業務を担当し，そのまとめ役として都道府県の本庁が位置づけられていた．その後，2013 年に「地域における行政栄養士による健康づくりおよび栄養・食生活の改善の基本指針」が局長通知として示された*．その通知では，地方の行政栄養士を，①都道府県，②保健所設置市および特別区（以下，保健所設置市），③市町村の 3 つの行政機関に区分し，地域保健法，健康増進法，高齢者医療確保法，母子保健法，食育基本法などを根拠法令として，健康づくりや栄養・食生活の改善に関する業務を整理した（**表 3-7**）．

行政栄養士による健康づくりおよび栄養・食生活の改善に関する基本的な考え方

「行政栄養士による健康づくり及び栄養・食生活の改善の基本指針」は，行政栄養士が，健康日本 21（第二次）を限られたマンパワーで推進するための方針である．

この指針の 5 つの柱は，①組織体制の整備，②健康・栄養課題の明確化と PDCA サイクルに基づく施策推進，③生活習慣病の発症予防と重症化予防の徹底，④社会生活を自立的に営むために必要な機能の維持および向上，⑤

*地域における行政栄養士による健康づくり及び栄養・食生活の改善について（健発 0329 第 9 号，2013 年 3 月 29 日），同基本方針（健が発 0329 第 4 号，2013 年 3 月 29 日）．

食を通じた社会環境整備の促進である．①②③は，都道府県，保健所設置市，市町村の3つの行政機関に共通する業務である．④のうち次世代の健康と高齢者の健康に関わる対人保健サービスは，市町村（保健所設置市を含む）が実施担当となる．⑤の業務は食環境整備をさす．3つの行政機関の業務と役割分担については，表3-7を参照されたい．

a）組織体制の整備

市町村や保健所設置市では，行政栄養士が，施策を円滑に推進できるよう管内の関係部局などと協議し，施策全体の情報を集約し，共有する体制を確保する．

都道府県の行政栄養士には，管内の保健所設置市や市町村における有益な施策情報を共有する体制を確保することが特に求められる．また，市町村と協働することにより，市町村が有する地域集団のデータおよび地域の観察力を活用する．

b）健康・栄養課題の明確化とPDCAサイクルに基づく施策の推進

市町村および保健所設置市の行政栄養士は，人口や医療費などの構造や推移を把握して，健診の結果などを分析し，健康・栄養課題の優先順位を明らかにする．地域特性，食事内容や食習慣などの特徴についてもさまざまな調査や総合的な観察を行って，健康・栄養課題を解決する施策をPDCAサイクルに基づいて推進する．施策の成果を評価するために，目標はできる限り数値目標とする．

都道府県は，市町村の健診結果や調査結果を収集・整理することで，市町村の状況の差を明らかにする．特に専門的な知識・技術を必要とする栄養指導について，市町村や関係機関などと調整したうえで，ネットワークを活用して，市町村の健康格差を拡大させないように配慮する．

行政栄養士の業務

3つの行政機関に共通した業務「実態把握および分析」「計画の策定および事業の施策化」「評価」とは，PDCAマネジメントサイクル（Plan：計画，Do：実行，Check：評価，Act：改善）であり，「連携体制づくり」とは，さまざまな社会資源を育てながら互いに協働する仕組みをさしている．公衆栄養がめざす「健康づくり事業」は，臨床分野よりも明らかに大規模な集団が対象なので，当然，マネジメント方法も臨床とは異なる工夫が必要である．

c）生活習慣病の発症予防と重症化予防の徹底のための施策の推進

非感染性疾患（NCDs）ともいわれる生活習慣病は，適切な栄養・食生活を実践することで発症や重症化を予防できるものが多い．

市町村および保健所設置市は，予防の徹底を図るために，集団全体の健康・栄養状態の特徴を，統計資料やデータ（特定健診・特定保健指導の結果，レセプトデータ，介護保険データなど）に基づいて分析し，効率的に施策を推進する．

集団全体を対象にした健康・栄養状態の改善に関する設定目標は，生活習慣病の有病者・予備群の減少，生活習慣病関連の医療費の適正化などの数値目標であり，アセスメントに基づき，課題解決に向け施策を推進する．

個々の住民への支援は，地域住民の生活を把握できる市町村および保健所設置市が担当し，住民おのおのの自己管理能力の向上を促し，食習慣改善や行動変容につながるようにする．そして，その指導内容やアプローチ方法などのプロセスを，データ化して再評価できるようにする．

都道府県は，地域特性を踏まえた疾病の構造と食事や食習慣の特徴を明らかにし，その結果を予防活動に取り組む関係機関および関係者に広く周知・共有することで，生活習慣病の発症予防・重症化予防を効果的に取り組む仕組みづくりを普及させる．

d）社会生活を自立的に営むために必要な機能の維持および向上のための施策の推進

次世代の健康，高齢者の健康に関する施策は，直接的な保健サービスとして，市町村および保健所設置市が担当する．

次世代の健康

母子保健法に基づく健康診査，母子健康手帳の交付，妊産婦への訪問指導などは，市町村保健センターや市の保健所が担当する．特に，乳幼児健診のデータ（身体発育状況）は，子どもの栄養状態を反映する重要な指標である．地域の特性を踏まえて集団の状況を経年的に評価すれば，肥満や栄養不良などの課題を明らかにして，客観的な優先順位を選定できる．さらに個人状況を追跡できるようデータを整理することで，栄養・食生活の個別支援が必要とされる子どもを特定できる．低出生体重児を減少させるために，妊娠前の母親のやせや低栄養など予防可能な要因について，他職種と連携し，その改善に向けた取組を実施する．

児童・生徒に関しては，肥満ややせなどの課題について教育委員会と基本的方針を情報共有して，家庭，学校および関係機関と連携して取り組む．

高齢者の健康

市町村および保健所設置市は，健康増進，介護予防および介護保険などでの栄養・食生活支援を効果的に行う体制を確保する．

2008年に老人保健法が**高齢者医療確保法**に全面改正されたので，それまでの老人保健事業（健康手帳の交付，健康教育，健康相談，健康診査，機能訓練および訪問指導）は，高齢者医療確保法に基づき医療保険者が実施する「特定健診・特定保健指導」と，健康増進法に基づき市町村が実施する「健康増進事業」の2つに実施主体が分かれた．

市町村（保健所設置市を含む）は，地域包括ケア体制[注]全体のなかで，低栄養傾向や低栄養の高齢者の実態把握およびその背景の分析などを進め，改善に向けた効果的な計画を立案し，実施する．栄養・食生活に関連する優先課題については，他職種と連携し取り組む体制を確保し，必要な支援を関係部局や関係機関と調整する．

地域包括ケア体制

住まい・医療・介護・予防・生活支援が一体的に提供される地域のシステム．市町村は地域包括ケアセンターや地域包括支援センターを設置しており，建物は市町村保健センターと同じになっている場合が多い．

都道府県の役割は，市町村の状況やさまざまな取り組みを収集・整理する．それによって，うまく施策が推進されている事例を他の市町村に情報提供する仕組みを作る．

食を通じた社会環境の整備の促進

・特定給食施設における栄養管理状況の把握および評価に基づく指導・支援

特定給食施設への指導・支援は，保健所の行政栄養士が担当する重要な**食環境整備**である．2013年の通知「特定給食施設における栄養管理に関する指導及び支援について」に沿って，効率的な指導および支援を行う．特定給食施設における管理栄養士配置率は，病院，介護老人施設などの医学的管理が必要な施設はほぼ100%で，健康増進を目的とする施設に比べてかなり充実している．保健所栄養士は，施設の種類別に応じた評価手法を工夫し，指導計画の改善を図る．

・飲食店によるヘルシーメニューの提供や栄養表示制度普及の促進

都道府県の保健所ならびに保健所設置市が中心になって，**ヘルシーメニュー**（食塩や脂質の低減など）を提供する飲食店を増やす取り組みを推進する．**栄養表示制度**の普及に努めることも，保健所の役割である．販売に供する食品であって栄養表示がされたものの検査や収去業務は，食品衛生監視員[注]として行う．その結果，栄養表示の適正さに疑義が生じた場合は，消費者庁に問い合わせる．保健所は，住民の食環境整備として，健康・栄養情報を住民に提供する体制を整備するなどのポピュレーションアプローチを行う．

食品衛生監視員
食品衛生法に規定された職務．医師･栄養士･獣医師・薬剤師などの一定の資格を有する公務員から任命される．地方自治体の食品衛生監視員は，食品営業施設の監視・指導，収去検査，食中毒の調査，消費者対応などが主な業務．国の食品衛生監視員は，空港や港の検疫所で輸入食品の安全監視・指導，感染症の国内への侵入防止などの業務に従事する．

・地域の栄養ケアなどの拠点の整備

都道府県の行政栄養士は医師会や栄養士会など関係団体と広域に連携し，在宅支援を担う栄養ケアの拠点の整備に努める．

・保健，医療，福祉および介護領域における管理栄養士・栄養士の育成

行政栄養士を育成し，保健，医療，福祉および介護領域で求められる能力が獲得できる仕組みをつくることについては，3つの行政機関に求められている．管内の医療機関や児童施設，高齢者施設などの管理栄養士・栄養士に専門領域のスキルアップが必要な場合は，行政栄養士が職能団体などと調整し，地域の医療や福祉，介護の質の向上をめざして，専門領域の資質向上を図る．管理栄養士養成施設などの学生の実習に関しては，各機関がその体制を確保する．

・健康増進に資する食に関する多領域の施策の推進

食育は，3つの行政機関に共通した業務である．食に関する政策を所管する部局は，健康増進のほか，子育て支援，保育，教育，福祉，農政，産業振興，環境保全など多岐にわたることから，健康増進が多領域の政策と有機的かつ効果的に推進されるよう，食育推進に係る計画の策定，実施および評価等について，関係部局と調整を図る．

都道府県は，健康増進と産業振興との連携による政策推進に，科学的根拠のある情報発信をするための仕組みづくりを進める．

市町村（保健所設置市も含む）は，住民主体の活動やソーシャルキャピタルを活用した健康づくりを推進する．食生活改善推進員（ヘルスメイト）[注]などの育成も市町村が役割を果たし，ボランティア組織の活性化を図り，関係機関などとの幅広い食育推進のネットワークを構築する．

食生活改善推進員
食生活の改善を中心に健康づくりの地区組織活動をするボランティア組織で，愛称をヘルスメイトという．市町村が実施する食生活改善推進員養成講座を修了した者が推進員となる（p167 参照）．

・健康危機管理への対応

健康危機とは，災害，食中毒，感染症，飲料水汚染などの飲食に関わる危機を想定している（**図 3-5**）．健康危機を管理する目的は，健康危機発生の未然防止，発生時に備えた準備，発生時の対応，被害回復の対応など，大きく分けて4つの時期について効果的な連携体制を運営することである．3つの行政機関は，それぞれの地域防災計画を基にして，栄養・食生活の支援策を具体的に関係部局と調整する．災害発生時に食料物資が確保できるように事前協定を結んだり，実践訓練を実施する．

役割分担としては，市町村には住民に対して適切な情報を周知する役割があり，都道府県には，市町村や関連機関と調整して，必要なネットワークを構築する役割がある．

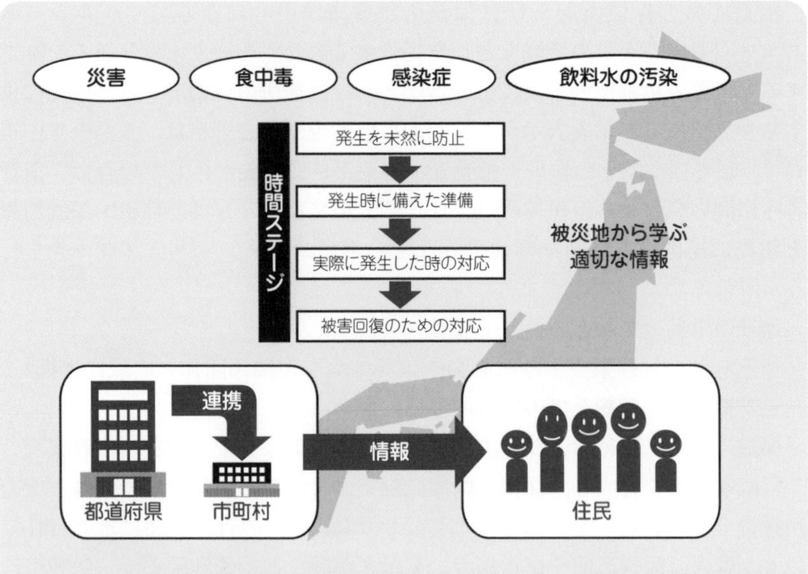

図 3-5 ● **健康の危機管理**（飲食に関して）

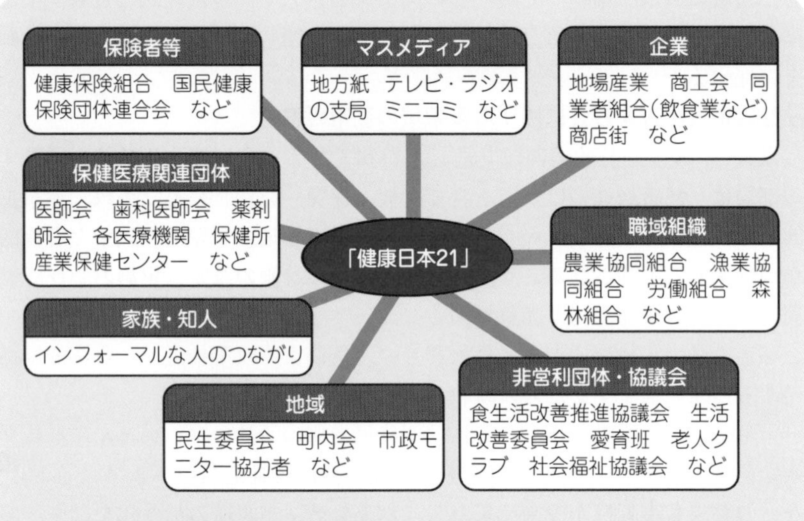

図 3-6 ● **社会資源を含んだ体制整備**

（厚生労働省・健康・体力づくり事業財団：地域における健康日本 21 実践の手引き．2000 を改変）

3）地域の関連組織などの社会資源とそれぞれの役割

公衆栄養活動における**社会資源**とは，地域保健の問題を解決する過程で活用できる各種の制度，法律，施設，設備，資金，物質，機関，集団，個人を総称していう．健康日本 21 を推進・実践・評価する場合の社会資源を例に確認してみよう（**図 3-6**）．健康づくりおよび栄養・食生活の改善を総合的に推進するためには，保健医療関連団体，保険事業者，マスメディア，民間企業，農業・漁業あるいは労働組合など職域組織，非営利団体や協議会組織，地域組織，家族や知人などの多彩な連携が必要になる．特に NPO（特定非営利活動）法人[注]は，行政や事業者では対応しきれない分野において目的に応じたサービスを提供できると期待されており，地域住民とNPOで協働した保健活動が全国各地で展開されつつある．

NPO

広義には活動で得た利益を所属メンバーに再分配しない組織や団体．Non profit organizationの略．もっとも狭義では，特定非営利活動促進法によって国や都道府県から認証を受けた法人格を有するNPO法人「特定非営利活動法人」をいう．

4）コミュニティオーガニゼーション，コミュニティエンパワメント

コミュニティオーガニゼーションとは，住民参加を通して，地域に存在する諸問題を解決に導く過程（プロセス）である．その過程では，住民パワーが中心になり，地域にあるフォーマルな組織，または家族や友人のつながりなどのインフォーマルな組織がネットワークを結ぶことにより，問題を解決する取り組みがより活発になる．

公衆栄養上の解決すべき問題には，原因や背景がすでに明らかにされていて住民も解決したいと思っている問題（デマンド）と，一般の住民はまだ問題意識をもっていない状況で，専門家のみがその原因や影響の強さを認識している潜在的な問題（ニーズ）の2種類がある．特に，後者の問題を解決するために，専門家は住民に対して健康教育を行い，ニーズをデマンドにすることもある．コミュニティが組織化されていると，住民が個人・集団として問題解決に参画することになり，問題解決に取り組む運動が広域化し社会運動に発展する．さらに，住民組織や地域社会が主体性をもつことで，住民自身の自律性・自尊心が培われ，問題解決能力が向上する（コミュニティエンパワメント）．

人材育成の例：住民グループを作ろう

少子高齢社会を迎え，行政の職員配備や保健分野の予算にも限界が生じている．さらに，近年の市町村合併により，1つの行政機関が担当する地域が広域化し，従来の住民密着型の保健指導が困難になりつつある．住民の価値観も多様化しており，育児支援やメタボリックシンドローム（内臓脂肪症候群）対策，介護予防などの課題は，専門家による短時間の知識教育だけでは継続的な改善が望めない．このような状況を支援するマンパワーは，行政主導・専門職主導だけでは量的にも質的にも不足している．

そこで，コミュニティオーガニゼーションの考えに基づき住民グループを

COLUMN

社会資源と連携「Smart Life Project」

Smart Life Project（スマート・ライフ・プロジェクト）は，「健康寿命をのばしましょう」をスローガンに，2011年2月から厚生労働省が推進している一次予防を目的としたポピュレーションアプローチである．社会資源と連係することにより，健康寿命を延伸するための3つのアクション，①「適度な運動」は「あと10分の運動」，②「適切な食生活」は「あと70gの野菜」をとること，③「禁煙をする」，を推奨している．

Smart Life Projectの趣旨に賛同した企業・団体は，CM，ホームページ，パンフレット，社内報などのさまざまな媒体にSmart Life Projectのロゴマークを使用できるので，健康寿命を延ばすための活動を積極的に行う姿勢を社会にアピールできる（http://www.smartlife.go.jp/）．

表 3-8 ●住民組織および住民グループの種類と役割

住民組織の例	特　徴	役　割	行政と住民の関係	
			行政の関与	住民主体性
保健福祉計画策定委員会，健康増進計画策定委員会，食育推進計画策定委員会	法的根拠に基づき計画策定時に，委員を住民から公募する	主に，行政への政策提言	強 ↑	弱 ↓
母子保健推進員，健康推進員，食生活改善推進員，自治会，婦人会	市町村は，研修等により人材を育成し，事業に豊富な知識・経験を有する者を推進員として委嘱する	主に，行政と住民のパイプ役		
地域ボランティア組織（育児ボランティア，配食ボランティアなど），育児サークル，患者会，趣味活動，スポーツクラブ	同じ目的をもち，その活動を自主的，主体的に継続する，利潤の追求が主目的でない仲間集団	主に，個人，集団，地域のエンパワメント	弱	強

表 3-9 ●住民グループの領域と活動形式の例

領　域	活動形式	内容および特徴
子育て	自由交流型，ピアカウンセリング型*	●子育て中の保護者が集まり，親子で自由に遊び，育児の悩みを互いに相談する活動 ●多胎児の保護者に限定した育児サークル
	Web 交流型	●物理的な距離や時間を気にしない子育て相談
食　育	リーダー養成型	●食生活改善推進員や母子保健推進員などの指導的立場となるリーダーを養成する
	食文化と地域の史跡の混合型	●食文化の勉強会と地域の史跡散策を行い，食と運動を混合した健康づくりを行う
	食・農体験型	● NPO などが主催し，継続的に農業を体験し農産物を作って食べて，仲間との共同作業を学ぶ
介護予防	サークルづくり型	●保健センターの講座修了者たちが，交流を継続する ●老人会主催の定期的な講習会 ●一人暮らしの高齢者対象の料理実習サークル
	リーダー養成型	●訪問介護ヘルパー対象の勉強会
生活習慣病予防	クラブ活動型	●体重管理を目的にした仲間で，気功やヨガなどを行う
	調理実習型	●壮年期の男性に限定した料理実習グループ
セルフヘルプ	特定の対象による相互援助活動型	●難病患者や障害者とその家族による自助活動 ●精神障害者への自立支援，調理実習と談話を楽しむ
健康な町づくり	高齢者大学開設型	●高齢者の教養の向上，生きがいの創造，地域社会活動の指導者養成を目的に設立する
	住民自治志向型	●市民と行政の協働事業を，行政が促進する ● NPO 法人の公益活動に行政が奨励金を交付する

*ピアカウンセリングとは，同じような環境や悩みをもつ（または経験した）仲間が，対等な立場で，悩みを共有したり，経験に基づいた解決策を話し合うなどの仲間同士で行うカウンセリングのこと．

育成し，地域の健康づくりを実践する人材のネットワークを作り連携することが効果的である（**表 3-8**）．住民グループの活動を，地域保健分野の領域別に示すと**表 3-9** のようになる．住民グループの活動理念は，活動を深める過程（プロセス）において住民も専門職もともに成長し，個人レベル，集団レベル，地域レベルでのエンパワメントを実感することである．管理栄養士養成課程の学生として，参加できるグループがないか考えてみよう．

6. 健康づくり政策

1）健康増進基本方針と地方計画

❶ 国民健康づくり運動の経緯

わが国の健康づくり対策は，健康元年ともいわれる1978年の「国民健康づくり対策」にさかのぼる．これが1988年の「アクティブ80ヘルスプラン」（第2次国民健康づくり対策），2000年の「21世紀における国民健康づくり運動（健康日本21）」（第3次国民健康づくり対策），さらに2013年の「健康日本21（第二次）」（第4次国民健康づくり対策）へ引き継がれ，現在に至っている．わが国における健康づくり対策の変遷を**図3-7**に示す．

a）第1次国民健康づくり対策

第1次国民健康づくり対策は，感染症から成人病（現在の生活習慣病）へと疾病構造が変化したことに対応した保健政策をめざしたもので，健康づくりの3要素（栄養，運動，休養）のうち，栄養に重点が置かれて実施された．健康づくりは，国民1人ひとりが「自分の健康は自分で守る」という自覚をもつことが基本であり，行政としてはこれを支援するため，国民の多様な健康ニーズに対応しつつ，地域に密着した保健サービスを提供する体制整備の観点から，①生涯を通じた健康づくりの推進，②健康づくりの基盤整備，③健康づくりの啓発・普及，の3点を柱として取り組みが推進された．国民への啓発・普及方法としては「健康づくりのための食生活指針」（1985年）がある．

b）第2次国民健康づくり対策（アクティブ80ヘルスプラン）

人生80年時代を迎え，単に寿命を延ばすだけでなく，80歳になっても自分の身の回りのことができ，社会参加もできる活動的な高齢者をめざそうという趣旨で実施されたのが，第2次国民健康づくり対策（アクティブ80ヘルスプラン）である．より積極的な健康増進をめざし，健康づくりの3要素（栄養，運動，休養）のうち，取り組みが遅れていた運動に重点をおいた健康増進事業が推進された．

国民への普及方法としては，「健康づくりのための食生活指針（対象特性別）」（1990年），「健康づくりのための運動指針」（1993年），「健康づくりのための休養指針」（1994年）などがある．

c）第3次国民健康づくり対策「21世紀における国民健康づくり運動（健康日本21）」

出生率の低下や急速な高齢化に伴う生活習慣病の割合の増加，要介護者の増加が社会問題となってきた状況を踏まえ，2000年に第3次国民健康づくり対策として，「21世紀における国民健康づくり運動（健康日本21）」が策定された．

この「健康日本21」を受けて，健康づくり施策をよりいっそう推進する

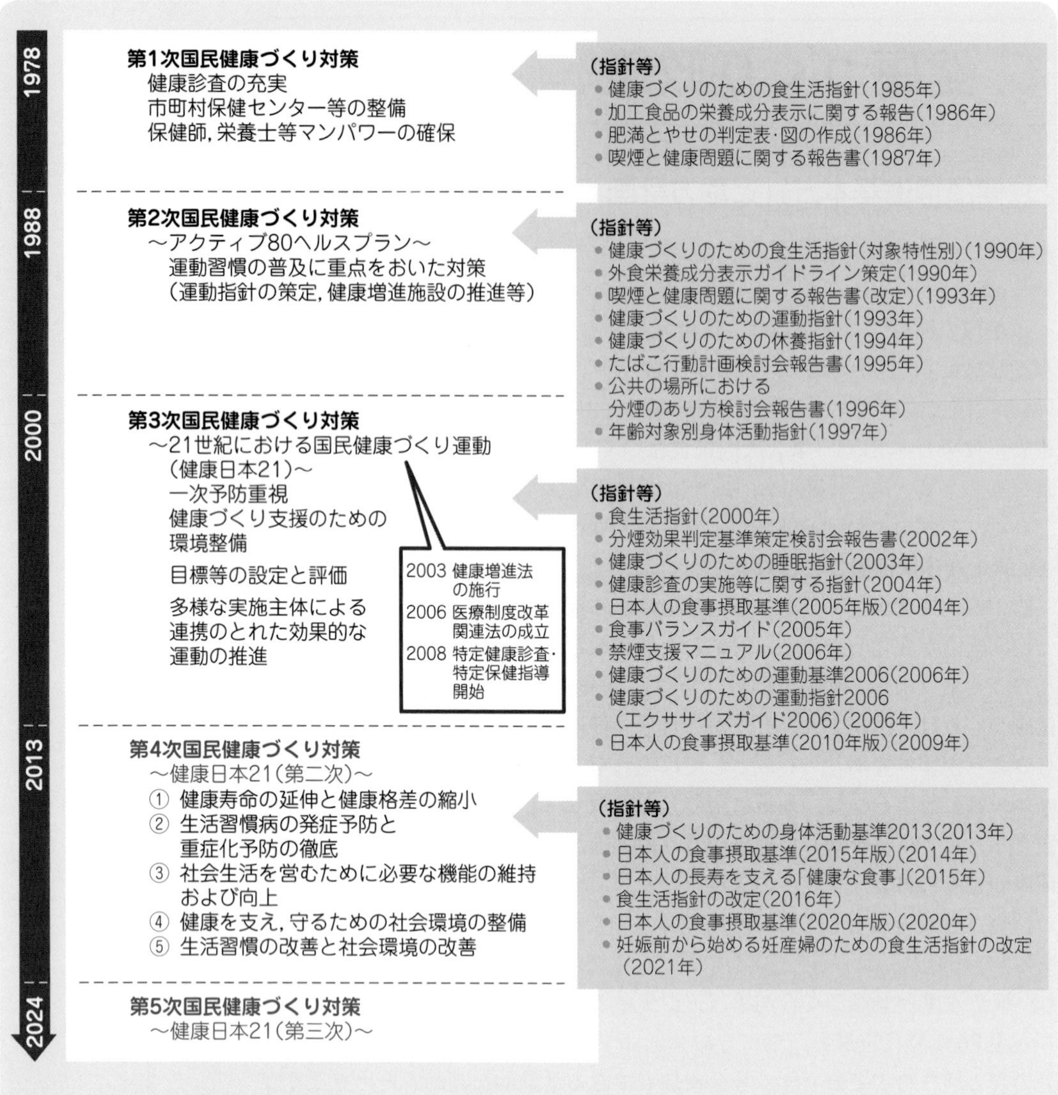

図 3-7 ●健康づくり対策の流れ

（厚生労働省：健康・栄養施策の動向―健康日本 21（第三次）の策定について．2023 を改変）

ため，2002 年に**健康増進法**が制定された．同法が制定されたことにより，それ以前の健康づくり対策にはなかった法的根拠をもつことになった．開始当時は厚生労働省健康局長通知であったが，2003 年に健康増進法に基づく「国民の健康の増進の総合的な推進を図るための基本的な方針」として厚生労働大臣より告示された．

d）第 4 次国民健康づくり対策「21 世紀における第二次国民健康づくり運動」〔健康日本 21（第二次）〕

わが国における健康対策の現状や健康日本 21 の最終評価結果を踏まえ，2012 年に健康日本 21（第二次）が厚生労働大臣より告示された．

e）第5次国民健康づくり対策「21世紀における第三次国民健康づくり運動」〔健康日本21（第三次）〕

健康日本21（第二次）の最終評価が2022年に公表され，2023年度末で終了となることから，この結果を踏まえて，2024年度からの健康日本21（第三次）が厚生労働大臣より告示された．

❷ 健康日本21（第一次）の基本方針と目標，評価

a）健康日本21（第一次）の基本方針と目標

厚生労働省は2000年から第3次国民健康づくり対策として，「21世紀における国民健康づくり運動（健康日本21）」を推進した．「健康日本21」は，「すべての国民が健やかで心豊かに生活できる活力ある社会とするため，壮年期死亡の減少，健康寿命の延伸及び生活の質の向上を実現すること」を目的とした．ここでは，特に疾病の発症を予防する一次予防に重点がおかれた．また，従前の2つの国民健康づくり運動とは異なる点として，目標指向型健康増進施策として策定された点がある．「健康日本21」では，国民の健康課題を明確にし，10年後を目途とした**数値目標**が設定された．また，国および地方公共団体などの行政に留まらず，広く関係団体などの積極的な参加および協力を得ながら取り組みが行われ，実施後は評価を行い，次の施策につなげるという展開がなされた．

運動の基本方針として，①一次予防の重視，②健康づくり支援のための環境整備，③目標などの設定と評価，④多様な実施主体〔行政，民間企業，非政府組織（NGO），NPO法人，関連団体など〕による連携の促進と住民参加の重視である．この基本方針に基づき，計画策定当初の2000年には，9分野70項目（2007年の中間評価報告書では，新たに目標項目が設定され，80項目となった）が設定された．9分野とは，①栄養・食生活，②身体活動・運動，③休養・こころの健康づくり，④たばこ，⑤アルコール，⑥歯の健康，⑦糖尿病，⑧循環器病，⑨がん，である．このように，生活習慣に関連した分野（①～⑥）と，疾病の二次予防など，疾病と直接的に関連した分野（⑦～⑨）から構成された．

このうち，①栄養・食生活分野の目標設定は，ヘルスプロモーションの視点が盛り込まれ，健康とQOLの向上を図るため，栄養状態をよくするための適正な栄養素（食物）摂取レベル，適正な栄養素（食物）摂取をもたらす知識・態度・行動レベル，個人の行動変容を支援するための環境レベルの3段階で行われた（**図3-8**）．

栄養・食生活分野における指標に関連した政策

健康日本21における栄養・食生活の指標に関連した主な政策として，2008年よりハイリスクアプローチとして特定健康診査・特定保健指導が始まり，ポピュレーションアプローチとして適度な運動・適度な食生活・禁煙の3つに焦点を絞り，「健やか生活習慣国民運動」が展開されている．またそれらをさらに普及，発展させるため，2011年から幅広い企業連携を主体として「Smart Life Project」という取り組みを行っている．2014年度からは，健診・検診の受診を新たなテーマに加え，さらなる健康寿命の延伸を，プロジェクトに参画する企業・団体・自治体と協力・連携しながら推進している．

b）健康日本21（第一次）の評価報告

健康日本21（第一次）の数値目標に対する進捗状況は，2005年に**中間評価**が行われ，2011年に**最終評価**がなされた．その結果は2013年度からの健康日本21（第二次）の運動の推進に反映している．

健康日本21（第一次）全体（80項目）の最終評価は，「A：目標値に達した」14項目（17.5％），「B：目標値に達していないが改善傾向にある」32項目（40.0％），「C：変わらない」22項目（27.5％），「D：悪化している」10項目（12.5％），「E：評価困難」2項目（2.5％）であった．このうち，栄養・食生

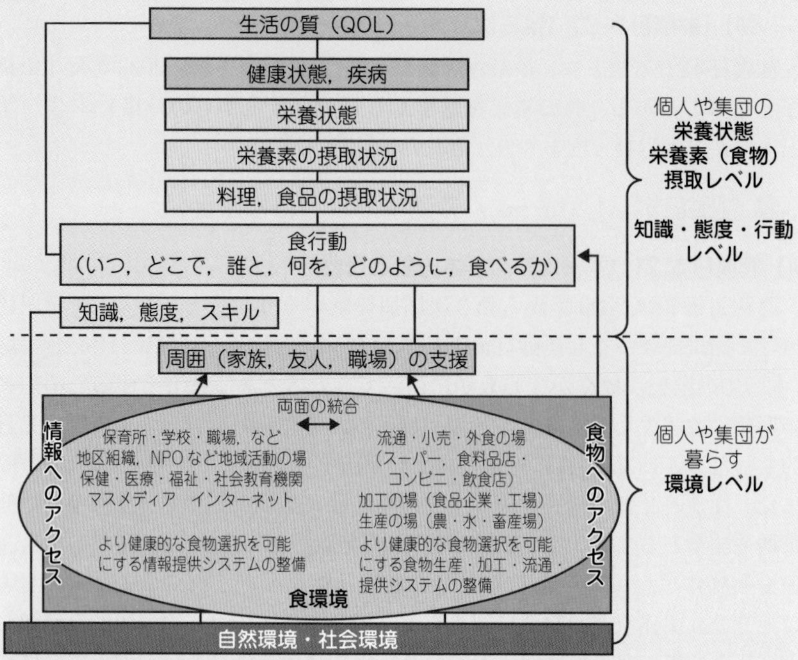

図 3-8 ● 健康づくりと食環境との関係

（厚生労働省：健康づくりのための食環境整備に関する検討会報告書．2004）

活分野における指標の達成状況を**表 3-10** に示す．

❸ 健康日本 21（第二次）の推進

a）健康日本 21（第二次）の基本方針

わが国における健康対策の現状や健康日本 21 最終評価結果を踏まえ，2012 年に健康日本 21（第二次）が厚生労働大臣により告示された．告示の前文に 10 年後にめざす姿を踏まえた基本的な方針が「21 世紀の我が国において少子高齢化や疾病構造の変化が進む中で，生活習慣及び社会環境の改善を通じて，子どもから高齢者まで全ての国民が共に支え合いながら希望や生きがいをもち，ライフステージ[注]に応じて，健やかで心豊かに生活できる活力ある社会を実現し，その結果，社会保障制度が持続可能なものとなるよう，国民の健康の増進の総合的な推進を図るための基本的な事項を示し，平成 25 年度から平成 34 年度までの健康日本 21（第二次）を推進する」と示されている．

健康日本 21（第二次）の基本的な方向の最上位は，①**健康寿命の延伸**，**健康格差**[注]**の縮小**とされ，②**生活習慣病の発症予防と重症化予防**の徹底〔**非感染性疾患（NCDs**[注]**）**の予防〕，③社会生活を営むために必要な機能の維持および向上，④健康を支え，守るための社会環境の整備，⑤栄養・食生活，身体活動・運動，休養，飲酒，喫煙および歯・口腔の健康に関する生活習慣および社会環境の改善，が基本的な方向として示されている．

ライフステージ
乳幼児期，青壮年年期，高齢期などの人の生涯における各段階をいう．

健康格差
地域や社会経済状況の違いによる集団間の健康状態の差．

NCDs
がん，循環器疾患，糖尿病および COPD（慢性閉塞性肺疾患）は，それぞれわが国における生活習慣病の一つとして位置づけられている．国際的には，これら 4 つの疾患を重要な NCDs として捉え，予防および管理のための包括的な対策を講じることが重視されている．

表 3-10 ●健康日本 21 における目標値に対する最終評価（栄養・食生活分野）

目標項目（指標の目安）		対　象	ベースライン値	直近実績値	目標値	最終評価
1.1	適正体重を維持している人の増加 （肥満者等の割合）	a）児童・生徒の肥満児 b）20 歳代女性のやせの者 c）20 ～ 60 歳代男性の肥満者 d）40 ～ 60 歳代女性の肥満者	10.7% 23.3% 24.3% 25.2%	9.2% 22.3% 31.7% 21.8%	7%以下 15%以下 15%以下 20%以下	C
1.2	脂肪エネルギー比率の減少 （1 日当たりの平均摂取比率）	a）20 ～ 40 歳代	27.1% / 日	27.1% / 日	25%以下	C
1.3	食塩摂取量の減少 （1 日当たりの平均摂取量）	a）成人	13.5 g/ 日	10.7 g/ 日	10 g 未満	B
1.4	野菜の摂取量の増加 （1 日当たりの平均摂取量）	a）成人	292 g/ 日	295 g/ 日	350 g 以上	C
1.5	カルシウムに富む食品の摂取量の増加（成人） （1 日当たりの平均摂取量）	a）牛乳・乳製品 b）豆類 c）緑黄色野菜	107 g/ 日 76 g/ 日 98 g/ 日	91 g/ 日 59 g/ 日 99 g/ 日	130 g 以上 100 g 以上 120 g 以上	D
1.6	自分の適正体重を認識し，体重コントロールを実践する人の増加 （実践する人の割合）	a）男性（15 歳以上） b）女性（15 歳以上）	62.6% 80.1%	67.7% 76.3%	90%以上 90%以上	C
1.7	朝食を欠食する人の減少 （欠食する人の割合）	a）中学，高校生 b）男性（20 歳代） c）男性（30 歳代）	6.0% 32.9% 20.5%	7.2% 33.0% 29.2%	0% 15%以下 15%以下	D
1.8	量，質ともに，きちんとした食事をする人の増加	a）成人	56.3%	65.7%	70%以上	B
1.9	外食や食品を購入する時に栄養成分表示を参考にする人の増加 （参考にする人の割合）	a）男性（20 ～ 69 歳） b）女性（20 ～ 69 歳）	20.1% 41.0%	25.0% 55.3%	30%以上 55%以上	B
1.10	自分の適正体重を維持することのできる食事量を理解している人の増加 （理解している人の割合）	a）成人男性 b）成人女性	65.6% 73.0%	75.0% 78.2%	80%以上 80%以上	B
1.11	自分の食生活に問題があると思う人のうち，食生活の改善意欲のある人の増加 （改善意欲のある人の割合）	a）成人男性 b）成人女性	55.6% 67.7%	58.8% 69.5%	80%以上 80%以上	C
1.12	ヘルシーメニューの提供の増加と利用の促進 （提供数，利用する人の割合） （ヘルシーメニューの提供：給食，レストラン，食品売場における，食生活改善のためのバランスのとれたメニューの提供）	a）男性（20 ～ 59 歳） b）女性（20 ～ 59 歳）	34.4% 43.0%	38.8% 61.9%	50%以上 50%以上	B
1.13	学習の場の増加と参加の促進 （学習の場の数，学習に参加する人の割合） （学習の場：地域，職域において健康や栄養に関する情報を得られる場）	a）男性（20 歳以上） b）女性（20 歳以上）	6.1% 14.7%	8.3% 16.1%	10%以上 30%以上	C
1.14	学習や活動の自主グループの増加 （自主グループの数） （自主グループ：地域，職域において健康や栄養に関する学習や活動を，自主的に取り組む住民，地区組織，企業等）	a）男性（20 歳以上） b）女性（20 歳以上）	2.4% 7.8%	3.9% 8.4%	5%以上 15%以上	C
1.15	メタボリックシンドローム（内臓脂肪症候群）を認知している国民の割合の増加	a）20 歳以上	－	92.7	80%以上	A

A：目標値に達した（1 項目），B：目標値に達していないが改善傾向にある（5 項目），C：変わらない（7 項目），D：悪化している（2 項目）．

（厚生労働省：「健康日本 21」最終評価．2011 を一部改変）

b）健康日本 21（第二次）の具体的な目標と最終評価

5つの基本的な方向について，それぞれ具体的な目標が定められた．これらは10年間を目途として設定され，設定の5年後に中間評価，10年後に最終評価を行い，その後の健康増進の取り組みに反映するとされている．

栄養・食生活については，QOLの向上のために，主要な生活習慣病（がん，循環器疾患，糖尿病）予防の科学的根拠があるものを中心に，栄養状態，食物摂取，食行動，食環境の目標が設定された．

健康日本21（第二次）の最終評価で，悪化した目標項目として，①メタボリックシンドロームの該当者および予備軍の減少，②適正体重の子どもの増加，③睡眠による休養を十分とれていない者の割合の減少，④生活習慣病のリスクを高める量を飲酒している者の割合の減少があげられた．このように一次予防の発症を予防することに関連する指標が悪化していることに加え，健康増進に関連するデータの見える化や活用，国および地方公共団体におけるPDCAサイクルの推進が不十分であること等の課題があげられている．「次世代の健康」「高齢者の健康」および「栄養・食生活」に関する具体的な目標値と最終評価を**表3-11**に示す．

❹ 健康日本21（第三次）の推進

a）健康日本21（第三次）の基本方針

健康日本21（第二次）の最終評価の課題に加え，少子高齢化による総人口・生産年齢人口の減少，独居世帯の増加，女性の社会進出，労働移動の円滑化，仕事と育児・介護との両立，多様な働き方の広まり，高齢者の就労拡大等による社会の多様化，あらゆる分野におけるデジタルトランスフォーメーション（DX）の加速，次なる新興感染症も見据えた新しい生活様式への対応の進展等の社会変化が予想されている．この中において，「全ての国民が健やかで心豊かに生活できる持続可能な社会の実現に向け，誰一人取り残さない健康づくりの展開（inclusion）とより実効性をもつ取組の推進（implementation）を通じて，国民の健康の増進の総合的な推進を図るための基本的な事項」として2024年度～2035年度の方針が示された．今後，計画開始後6年（2029年度）に中間評価，10年（2033年度）を目途に最終評価が行われる予定である．健康日本21（第三次）の概念図を**図3-9**に示す．

b）健康日本21（第三次）の具体的な目標

健康日本21（第三次）の栄養・食生活に関連する目標を**図3-10**に，目標の指標と目標値を**表3-12**に示す．

c）健康日本21の推進と地方計画

2002年に制定された健康増進法において，国の役割として，国民の健康の増進の総合的な推進を図るための基本的な方針の策定〔現在は健康日本21（第二次）が該当〕することを義務づけ，都道府県は，国の基本方針を勘案して都道府県健康増進計画を策定することが義務づけられ，市町村は国や都道府県の方針と基本計画を勘案して，市町村としての健康増進計画の策定が推奨されている．

都道府県では2002年3月までにすべて地方計画が策定され，政令市，東京都特別区のすべてが独自の地方計画を推進している．

2）食育の推進─食育推進基本計画

2005年に，国民が生涯にわたって健全な心身を培い，豊かな人間性を育

表 3-11 ●「健康日本 21」（第二次）における栄養・食生活に関する目標項目と最終評価（抜粋）

項目			策定時のベースライン値	中間評価	最終評価				目標	データソース
栄養状態	適正体重を維持している者の増加 ［肥満（BMI 25 以上），やせ(BMI 18.5 未満)の減少）］	20 ～ 60 歳代男性の肥満者の割合	31.2% （2010 年）	32.4% （2016 年）	b	35.1% （2019 年）	(D)	C	28% （2022 年度）	厚生労働省：国民健康・栄養調査.
		40 ～ 60 歳代女性の肥満者の割合	22.2% （2010 年）	21.6% （2016 年）		22.5% （2019 年）	(C)		19% （2022 年度）	
		20 歳代女性のやせの者の割合	29.0% （2010 年）	20.7% （2016 年）		20.7% （2019 年）	(C)		20% （2022 年度）	
	適正体重の子どもの増加（肥満傾向にある子どもの割合の減少） ※ 1	小学 5 年生の中等度・高度肥満傾向児の割合	8.59% （2011 年度）	（8.89% ） （2017 年度 ）		9.57% （2019 年度 ）		D	児童・生徒における肥満傾向児の割合 7.0% （2024 年）	文部科学省：学校保健統計調査.
	低栄養傾向（BMI 20 以下）の高齢者の割合の増加の抑制 ※ 2		17.40% （2010 年）	17.90% （2016 年）	a	16.8% （2019 年）		A	22% （2022 年度）	厚生労働省：国民健康・栄養調査.
食物摂取	適正な量と質の食事をとる者の増加	主食・主菜・副菜を組み合わせた食事が 1 日 2 回以上の日がほぼ毎日の者の割合の増加	68.1% （2011 年）	59.7% （2016 年）	b	56.1% （2019 年）	D	C	80% （2022 年度）	農林水産省：食育に関する意識調査.
		食塩摂取量の減少	10.6 g （2010 年）	9.9 g （2016 年）		10.1g （2019 年）	B*		8 g （2022 年度）	厚生労働省：国民健康・栄養調査.
		野菜と果物の摂取量の増加					D			
		野菜摂取量の平均値	282 g （2010 年）	276.5 g （2016 年）		281g （2019 年）	(C)		350 g （2022 年度）	
		果物摂取量 100 g 未満の者の割合	61.4% （2010 年）	62.7% （2016 年）		63.3% （2019 年）	(D)		30% （2022 年度）	
食行動	共食の増加（食事を 1 人で食べる子どもの割合の減少）	朝食 小学生	15.3% （2010 年度）	32.4% （2014 年）	b	12.1% （2021 年）	(A)	A	減少傾向へ （2022 年度）	日本スポーツ振興センター：児童生徒の食事状況等調査，2010 年. 厚生労働科学研究費補助金：食事摂取基準を用いた食生活改善に資するエビデンスの構築に関する研究，2014 年. 科学技術振興機構戦略的国際共同プログラム：新型コロナウイルス感染症（COVID-19）による青少年の生活および健康への影響およびその関連因子に関する日欧比較研究，2021 年.
		朝食 中学生	33.7% （2010 年度）	31.9% （2014 年）		28.8% （2021 年）	(A)			
		夕食 小学生	2.2% （2010 年度）	1.9% （2014 年）		1.6% （2021 年）	(A)			
		夕食 中学生	6.0% （2010 年度）	7.1% （2014 年）		4.3% （2021 年）	(A)			
	朝・昼・夕の三食を必ず食べることに気をつけて食事をしている子どもの割合の増加 ※ 1	小学 5 年生	89.4% （2010 年度）	89.5% （2014 年）	a	93.1% （2021 年）		C	100%に近づける （2022 年度）	
食環境	食品中の食塩や脂肪の低減に取り組む食品企業及び飲食店の登録数の増加	食品企業登録数	14 社 （2012 年）	103 社 （2017 年）	a	117 社以上 （2021 年 ）	(A)	B*	100 社 （2022 年度）	食品中の食塩や脂肪の低減に取り組み，スマート・ライフ・プロジェクトに登録のあった企業数
		飲食店登録数	17,284 店舗 （2012 年）	26,225 店舗 （2017 年）		24,441 店舗 （2019 年 ）	(B*)		30,000 店舗 （2022 年度）	自治体からの報告（エネルギーや塩分控えめ，野菜たっぷり・食物繊維たっぷりといったヘルシーメニューの提供に取り組む店舗数）
	利用者に応じた食事の計画，調理及び栄養の評価，改善を実施している特定給食施設の割合の増加	管理栄養士・栄養士を配置している特定給食施設の割合	70.5% （2010 年）	72.7% （2015 年）	a	74.7% （2019 年 ）		B*	80% （2022 年度）	厚生労働省：衛生行政報告例.

※1：社会生活を営むために必要な機能の維持・向上の「次世代の健康」で設定された目標項目
※2：社会生活を営むために必要な機能の維持・向上の「高齢者の健康」で設定された目標項目
a：策定時の値と直近値を比較し，改善している
b：策定時の値と直近値を比較し，変わらない
A：目標値に達した
B：現時点で目標値に達していないが，改善傾向にある
B*：B の中で目標年度までに目標達成が危ぶまれるもの
C：変わらない　D：悪化している　E：評価困難
（厚生科学審議会地域保健健康増進栄養部会健康日本 21（第二次）推進専門委員会：健康日本 21（第二次）最終評価報告書別添・参考資料．2022 を元に作成）

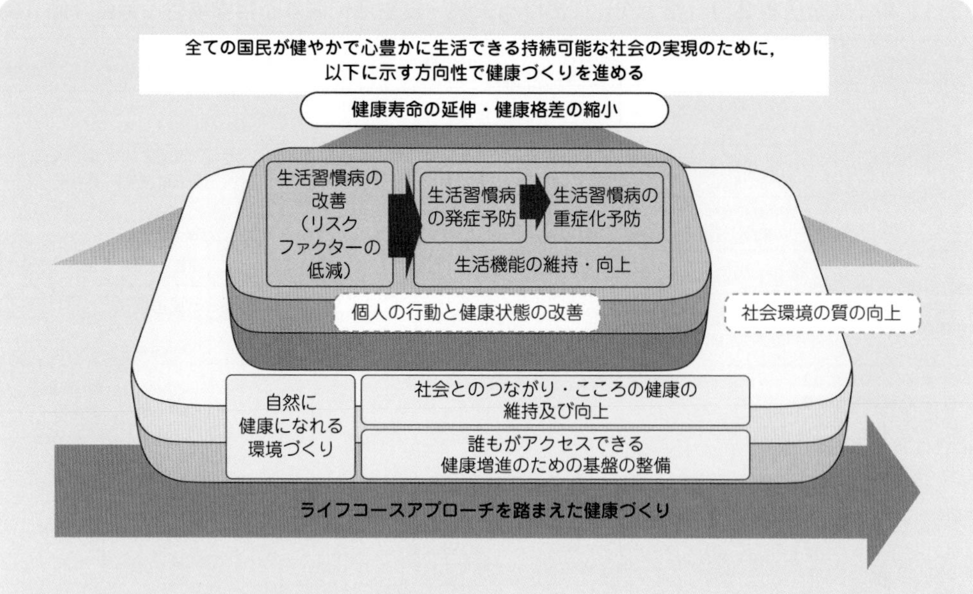

図 3-9 ● 健康日本 21（第三次）の概念図

（厚生労働省：健康日本 21（第三次）推進のための説明資料．2023 より）

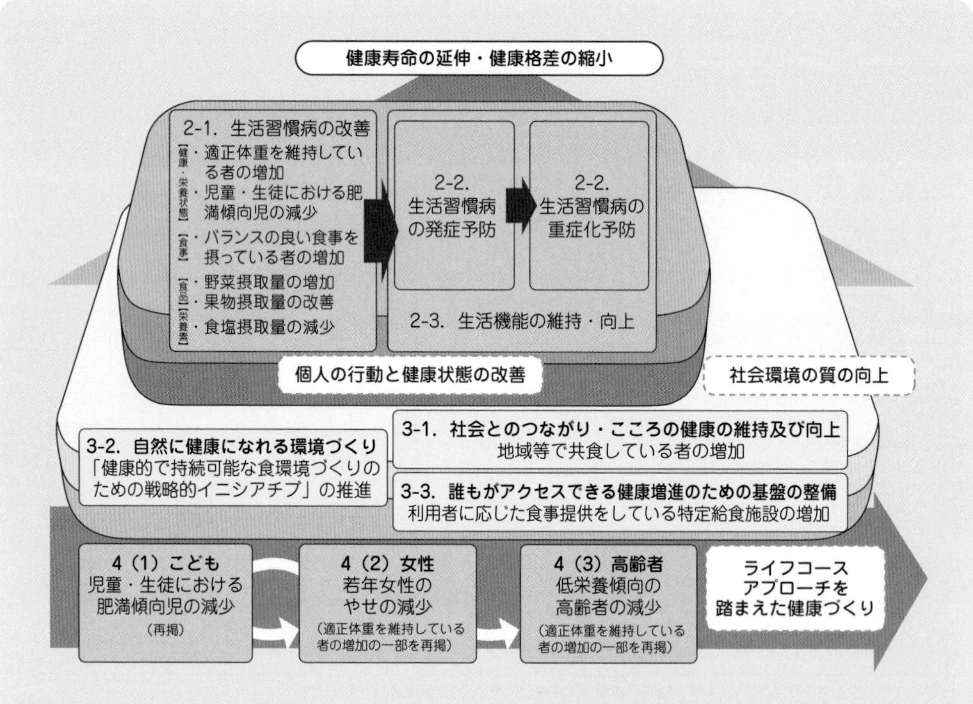

図 3-10 ● 健康日本 21（第三次）の栄養・食生活に関連する目標

（厚生労働省：健康日本 21（第三次）推進のための説明資料，2023 より）

むことを目的として，**食育基本法**が制定された．同法に基づき，**食育推進基本計画**（2006～2010 年度まで）および第 2 次食育推進基本計画（2011～

表 3-12 ●「健康日本 21」(第三次)における栄養・食生活に関する目標(抜粋)

A. 健康寿命の延伸と健康格差の縮小に関する目標

目 標	指 標	現状値	ベースライン値	目標値	データソース
①健康寿命の延伸	日常生活に制限のない期間の平均	健康寿命:男性 72.68 年,女性 75.38 年(2019 年度)	健康寿命:2022 年の健康寿命(2024 年度に公表予定)	平均寿命の増加分を上回る健康寿命の増加(2032 年度)	健康寿命:国民生活基礎調査(大規模調査:3年ごと)の調査結果,簡易生命表をもとに厚生労働科学研究において算出
		平均寿命:男性 81.41 年,女性 87.45 年(2019 年度)	平均寿命:2022 年の健康寿命(2024 年度に公表予定)		平均寿命:簡易生命表(完全生命表がある年は完全生命表を使用)
②健康格差の縮小	日常生活に制限のない期間の平均の下位4分の1の都道府県の平均	下位4分の1:男性 71.82 年,女性 74.63 年 上位4分の1:男性 73.38 年,女性 76.50 年(2019 年度)	2022 年の健康寿命(2024 年度に公表予定)を用いて算出予定	日常生活に制限のない期間の平均の上位4分の1の都道府県の平均の増加分を上回る下位4分の1の都道府県の平均の増加(2032 年度)	国民生活基礎調査(大規模調査:3年ごと)の調査結果,簡易生命表をもとに厚生労働科学研究において算出

B. 個人の行動と健康状態の改善に関する目標

1. 生活習慣の改善

(1)栄養・食生活

レベル	目 標	指 標	現状値	ベースライン値	目標値	データソース
健康・栄養状態レベル	①適正体重を維持している者の増加(肥満,若年女性のやせ,低栄養傾向の高齢者の減少)	BMI18.5 以上 25 未満(65 歳以上はBMI 20 を超え 25 未満)の者の割合(年齢調整値)	60.3%(2019 年度)	2024 年度:2024 年国民健康・栄養調査予定	66%(2032 年度)*	厚生労働省「国民健康・栄養調査」
	②児童・生徒における肥満傾向児の減少	児童・生徒における肥満傾向児の割合※評価には 10 歳(小学5年生)男女総計の割合を用いる予定	10 歳(小学5年生)10.96 %(2021 年度) ※男子 12.58%,女子 9.26%	2024 年度:2024 年度学校保健統計調査予定	2023 年度から開始する第2次成育医療等の提供に関する施策の総合的な推進に関する基本的な方針(以下「第2次成育医療等基本方針」という.)に合わせて設定	文部科学省「学校保健統計調査」
食事レベル	③バランスの良い食事を摂っている者の増加	主食・主菜・副菜を組み合わせた食事が1日2回以上の日がほぼ毎日の者の割合	なし (参考)2021 年度食育に関する意識調査:37.7%	2024 年度:2024 年国民健康・栄養調査予定	50%(2032 年度)	厚生労働省「国民健康・栄養調査」
食品レベル	④野菜摂取量の増加	野菜摂取量の平均値	281 g(2019 年度)		350g(2032 年度)	
	⑤果物摂取量の改善	果物摂取量の平均値	99 g(2019 年度)		200g(2032 年度)	
栄養素レベル	⑥食塩摂取量の減少	食塩摂取量の平均値	10.1 g(2019 年度)		7g(2032 年度)	

*目標値は,次の①〜④の目標を達成したと仮定した場合の適正体重の者の割合.
①20 〜 60 歳代男性の肥満者の割合の減少:30%未満.②40 〜 60 歳代女性の肥満者の割合の減少:15%未満.③20 〜 30 歳代女性のやせの者の割合の減少:15%未満.④低栄養傾向の高齢者(65 歳以上)の割合の減少:13%未満.

C. 社会環境の質の向上に関する目標

目 標	指 標	現状値	ベースライン値	目標値	データソース
1. 社会とのつながり・こころの健康の維持及び向上					
地域等で共食している者の増加	地域等で共食している者の割合	なし (参考)2021 年度食育に関する意識調査:15.7%	2024 年度:2024 年国民健康・栄養調査予定	30%(2032 年度)	厚生労働省「国民健康・栄養調査」
2. 自然に健康になれる環境づくり					
「健康的で持続可能な食環境づくりのための戦略的イニシアチブ」の推進	「健康的で持続可能な食環境づくりのための戦略的イニシアチブ」に登録されている都道府県数	0都道府県(2022 年度)	2024 年度データを採用予定	47 都道府県(2032 年度)	イニシアチブ登録情報(厚生労働省ウェブサイトにおいて公表予定)※毎年年度末における登録数を集計
3. 誰もがアクセスできる健康増進のための基盤の整備					
利用者に応じた食事提供をしている特定給食施設の増加	管理栄養士・栄養士を配置している施設(病院,介護老人保健施設,介護医療院を除く.)の割合	70.8%(2021 年度)	2024 年度:2024 年度衛生行政報告例予定	75%(2032 年度)	厚生労働省「衛生行政報告例」

(厚生科学審議会地域保健健康増進栄養部会次期国民健康づくり運動プラン(令和6年度開始)策定専門委員会:健康日本 21(第三次)推進のための説明資料(2023)より作成)

2015年度まで），第3次食育推進基本計画（2016～2020年度まで）が作成され，国は15年間にわたり，都道府県，市町村，関係機関・団体など，多様な関係者とともに食育を推進してきた．日常生活の基盤である家庭における共食を原点とし，学校，保育所などが子どもの食育を進め，多様な関係者がさまざまな形で食育を推進している．

わが国は高齢化が急速に進んでいることから，健康寿命の延伸や生活習慣病の予防が国の重要な課題であり，食育の観点からも積極的な取り組みが必要である．また少子高齢化や世帯構造の変化，中食市場の拡大が進行し，食に関する国民の価値観や暮らしのあり方が多様化している．こうした中，栄養バランスに配慮した食生活の実践や，古くから各地で育まれてきた地域の伝統的な食文化の継承も必要となる．さらに，わが国は食料自給率が低く，食料の多くを海外からの輸入に頼っている一方で，食品ロスの問題もあり，近年の異常気象に伴う自然災害を含め，食のあり方を考えるうえで，環境問題を避けることはできなくなっている．また，食育の推進は国際的なSDGs（持続可能な開発目標）の達成とも深く関係する．これに加え，近年の新型コロナウイルス感染症の流行によるテレワークの増加や外出自粛など，在宅時間や家族で食を共にする機会が増えることで，食を見つめ直す契機ともなっている．こうした「新たな日常」の中でもデジタルツールやインターネットも積極的に活用し，食育を進めることが重要である．

そこで，それまでの食育の推進の成果と食をめぐる状況や諸課題を踏まえつつ，食育に関する政策を総合的かつ計画的に推進していくため，農林水産大臣を会長とする食育推進会議（農林水産省に設置）において，2021～2025年度までの5年間を期間とする**第4次食育推進基本計画**が作成された．

ここでは，第3次食育推進基本計画を踏まえ，①目標を達成しておらず引き続き目指すべき目標，②目標は達成したが，いっそう推進を目指すべき目標，③新たに設定する必要がある目標が設定されている．また，重点事項として，①生涯を通じた心身の健康を支える食育の推進（国民の健康の視点），②持続可能な食を支える食育の推進（社会・環境・文化の視点），③「新たな日常」やデジタル化に対応した食育の推進（横断的な視点），があげられている．また，16項目の目標が示され，24項目の具体的な目標値が示された（**表3-13**）．

3）特定健康診査・特定保健指導

❶ 背景

わが国はポピュレーションアプローチとして，1978年からの第1次国民健康づくり対策，1988年からの第2次国民健康づくり対策を経て，2000年からは第3次国民健康づくり対策（健康日本21）として，健康づくり政策を推進してきた．それとともに，国民の健康診断，健康診査（健診）については，医療保険者が行う一般健診，事業者が行う健診，また，市町村が行う健診などが実施されてきた．

しかし，生活習慣病の一次予防を重視して健康づくりを推進してきた「健

表 3-13 ●第 4 次食育推進基本計画における現状値と目標値

目　標		具体的な目標値	
		現状値（2020 年度）	目標値（2025 年度）
1	**食育に関心を持っている国民を増やす**		
	①食育に関心を持っている国民の割合	83.2%	90%以上
2	**朝食又は夕食を家族と一緒に食べる「共食」の回数を増やす**		
	②朝食又は夕食を家族と一緒に食べる「共食」の回数	週 9.6 回	週 11 回以上
3	**地域等で共食したいと思う人が共食する割合を増やす**		
	③地域等で共食したいと思う人が共食する割合	70.7%	75%以上
4	**朝食を欠食する国民を減らす**		
	④朝食を欠食する子供の割合	4.6%※	0%
	⑤朝食を欠食する若い世代の割合	21.5%	15%以下
5	**学校給食における地場産物を活用した取組等を増やす**		
	⑥栄養教諭による地場産物に係る食に関する指導の平均取組回数	月 9.1 回※	月 12 回以上
	⑦学校給食における地場産物を使用する割合（金額ベース）を現状値（2019 年度）から維持・向上した都道府県の割合	−	90%以上
	⑧学校給食における国産食材を使用する割合（金額ベース）を現状値（令和元年度）から維持・向上した都道府県の割合	−	90%以上
6	**栄養バランスに配慮した食生活を実践する国民を増やす**		
	⑨主食・主菜・副菜を組み合わせた食事を 1 日 2 回以上ほぼ毎日食べている国民の割合	36.4%	50%以上
	⑩主食・主菜・副菜を組み合わせた食事を 1 日 2 回以上ほぼ毎日食べている若い世代の割合	27.4%	40%以上
	⑪ 1 日当たりの食塩摂取量の平均値	10.1 g※	8 g 以下
	⑫ 1 日当たりの野菜摂取量の平均値	280.5 g※	350 g 以上
	⑬ 1 日当たりの果物摂取量 100 g 未満の者の割合	61.6%※	30%以下
7	**生活習慣病の予防や改善のために，ふだんから適正体重の維持や減塩等に気をつけた食生活を実践する国民を増やす**		
	⑭生活習慣病の予防や改善のために，ふだんから適正体重の維持や減塩等に気をつけた食生活を実践する国民の割合	64.3%	75%以上
8	**ゆっくりよく噛んで食べる国民を増やす**		
	⑮ゆっくりよく噛んで食べる国民の割合	47.3%	55%以上
9	**食育の推進に関わるボランティアの数を増やす**		
	⑯食育の推進に関わるボランティア団体等において活動している国民の数	36.2 万人※	37 万人以上
10	**農林漁業体験を経験した国民を増やす**		
	⑰農林漁業体験を経験した国民（世帯）の割合	65.7%	70%以上
11	**産地や生産者を意識して農林水産物・食品を選ぶ国民を増やす**		
	⑱産地や生産者を意識して農林水産物・食品を選ぶ国民の割合	73.5%	80%以上
12	**環境に配慮した農林水産物・食品を選ぶ国民を増やす**		
	⑲環境に配慮した農林水産物・食品を選ぶ国民の割合	67.1%	75%以上
13	**食品ロス削減のために何らかの行動をしている国民を増やす**		
	⑳食品ロス削減のために何らかの行動をしている国民の割合	76.5%※	80%以上
14	**地域や家庭で受け継がれてきた伝統的な料理や作法等を継承し，伝えている国民を増やす**		
	㉑地域や家庭で受け継がれてきた伝統的な料理や作法等を継承し，伝えている国民の割合	50.4%	55%以上
	㉒郷土料理や伝統料理を月 1 回以上食べている国民の割合	44.6%	50%以上
15	**食品の安全性について基礎的な知識を持ち，自ら判断する国民を増やす**		
	㉓食品の安全性について基礎的な知識を持ち，自ら判断する国民の割合	75.2%	80%以上
16	**推進計画を作成・実施している市町村を増やす**		
	㉔推進計画を作成・実施している市町村の割合	87.5%※	100%

※2019 年度の数値．
注）学校給食における使用食材の割合（金額ベース，2019 年度）の全国平均は，地場産物 52.7%，国産食材 87%となっている．

（農林水産省：第 4 次食育推進基本計画．2021）

康日本21」の中間評価において，糖尿病有病者および予備群の増加，男性における肥満者の増加などが依然としてみられた．

このようななか，厚生科学審議会地域保健健康増進栄養部会の「今後の生活習慣病対策の推進について」（中間とりまとめ:2005年9月）において,「生活習慣病予備群の確実な抽出と保健指導の徹底が不十分」「科学的根拠に基づく健診・保健指導の徹底が必要」「健診・保健指導の質のさらなる向上が必要」「国としての具体的な戦略やプログラムの提示が不十分」「現状把握・政策評価のためのデータ整備が不十分」などが，生活習慣病対策を推進するうえでの課題としてあげられた．このような課題を解決するために，新たな視点で生活習慣病対策を実施・強化することになった．

そこで，生活習慣病予防の徹底を図るため，2008年4月から高齢者医療確保法により，**特定健康診査**（糖尿病などの生活習慣病に関する健康診査），**特定保健指導**（特定健康診査の結果により健康の保持に努める必要がある者に対する保健指導）が実施され，医療保険者に対して，40～74歳の被保険者（企業の従業員ら）と被扶養者（従業員らの家族）への特定健康診査・特定保健指導が義務化された．これは，**ハイリスクアプローチ**といえる．

また,「医療制度改革大綱」における2015年度の政策目標は，糖尿病などの生活習慣病有病者および予備群を2008年と比較して25%減少させることとしており，中長期的な医療費の伸びの削減を図ることとされた．この目標を達成するためには，医療保険者が効果的・効率的な健康診査・保健指導を実施する必要があることから，2007年に「標準的な健診・保健指導プログラム（確定版）」が策定された．これにより，標準的な健診・保健指導プログラム，健診・保健指導データの管理方法，健診・保健指導の委託基準等のあり方の整理，さらに健診項目や保健指導の標準化がなされ，事業の評価を可能とすることがめざされた．さらに2013年には健康日本21（第二次）と健診･保健指導と特定健診･特定保健指導の関係が整理され,「標準的な健診･保健指導プログラム（平成30年度版）」を経て同令和6（2024）年度版に引き継がれている（**図3-11，3-12**）．

❷ 標準的な特定健診・特定保健指導プログラム

標準的な特定健診・特定保健指導のプログラムの特徴は，メタボリックシンドロームの概念を取り入れ，標準化したことである．科学的根拠に基づいた健診項目の見直しを行い，生活習慣病の発症・重症化の危険因子（リスクファクター）の保有状況により対象者を階層化し，適切な保健指導（情報提供，動機づけ支援，積極的支援）を行うこととしている．対象者は40～74歳の医療被保険者および被扶養者で，事業の実施者は医療保険者である．リスク要因の保有数が多い者に対しては，医師・保健師・管理栄養士らが積極的に介入し，確実に行動変容を促すことをめざしている．これにより，対象者が健康診査結果に基づき自らの健康状態を認識したうえで，生活習慣との関連を理解し，生活習慣の改善を自らが選択し，行動変容につながるようにする．さらに，現在リスクがない者などに対しても，適切な生活習慣あるいは健康の維持・増進につながる必要な情報提供を行う（**表3-14**）．

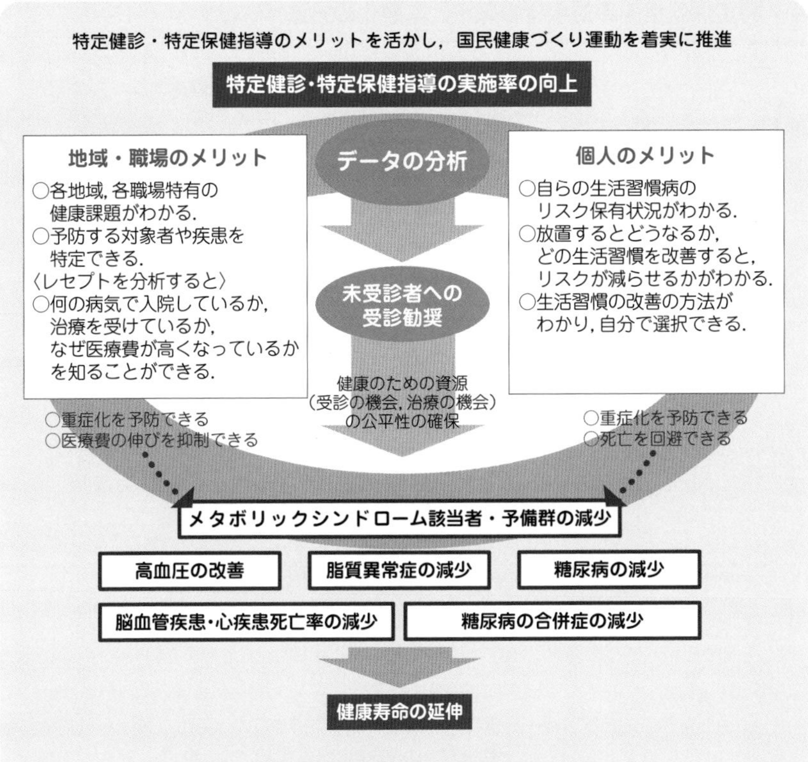

図 3-11 ●特定健診・特定保健指導と国民健康づくり

（厚生労働省健康・生活衛生局：標準的な健診・保健指導プログラム（令和 6 年度版）．2023）

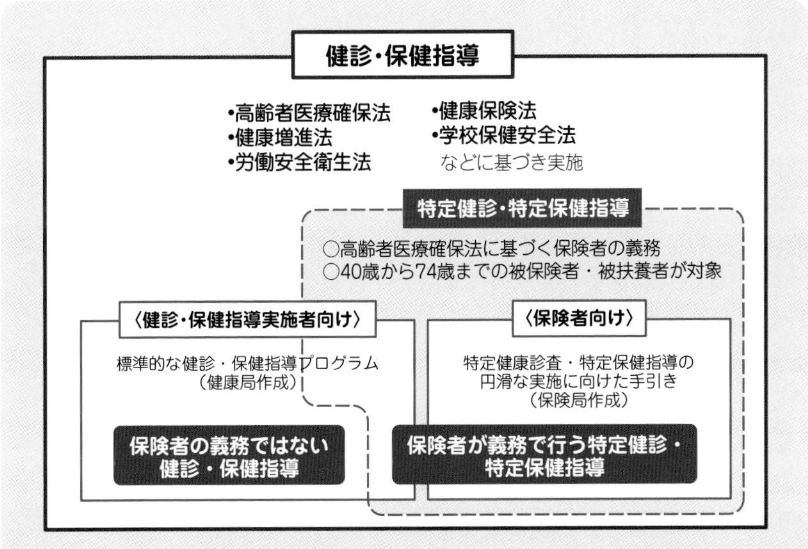

図 3-12 ●健診・保健指導と特定健診・特定保健指導の関係

（厚生労働省健康・生活衛生局：標準的な健診・保健指導プログラム（令和 6 年度版）．2023）

表 3-14 ● 特定保健指導の対象者の選定と階層化の方法

<table>
<tr><th rowspan="3">ステップ 1
（内臓脂肪蓄積のリスク判定）</th><th colspan="2" rowspan="2">ステップ 2
（追加リスクの数の判定）</th><th colspan="2">ステップ 3
（保健指導レベルの分類）</th></tr>
<tr><th colspan="2">対象者</th></tr>
<tr><th>①血圧　②脂質　③血糖</th><th>④喫煙歴</th><th>40 ～ 64 歳</th><th>65 ～ 74 歳</th></tr>
<tr><td rowspan="4">腹囲
男性　85 cm 以上
女性　90 cm 以上</td><td>2 つ以上該当</td><td></td><td rowspan="2">積極的支援</td><td rowspan="2"></td></tr>
<tr><td rowspan="2">1 つ以上該当</td><td>あり</td></tr>
<tr><td>なし</td><td colspan="2">動機づけ支援</td></tr>
<tr><td>該当が 0</td><td></td><td colspan="2">情報提供</td></tr>
<tr><td rowspan="5">上記以外で男女とも
BMI 25 kg/m^2 以上</td><td>3 つ該当</td><td></td><td rowspan="2">積極的支援</td><td rowspan="2"></td></tr>
<tr><td rowspan="2">2 つ該当</td><td>あり</td></tr>
<tr><td>なし</td><td colspan="2" rowspan="2">動機づけ支援</td></tr>
<tr><td>1 つ該当</td><td></td></tr>
<tr><td>該当が 0</td><td></td><td colspan="2">情報提供</td></tr>
</table>

① 血圧高値：収縮期血圧 130 mmHg 以上 または 拡張期血圧 85 mmHg 以上.
② 脂質異常：空腹時中性脂肪 150 mg/dL 以上（やむを得ない場合は随時中性脂肪 175 mg/L 以上）または HDL-コレステロール 40 mg/dL 未満.
③ 血糖高値：空腹時血糖（やむを得ない場合は随時血糖）100 mg/dL 以上 または HbA1c（NGSP）の場合 5.6％以上.
注 1）情報提供は全員に行う.
注 2）糖尿病，高血圧または脂質異常症の治療に係る薬剤を服薬中の者については，特定保健指導を義務とはしない.
注 3）喫煙歴の斜線は，階層化の判定が喫煙歴の有無に関係ないことを意味する.
（厚生労働省健康・生活衛生局：標準的な健診・保健指導プログラム（令和 6 年度版）．2023 より作成）

❸ 現状把握・政策評価のためのデータの整備

健康診査や保健指導の結果は医療保険者が管理することになる．このため，アウトプット（事業実施量）評価に加え，アウトカム（結果）評価やプロセス（過程）評価を含めた総合的な評価が行われることになる．このような評価により，健康診査・保健指導の事業全体を改善する仕組みを作ることができる．また，健康診査・保健指導のデータとレセプト[注]との突き合わせが可能になることから，健康課題を明確にした戦略的な取り組みが可能となる．さらに，健康診査結果および質問項目による対象者の選定が適切であったか，対象者に必要な保健指導が実施されたかなどを評価し，保健指導の技術やシステムを向上させていくこととされている（**図 3-13**）．

レセプト
「診療報酬明細書」の通称で，医療機関が「医療」という商品を売った対価としての費用請求書のこと．

HbA1c の JDS 値と NGSP 値
HbA1c の値が，2012 年 4 月より従来の JDS 値から国際的に使用されている NGSP 値に変更され，JDS 値で示されていたときに比べて，およそ 0.4％高く示されることになった．

❹ 特定健診・特定保健指導の実施目標

特定健診・特定保健指導の第 1 期計画期間（2008 ～ 2012 年）において，2012 年度の全国の目標値のうち，実施に関する目標として，①特定健診実施率 70％，②特定保健指導実施率 45％，成果に関する目標として，③メタボリックシンドロームの該当者および予備群の減少率 10％（2008 年度対比），があげられていた．これに対し，2012 年度の特定健康診査実施率は 46.2％，特定保健指導実施率は 16.4％，メタボリックシンドローム該当者および予備群の減少率は 1.34％であった．現在は第 4 期計画期間（2024 ～ 2029 年度）

であり，保険者の実施目標は，①特定健診実施率70％以上，特定保健指導実施率45％以上，②特定保健指導の対象者を2029年度までに2008年度比で25％減少，また③保険者種別ごとの特定健診および特定保健指導の実施目標値が設定され，推進されている．加えて，ICT活用の推進等が進められる．

4）食環境づくり政策の展開

❶ 健康づくりと食環境

人の健康は，社会経済的環境の影響を受ける．このため，健康に興味をもち，健康づくりに取り組みやすいよう，健康を支える環境を整備することが必要である．また，時間的または精神的にゆとりのある生活の確保が困難な人や健康づくりに関心のない人なども含めて，社会全体が相互に支え合いながら健康を守るための環境を整備することが必要である．健康づくりへの取り組みは，従来，個人の健康づくりへの取り組みが中心であったが，今後は**ソーシャルキャピタル**[注]の水準をあげ，個人の取り組みでは解決できない地域社会の健康づくりに取り組むことが必要となる．

ソーシャルキャピタル
「信頼に裏付けられた社会的つながり」あるいは「豊かな人間関係」と捉えることができる．物的資本や人的資本などと並ぶ新しい概念で，社会関係資本といえる．

このような状況において，栄養・食生活と健康に関する適切な情報が必ずしも国民および関係者に十分伝わっていない現実がある．国民一人ひとりの行動変容のためには，適切な情報の提供や食物選択の幅を広げることなど，個々人の健康づくりを支援する環境づくり（**食環境整備**）が重要である．そこで，2004年に「健康づくりのための食環境整備に関する検討会」により，より健康的な食物選択を可能にするための食環境づくりの整備が提唱された．これは，ヘルスプロモーションの観点からきわめて重要なことである．健康づくりと食環境との関係を**図3-14**に示す．

食環境とは，**食物へのアクセス**と**情報へのアクセス**，ならびに両者の統合を意味し，これらの整備を進めることにより，より多くの国民が，適切な情報とともに健康的な食物を入手する可能性を高め，また，得られた情報の適切かつ効果的な活用につながり，ひいては国民の健康づくり，QOLの向上に寄与すると考えられている．

❷ 食物へのアクセスと情報へのアクセス

a）食物へのアクセス

食物へのアクセスとは，人間が食物を選択し，準備して食べるという営みの対象物である食物が，どこで生産され，どのように加工され，流通され，食卓に至るかという食物生産・提供のシステム全体を意味する．したがって，食物へのアクセス面の整備とは，より健康的な食物の入手可能性が高まる方向で，生産から消費までの各段階での社会経済活動，およびそれらの相互関係の整備を行い，人々がより健康的な食物を入手しやすい環境を整えることを意味する．

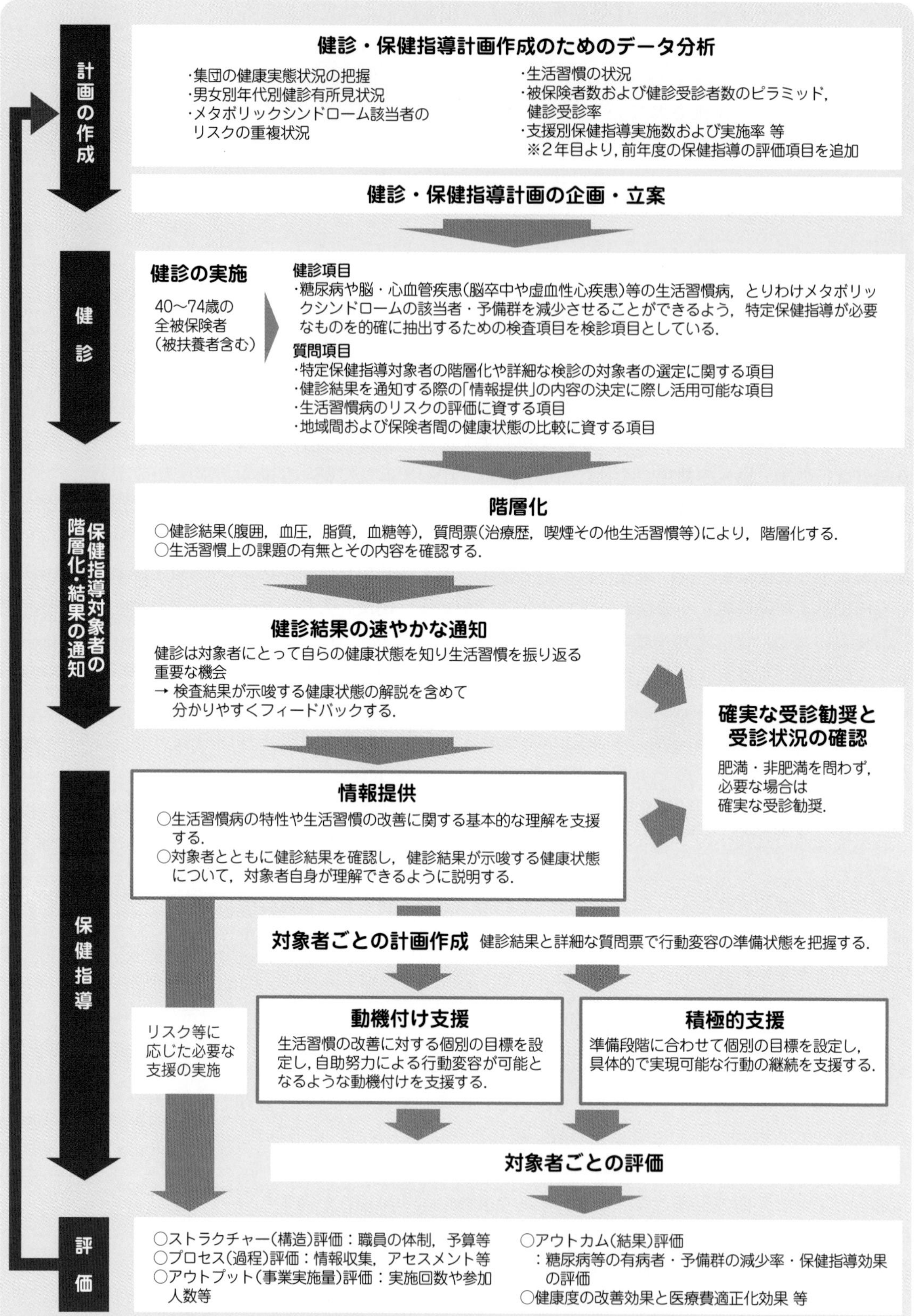

図 3-13 ●生活習慣病予防のための標準的な健診・保健指導プログラムの流れ（イメージ）

（厚生労働省健康局：標準的な健診・保健指導プログラム（令和 6 年度版）．2023）

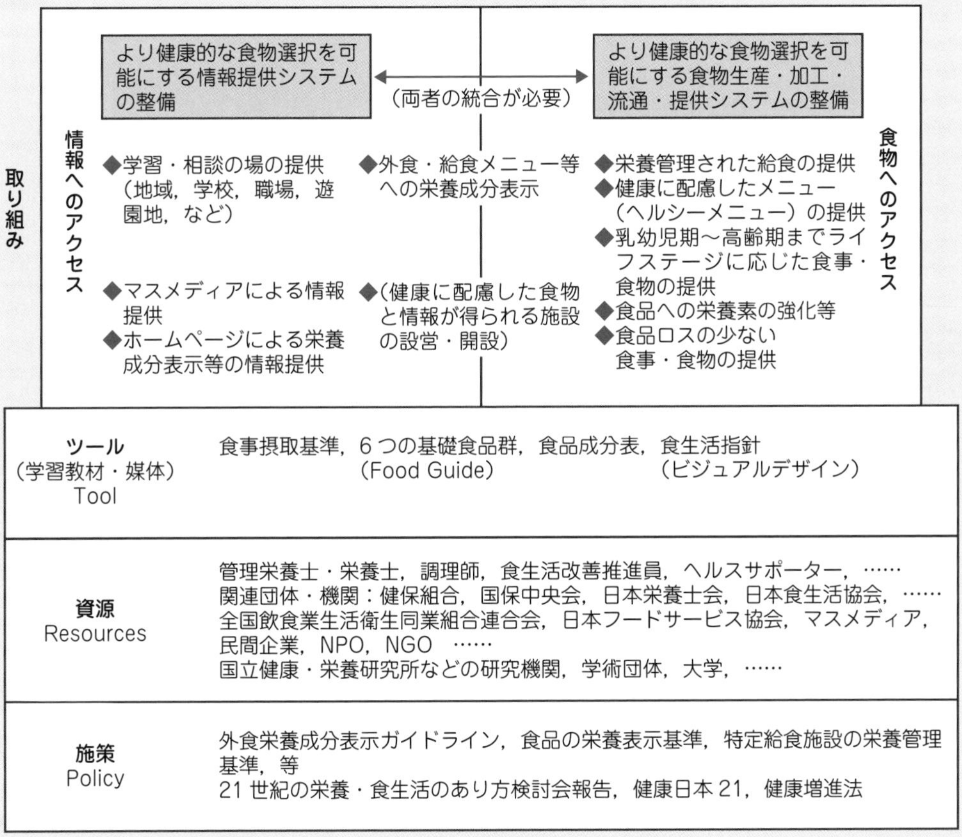

図 3-14 ● 食環境整備に関する施策，資源，ツール，取り組み

（厚生労働省：健康づくりのための食環境整備に関する検討会報告書．2004）

b）情報へのアクセス

情報へのアクセスとは，地域における栄養や食生活関連の情報，ならびに健康に関する情報の流れ，そのシステム全体を意味する．したがって，情報へのアクセス面の整備とは，ある一つの限られた場所，たとえば学校で子どもたちへどのような情報をどのように発信するかを個別に検討するといったことではなく，地域社会全体，国全体として，すべての人々が健康や栄養・食生活に関する正しい情報を的確に得られる状況を作ることである．また，一般消費者が健康的な食物を選択する拠りどころとなる情報提供という意味から「インフォームド・チョイス[注]」も重要である．

情報社会といわれる現代において，人々はさまざまな手段で食や健康に関する情報を入手している．2021 年の農林水産省の「食育に関する意識調査」によると，食に関する情報をどこから入手しているかについて，もっとも多いのはテレビ（74.9%）であり，次いでスーパーマーケットなど食品の購入場所（48.9%），新聞・雑誌（45.1%），家族とのやりとり（38.4%）であった．20 ～ 30 歳代の若い世代では，テレビ（62.8%），インターネット上のニュー

インフォームド・チョイス
十分な説明を受けたうえでの選択のこと．

スサイト（52.6％），スーパーマーケットなど食品の購入場所（45.6％）の順であった（**図3-15**）．食品や栄養に関する情報は，毎日マスメディアやインターネットを通じて大量に発信されている．しかし，これらの情報の中には，科学的根拠や信頼性が高いものから低いものまでさまざまである．

健康の維持・増進ならびに食生活との関連の深い生活習慣病やアレルギーへの対応の必要性から，原材料や食品成分・栄養成分は必要かつ重要な情報である．また，食品の生産，加工，流通が複雑化しているため，消費者にはそれらの過程がわかりにくい状況になっているが，食品の偽装表示や健康障害が社会問題となり，食の安全・安心のためには食品の生産・加工過程，成分に関する正しい情報が求められる．この対策の一つとして，食品の**トレーサビリティ**（traceability）注や**食品表示制度**があり，さまざまな法規や民間レベルの自主規制によって実施されている．食品に表示される内容として，名称，原材料名，内容量，消費（または賞味）期限，保存方法，製造業者などの項目のほか，アレルギー物質含有表示，遺伝子組換え食品の表示，栄養成分表示，保健機能食品における表示などがある．また，厚生労働省，農林水産省をはじめ，国立健康・栄養研究所のホームページに食品・栄養に関する科学的な情報が掲載されている．

トレーサビリティ（traceability）

トレース（trace：追跡）とアビリティ（ability：能力）を組み合わせた造語で，追跡可能性のこと．

このように，情報提供の環境は整備されはじめている．2011年の「健康日本21」最終評価において，知識・態度・行動レベルの項目である「外食や食品を購入するときに栄養成分表示を参考にする人の割合」は，男性25.0％，女性55.3％で，ベースライン時（男性20.1％，女性41.0％）と比べ，目標値（男性30％以上，女性55％以上）には達しなかったものの，改善傾向にあった（最終評価B）（表3-10，p65）．

今後は氾濫する情報のなかから信頼し得る情報を取捨選択できるメディアリテラシーの向上が課題である．それと同時に，管理栄養士・栄養士が食の専門職として，科学的根拠のある情報を分かりやすく正確に人々に発信していくことも重要である．

c）食物へのアクセスと情報へのアクセスの統合

食環境の整備として，健康的な食物がわかりやすく正しい情報を伴って提供される社会の仕組みづくり，すなわち，食物へのアクセスと情報へのアクセスの両面を統合した取り組みの推進が必要である．

たとえば，給食施設や外食産業，食品小売業などの従事者に，健康へ配慮した食事や食品の必要性が認識され，それによって健康づくりに役立つ食事や食品の提供が増え，同時に，その情報が消費者にわかりやすく示されることによって，消費者が選択し，飲食するという行動に結びつく一連の流れが考えられる．

「健康日本21」（第二次）においても，食環境の目標項目として「食品中の食塩や脂肪の低減に取り組む食品企業及び飲食店の登録数の増加」や「利用者に応じた食事の計画，調理及び栄養の評価，改善を実施している特定給食施設の割合の増加」がある（表3-11，p67）．食品中の食塩の低減は高血圧対策として費用対効果が高く，市販食品や外食の栄養成分の改善は，無関心層など行動変容しにくい層にも影響をもたらすことが期待される．また職

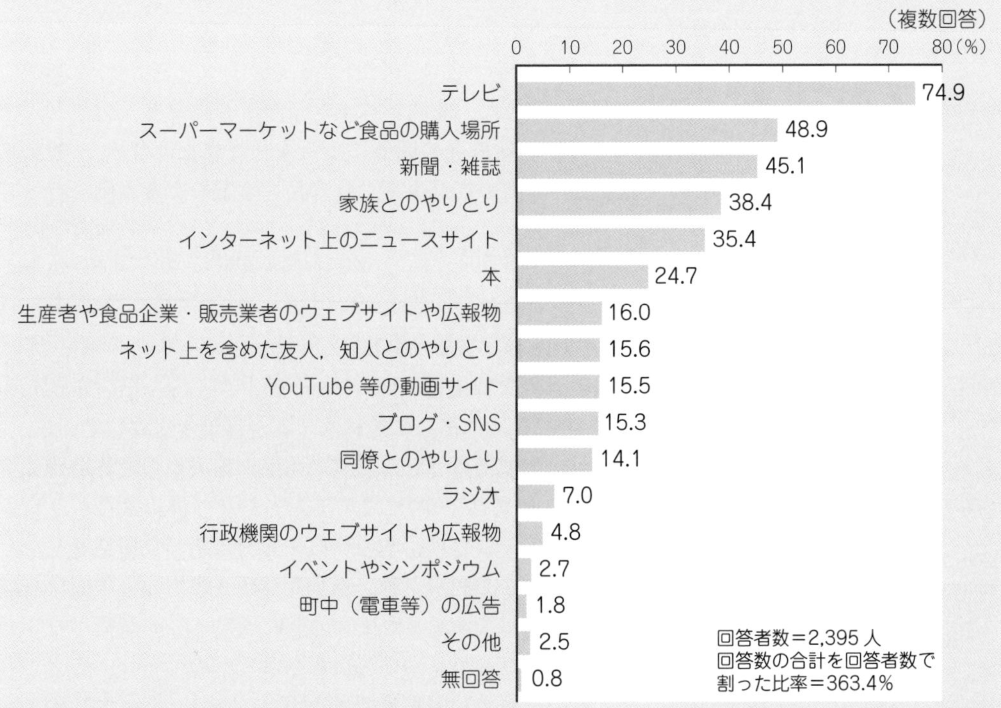

図 3-15 ●食に関する情報をどこから入手しているか

（農林水産省：食育に関する意識調査報告書，2021）

場の給食や栄養管理の改善が，利用者の体重コントロールや栄養改善につながる．

現在，食行動の変容を促し，食生活の自己管理を支援するために，外食における栄養成分表示，食事バランスガイドで図示したヘルシーメニューの提供，スーパーマーケットにおける健康的なメニューレシピの配布，各種の食品広告への食事バランスガイドの図示などの取り組みが推進されている．さらに 2015 年からは「日本人の長寿を支える『健康な食事』」も用いられている．これらに加え，健康的な食物選択に役立つ情報を，住民や利用者など，

COLUMN

フードファディズム

管理栄養士であると名乗ると，「○○を食べるとやせるって本当ですか？」「△△が身体に悪いって聞いたのですが……」という質問がくる．書籍でも「××は危ない」と書かれたものがベストセラーとなり，テレビで「やせる」と放映された食品が，翌日，売り切れるという現象も起こっている．このように一つの食材をめぐり，「いい」「悪い」との議論になることは珍しくない．これらは「フードファディズム（food faddism)」である．

フードファディズムとは，食べ物や栄養が健康や病気に与える影響を過大に評価したり信じることである．しかし，ある食品を全面否定するのも礼賛するのも誤りで，適量を摂取することが大切なのである．溢れる食情報を鵜呑みにせず，自ら情報を収集し，判断し，行動する力が必要である．また，これらを教育する環境の整備も重要である．

情報の受け手に対する学習の機会の提供が必要である．これらを担うのが**食生活改善推進員（ヘルスメイト）**（p167参照）やさまざまなNPO活動である．また，職能団体としての栄養士会は，全国レベル（日本栄養士会），都道府県レベル（都道府県栄養士会），地域レベル（保健所管内栄養士会など）で情報交換が行われ，各種の研修会の開催による人材育成をはじめ，「健康日本21」（第二次）や地方計画の推進事業，食育推進事業などを協働で行っている．

❸ 食環境

a）食料需給表（フードバランスシート）

食料需給表は，国際連合食糧農業機関（Food and Agriculture Organization; FAO）の作成の手引きに準拠して農林水産省が毎年度作成している．

食料需給表では，わが国で供給される食料の生産・輸入から最終消費に至る総量および可食部分（純食料），国民平均1人当たりの供給量ならびに供給栄養量が算出されている．食料自給率の算出や食料自給の長期見通しなどは，農業政策の基礎資料として利用され，過去から現在までの経年変化や国際比較を行うための指標として活用されている．ただし，この供給ベースの数値は，消費者などに届いた食料について計算されたものであり，必ずしも実際に摂取された食料の量および栄養量ではない．

b）食料の自給と食品ロス

食料安全保障（フードセキュリティ）のためには，平時からの食料の安定供給の確保・向上が必要である．食料自給率は，国内の食料消費が国産でどの程度まかなわれているかを示す指標で，わが国の食料自給率は，1960年度にはカロリーベースで79％であったが，近年は40％前後で推移している（**図3-16**）．2020年の先進諸国のカロリーベースの食料自給率はカナダ221％，オーストラリア173％，フランス117％，米国115％，スペイン94％，ドイツ84％，スウェーデン80％，オランダ61％である．日本はカロリーベースでも生産額ベースでも先進国中最低水準で，食料の多くを外国に依存しており，何らかの事態で外国からの食料供給が止まると，日本の食生活は大きな影響を被ることになる．日本の食料事情を示す指標として，2015年より**食料自給力**[注]，2020年より**食料国産率**[注]も示された．

食品生産・流通面での施策として，農林水産省は2020年の食料・農業・農村基本計画[注]において，2030年度の食料自給率の目標値をカロリーベースで45％，生産額ベースで75％とし，生産者，食品産業従事者，消費者，国レベルで目標達成のための具体的課題を設定している．また，2008年から，食料自給率向上に向けた国民運動「FOOD ACTION NIPPON[注]」が推進されている．

凶作や輸入の途絶など，不測の事態によって需給が逼迫するような場合でも，最低限の食料供給の確保が必要である．このため，**食料・農業・農村基本法**において，不測時における食料安全保障に関する規定を設け，国が必要な施策を講ずることを明らかにしている．食料安全保障のための取り組みとして，食料安全保障に係る状況の把握，平時からの安定供給の確保・向上，

食品ロス統計調査
2000年～2015年に農林水産省で実施された調査．世帯調査と外食産業調査があり，食品ロスの実態を把握し，食品の食べ残しや廃棄の減少に向けた取り組みなどの推進に資することを目的としている．調査が実施されていない年もあるが，2014年は世帯調査，2015年は外食産業調査が実施された．
世帯調査での食品ロス率は，食品使用量における食品ロス量（食べ残し重量，直接廃棄重量，過剰除去重量の合計）の割合を算出している．外食産業調査では「食べ残しの量の割合」「食べ残しのあったメニューの食数の割合」「食べ残しのあった調理品の食数の割合」を算出している．

食料自給力
わが国の農林水産業が有する食料の潜在生産能力を示す．

食料国産率
総合食料自給率が飼料自給率を反映しているのに対し，食料国産率は飼料自給率を反映せずに算出する．

食料・農業・農村基本計画
食料の安定供給等の観点から，食料・農業・農村基本法に基づいて政府が中長期的に取り組むべき方針を定めたもの．おおむね5年ごとに変更される．

FOOD ACTION NIPPON
民間企業・団体・行政等が一体となって推進する，国産農産物などの消費拡大の取り組み．

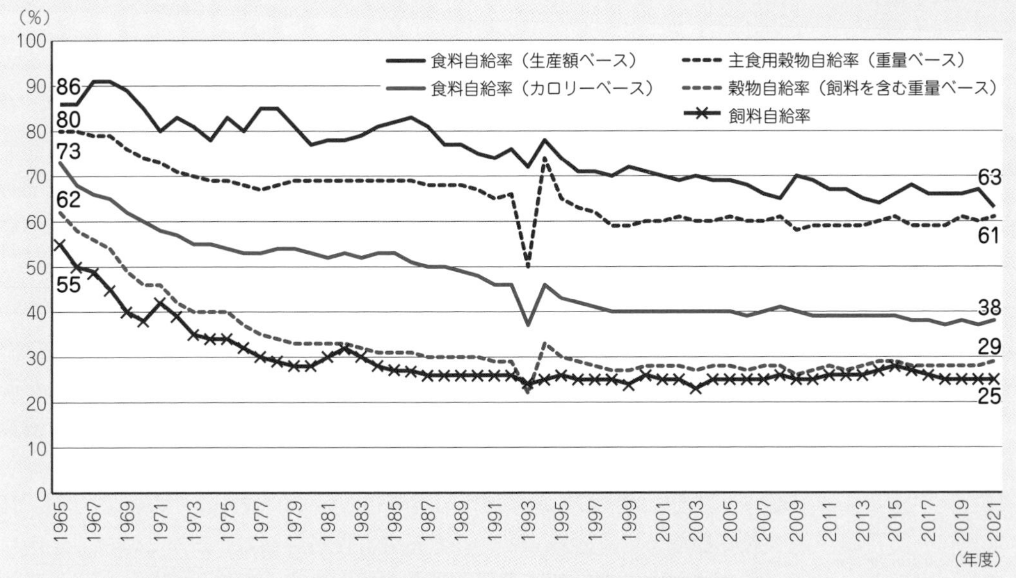

図 3-16 ● わが国の食料自給率の推移

（農林水産省：食料需給表をもとに作成／※ 2021 年度は概算値）

不測時の対応がある．

わが国では，年間食品廃棄物として 2,402 万 t が排出されている．このうち**食品ロス**（食べられる状態であるのに廃棄されているもの）は 523 万 t と推計されている（農林水産省・環境省，2021 年）．このような状況において，「食品ロス削減関係省庁等連絡会議」を構成する 5 省庁（消費者庁，文部科学省，農林水産省，経済産業省，環境省）が連携し，官民を挙げて食品ロス削減国民運動（NO-FOODLOSS プロジェクト）を展開している．今後も安定的な食生活を送るためには，食料自給率を上げて食料供給を安定させることに加え，食品・食材をむだなく大切に使うことが重要である．このためには食品製造事業者，食品流通事業者，外食産業事業者，消費者がそれぞれ取り組むことが必要である．食品製造事業者，食品流通事業者においては，**賞味期限**[注]が間近となった食品や，食品衛生上問題がない規格外品は，規格外品の性質を理解してもらえる小売店での販売や**フードバンク活動**[注]への寄贈など，できる限り食品として有効に活用することが必要である．消費者においては，賞味期限および**消費期限**[注]の意味の理解などが必要である．また，2016 年からの国連「**持続可能な開発のための 2030 アジェンダ**」の**持続可能な開発目標（SDGs）**のターゲットにも食料の損失・廃棄の削減が設定されており，食品ロスに関する国際的な関心が高まっている．

c）食料と流通

現代社会は食料の生産と消費の分離が進み，食料の国際流通が盛んである．それに伴い，食料が生産者から消費者へ届くまでの流通経路は複雑化し，食品衛生上の問題や偽装表示など，消費者に実態が分かりにくい．

賞味期限
期待されるすべての品質の保持が十分に可能であると認められる期限．

フードバンク活動
包装における破損や印字ミスなど，食品としての品質には問題がないが，通常の販売形態では支障がある食品・食材を，食品メーカーや小売店などから引き取り，福祉施設などへ無償提供する活動．

消費期限
その食品が腐敗，変敗や，その他の品質の劣化に伴い安全性を欠くおそれがないと認められる期限．

食品ロスの削減の推進に関する法律（食品ロス削減推進法）
国，地方公共団体，事業者，消費者等の多様な主体が連携し，国民運動として食品ロスの削減を推進するため，2019年に施行された．

食の安全・安心面への対策の一つとして，生産，加工，流通の過程を追跡できる「トレーサビリティシステム」がある．これにより，食品の安全性に関して，予期せぬ問題が生じた際の原因究明や，問題食品の追跡・回収を容易にするとともに，「食卓から農場まで」の過程を明らかにすることで，食品の安全性や品質，表示に対する消費者の信頼確保につながると考えられている．2003年に食品の安全性の確保に関する基本理念を定めた食品安全基本法が施行され，食品における国民危害のリスクを最小限にする「リスク分析」を基本にした取り組みが行われている．

また，農水産物などの生鮮物は腐敗しやすく，品質の低下を起こしやすいものが多いことから，1965年当時の科学技術庁資源調査から，いわゆる「コールドチェーン（低温流通）勧告」が出されて以来，低温流通の技術開発が進み，発達した道路や空路を利用し，生鮮食料の品質を保持して生産地と消費地を結んでいる．

他に，流通に関する地球環境への負荷について，「**フード・マイレージ**」（食料の輸送距離という意味）という考え方も提唱されている．これは，生産地から食卓までの距離が短い食料のほうが輸送に伴う環境への負荷が少ないであろうという仮説を前提としており，具体的には輸入相手国からの輸入量と距離（国内輸送は含まない）を乗じたもので，この値が大きいほど地球環境への負荷が大きいとされている．さらに近年，**フードデザート問題**（p32参照）など，国内の流通においても検討すべき問題があげられる．

d）食料の価格と経済

地球規模で食料が流通する現代において，食料の安定供給のためには経済的背景も考慮する必要がある．わが国の食料生産は小規模なものが多く，諸外国と比較し，一般的に価格が割高で，国際競争力が低い．そこで，国は生産者を保護する目的で，主要農産物についてはそれぞれの生産，流通，消費の実態に応じた各種の価格安定対策を設けている．

e）食物，食事の提供

食の外部化率が増加している現代において，外食の場などにおける健康的な食物提供・情報提供は重要であり，より健康的な食物選択の可能性が高まるような食物の生産，食品の製造，食事の提供をいっそう推進する必要があ

COLUMN

食の安全とリスク分析

食品中に含まれるハザード（危害要因）を摂取することによって，ヒトの健康に悪影響を及ぼす可能性がある場合に，その発生を防止し，またはそのリスク（悪影響が出る確率とその度合い）を最小限にするための枠組みをいう．リスク分析は，下の３つの要素からなり，これらが相互に作用し合うことによって，リスク分析はよりよい結果が得られる．

① リスク評価：安全性について科学的に評価（内閣府食品安全委員会）

② リスク管理：リスク評価結果に基づき使用基準・残留基準等を決定，監視（消費者庁，厚生労働省，農林水産省など）

③ リスクコミュニケーション：関係者とのリスク情報の共有・意見の交換（意見交換会，パブリックコメント）（消費者，事業者，行政機関など）

（資料：内閣府食品安全委員会．http://www.fsc.go.jp/）

る．また，1食当たりの量が適切でない食事による食べ過ぎ，食べ残しなどは，生活習慣病や食品ロスによる環境問題にもつながるため，1食当たりの提供量の適正化も必要である．

これらの**食環境の整備**を推進するには，食品製造業従事者，外食産業従事者などの健康づくりに関する認識を高める教育も必要である．また，特定給食施設においては，管理栄養士・栄養士によって，利用者に応じた食事の計画，調理および栄養の評価，改善が実施されていることが必要である．宅配食品などにおいては，食事療法用宅配食品等栄養指針に基づいた食品が提供されていること，健康に留意した減塩・低脂肪食品が開発され，販売されていることも食環境の整備である．これに関連するものとして「日本人の長寿を支える『健康な食事』」がある．

f）食品の表示制度

消費者に対して，食品の情報を提供するための手段の一つに表示がある．表示には，法律により義務づけられているもの，行政指導によるもの，業界や企業が自主的に実施しているものなどがある．

食品に関する表示が，食品を摂取する際の安全性の確保および自主的かつ合理的な食品の選択の機会の確保に関して重要な役割を果たしていることから，従来の食品衛生法，健康増進法，農林物資の規格化等に関する法律（JAS法）の食品表示に関する規定を統合し，食品の表示に関する包括的かつ一元的な制度として，2013年6月に消費者庁より**食品表示法**が公布され，2015年から施行された．食品表示に関する主な変更点は，アレルギー表示の変更，加工食品の栄養成分表示の義務化，機能性表示食品の制度の新設がある．

アレルゲンを含む食品に関する表示（アレルギー表示）

食物アレルギーをもつ人の健康危害の発生を予防する観点から，過去に一定の頻度で血圧低下，呼吸困難または意識障害などの重篤な健康危害がみられた症例をもとに，その際に食した食品のなかで明らかに特定された原材料について，アレルギー物質を含む特定原材料等として指定している．2013年より特定原材料に準ずるものに，ごま，カシューナッツが追加され，現在の対象品目は以下のとおりである．

・特定原材料（表示義務8品目）：えび，かに，くるみ，小麦，そば，卵，乳，落花生

・特定原材料に準ずるもの（表示を推奨20品目）：アーモンド，あわび，いか，いくら，オレンジ，カシューナッツ，キウイフルーツ，牛肉，ごま，さけ，さば，大豆，鶏肉，バナナ，豚肉，まつたけ，もも，やまいも，りんご，ゼラチン

栄養成分表示

食品表示法第4条の規定に基づき，消費者が食品を安全に摂取し，自主的かつ合理的に食品を選択するために必要な食品表示基準の一つである．消費者にとっては栄養成分表示を見ることを習慣化することで，適切な食品選択や栄養成分の過不足の確認などに役立てることができる．食品表示基準のなかに，食品に栄養成分を表示するときのルールが定められている．一般の消費者に販売する加工食品には，熱量およびたんぱく質，脂質，炭水化物，ナ

トリウム（食塩相当量に換算したもの）の栄養成分が義務表示となっている．また，任意表示の栄養成分の表示基準も定められている．

g）保健機能食品・特別用途食品等の各制度

保健機能食品とは，多種多様に販売されていた「いわゆる健康食品」のうち，保健機能食品と称するための一定の条件を満たしている食品である．食品衛生法および健康増進法に基づいた一定の要件を満たすことによって，健康に関わる有用性の表示を認められた食品で，「**特定保健用食品**」と「**栄養機能食品**」がある．これらの食品に対し，過度に期待して偏重して摂取する傾向を是正するため，2005年から「食生活は，主食，主菜，副菜を基本に，食事のバランスを」の表示が義務づけられている．前述の食品表示法で規定された機能性表示食品も保健機能食品に含まれる．

特別用途食品
の許可マーク

特定保健用食品
の許可マーク

特別用途食品

病者用，妊産婦用，授乳婦用，乳児用，えん下困難者用などの特別の用途について，健康増進法に基づき消費者庁の許可を受けて適する旨の表示をした食品のことである．許可（承認）された食品には許可（承認）証票がつけられる（p197参照）．

特定保健用食品（トクホ）

1991年に制度化され，健康増進法に基づく特別用途食品として位置づけられている．また，食品衛生法施行規則に基づく保健機能食品にも分類されている．食生活において特定の保健の目的で摂取する人に対し，その摂取により当該保健の目的が期待できる旨の表示をする．安全性と有効性が認められた食品であり，錠剤，カプセルなどの通常の食品の形態ではない食品も認可の対象となる．許可をするのは消費者庁である．

特定保健用食品は，従来から個別に審査し，総合的に適正と認められるものに表示が許可される「**個別許可型**[注]」があった．2005年に制度が見直され，①認可件数が多く，科学的根拠が蓄積したものについては，個別審査せず，規格基準の適合の有無によって許可をする「**規格基準型**[注]」が創設され，②科学的根拠が医学的・栄養学的に広く認められ，確立されているものに限り**疾病リスク低減表示**[注]が容認され，③科学的根拠のレベルには届かないものの，一定の有効性が確認される食品について「条件付き特定保健用食品」制度が創設された．

個別許可型
個々の製品ごとに審査して許可されるもの．

規格基準型
定められた規格基準に適合すると許可されるもの．

疾病リスク低減表示
現在認められているのは「若い女性の適切なカルシウム摂取が将来の骨粗鬆症になるリスクを低減」「女性の適切な葉酸摂取が神経管閉鎖障害をもつ子どもが生まれるリスクを低減」の２つ．

栄養機能食品

身体の健全な成長，発達，健康の維持に必要な栄養成分の補給・保管を目的としたもので，通常の食生活を行うことが難しく，1日に必要な栄養成分を摂取できない場合などに利用される．表示に関する規格基準に適合していれば，国への許可申請や届け出が不要な自己認証制の食品で，栄養成分の機能の表示をすることができる．栄養機能食品は，栄養表示基準（2003年，厚生労働省告示）により定められた機能性表示を行うことができる．

機能性表示食品

特定の保健の目的が期待できる（健康の維持および増進に役立つ）という食品の機能性を表示することができる制度として，機能性表示食品制度が2015年から始まった．機能性表示食品は，消費者庁長官に届け出た安全性や機能性に関する一定の科学的根拠に基づき，事業者の責任において表示を行うものである．特定保健用食品（トクホ）とは異なり，消費者庁長官の許可を受けたものではない．機能性表示食品の安全性および機能性に関する科学的根拠は消費者庁のウェブサイトなどに公開されている．なお，機能性表示食品は，疾病の診断，治療，予防を目的としたものではなく，疾病に罹患している者，未成年者，妊産婦（妊娠を計画している者を含む）および授乳婦を対象に開発された食品ではない．

栄養機能食品表示の対象栄養素

脂肪酸 1 種類（n-3 系脂肪酸）とミネラル 6 種類（亜鉛，カリウム，カルシウム，鉄，銅，マグネシウム）とビタミン 13 種類（ナイアシン，パントテン酸，ビオチン，ビタミン A，B_1，B_2，B_6，B_{12}，C，D，E，K，葉酸）である．

h）虚偽または誇大な広告等の禁止

2003 年に健康増進法が一部改正され，販売される食品についての広告や表示についての適正化のため，健康の保持増進効果等に関する虚偽または誇大広告等の禁止規定が盛り込まれた．これにより，著しく事実に相違する表示や著しく人を誤認させるような表示が禁止され，命令違反者には罰則措置（6 月以下の懲役または 100 万円以下の罰金）がとられることになった．

5）健康づくりのための指針・ツール

❶ 食生活指針

国民の食生活は平均的には豊かになったが，世帯間・個人間の格差が大きく，生活習慣病の増加を引き起こしていることを背景に，厚生省（現，厚生労働省）は 1985 年に，健康に及ぼす影響度，改善の緊急性，また将来に備えての過剰摂取の予防の必要性を考慮し，国民一人ひとりが食生活改善に取り組むよう，食生活で特に留意すべき 5 項目で構成される「**健康づくりのための食生活指針**」を策定した．

1990 年には，ライフステージの特性に応じた栄養面の特徴および食生活における問題点を踏まえた具体的な食生活の目標として「対象特性別食生活指針」が策定された（**表 3-15**）．この指針では，対象の特性に応じた目標として，成人病（現在の生活習慣病に該当）予防，成長（発育）期，女性（母性を含む），高齢者について示されている．

近年は，がん，心臓病，糖尿病などの生活習慣病が健康問題として大きな課題となっており，健康的な食生活の実践を含む生活習慣の見直しによる疾病の一次予防の推進が重要になっている．また，子どもの孤食や若年者の朝食欠食の増加などの問題のほか，食べ残しや食品の廃棄が増し，食料資源の浪費や環境への負荷が問題となってきている．これらの状況を踏まえ，2000 年に，国民の健康の増進，QOL の向上および食料の安定供給の確保を図るため，文部省（現，文部科学省），厚生省，農林水産省の 3 省合同によって食生活指針が策定・公表された．これをもとに，2016 年に改定され（**表 3-16**），肥満予防とともに高齢者の低栄養予防が重要な健康課題となっている現状を踏まえた内容となった．この食生活指針の大きな特徴は，食料生産・流通から食卓，健康へと幅広く食生活全体を視野に入れて作成されていることである．内容は QOL の向上を重視し，バランスのとれた食事内容を中心に，食料の安定供給や食文化，環境まで配慮したものとなっている．

内容は 10 の大項目と実践のための小項目から構成されており，大項目の

表 3-15 ●健康づくりのための食生活指針（対象特性別）

成人病予防のための食生活指針
1. いろいろ食べて成人病予防 ●主食，主菜，副菜をそろえ，目標は 1 日 30 食品 ●いろいろ食べても，食べ過ぎないように
2. 日常生活は食事と運動のバランスで ●食事はいつも腹八分目 ●運動十分で食事を楽しもう
3. 減塩で高血圧と胃がん予防 ●塩からい食品を避け，食塩摂取は 1 日 10 グラム以下 ●調理の工夫で，無理なく減塩
4. 脂肪を減らして心臓病予防 ●脂肪とコレステロール摂取を控えめに ●動物性脂肪，植物油，魚油をバランス良く
5. 生野菜で，緑黄色野菜でがん予防 ●生野菜，緑黄色野菜を毎食の食卓に
6. 食物繊維で便秘・大腸がんを予防 ●野菜，海藻をたっぷりと
7. カルシウムを十分にとって丈夫な骨づくり ●骨粗しょう症の予防は青壮年期から ●カルシウムに富む牛乳，小魚，海藻を
8. 甘いものは程々に ●糖分控えて肥満を予防
9. 禁煙，節酒で健康長寿 ●禁煙は百益あっても一害なし ●百薬の長アルコールも飲み方次第

女性（母性を含む）のための食生活指針
1. 食生活は健康と美のみなもと ●上手に食べて体の内から美しく ●無茶な減量，貧血のもと ●豊富な野菜で便秘を予防
2. 新しい生命と母に良い栄養 ●しっかり食べて，一人二役 ●日常の仕事，買い物，良い運動 ●酒とたばこの害から胎児を守ろう
3. 次の世代に賢い食習慣を ●うす味のおいしさを，愛児の舌にすり込もう ●自然な生活リズムを幼いときから ●よく噛んで，よーく味わう習慣を
4. 食事に愛とふれ合いを ●買ってきた加工食品にも手のぬくもりを ●朝食はみんなの努力で勢ぞろい ●食卓は「いただきます」で始まる今日の出来ごと報告会
5. 家族の食卓，主婦はドライバー ●食卓で，家族の顔見て健康管理 ●栄養バランスは，主婦のメニューで安全運転 ●調理自慢，味と見栄えに安全チェック
6. 働く女性は正しい食事で元気はつらつ ●体が資本，食で健康投資 ●外食は新しい料理を知る良い機会 ●食事づくりに趣味を見つけてストレス解消
7.「伝統」と「創造」で新しい食文化を ●「伝統」に「創造」を和えて，我が家の食文化 ●新しい生活の知恵で環境の変化に適応 ●食文化，あなたとわたしの積み重ね

成長期のための食生活指針
1. 子どもと親を結ぶ絆としての食事—乳児期— ●食事を通してのスキンシップを大切に ●母乳で育つ赤ちゃん，元気 ●離乳の完了，満 1 歳 ●いつでも活用，母子健康手帳
2. 食習慣の基礎作りとしての食事—幼児期— ●食事のリズム大切，規則的に ●何でも食べられる元気な子 ●うす味と和風料理に慣れさせよう ●与えよう，牛乳・乳製品を十分に ●一家そろって食べる食事の楽しさを ●心掛けよう，手づくりおやつの素晴らしさ ●保育所や幼稚園での食事にも関心を ●外遊び，親子そろって習慣に
3. 食習慣の完成期としての食事—学童期— ● 1 日 3 食規則的，バランスのとれた良い食事 ●飲もう，食べよう，牛乳・乳製品 ●十分に食べる習慣，野菜と果物 ●食べ過ぎや偏食なしの習慣を ●おやつには，いろんな食品や量に気配りを ●加工食品，インスタント食品の正しい利用 ●楽しもう，一家団らんおいしい食事 ●考えよう，学校給食のねらいと内容 ●つけさせよう，外に出て身体を動かす習慣を
4. 食生活の自立期としての食事—思春期— ●朝，昼，晩いつでもバランス良い食事 ●進んでとろう，牛乳・乳製品を ●十分に食べて健康，野菜と果物 ●食べ過ぎ，偏食，ダイエットにはご用心 ●偏らない，加工食品，インスタント食品に ●気をつけて夜食の内容，病気のもと ●楽しく食べよう，みんなで食事 ●気を配ろう，適度な運動，健康づくり

高齢者のための食生活指針
1. 低栄養に気をつけよう ●体重低下は黄信号
2. 調理の工夫で多様な食生活を ●何でも食べよう，だが食べすぎには気を付けて
3. 副食から食べよう ●年をとったらおかずが大切
4. 食生活をリズムに乗せよう ●食事はゆっくり欠かさずに
5. よく体を動かそう ●空腹感は最高の味付け
6. 食生活の知恵を身につけよう ●食生活の知恵は若さと健康づくりの羅針盤
7. おいしく，楽しく，食事をとろう ●豊かな心が育む健やかな高齢期

（厚生省：1990）

表 3-16 ●食生活指針（改定）

1．食事を楽しみましょう．

- ●毎日の食事で，健康寿命をのばしましょう．
- ●おいしい食事を，味わいながらゆっくりよく噛んで食べましょう．
- ●家族の団らんや人との交流を大切に，また，食事づくりに参加しましょう．

2．1日の食事のリズムから，健やかな生活リズムを．

- ●朝食で，いきいきした1日を始めましょう．
- ●夜食や間食はとりすぎないようにしましょう．
- ●飲酒はほどほどにしましょう．

3．適度な運動とバランスのよい食事で，適正体重の維持を．

- ●普段から体重を量り，食事量に気をつけましょう．
- ●普段から意識して身体を動かすようにしましょう．
- ●無理な減量はやめましょう．
- ●特に若年女性のやせ，高齢者の低栄養にも気をつけましょう．

4．主食，主菜，副菜を基本に，食事のバランスを．

- ●多様な食品を組み合わせましょう．
- ●調理方法が偏らないようにしましょう．
- ●手作りと外食や加工食品・調理食品を上手に組み合わせましょう．

5．ごはんなどの穀類をしっかりと．

- ●穀類を毎食とって，糖質からのエネルギー摂取を適正に保ちましょう．
- ●日本の気候・風土に適している米などの穀類を利用しましょう．

6．野菜・果物，牛乳・乳製品，豆類，魚なども組み合わせて．

- ●たっぷり野菜と毎日の果物で，ビタミン，ミネラル，食物繊維をとりましょう．
- ●牛乳・乳製品，緑黄色野菜，豆類，小魚などで，カルシウムを十分にとりましょう．

7．食塩は控えめに，脂肪は質と量を考えて．

- ●食塩の多い食品や料理を控えめにしましょう．食塩摂取量の目標値は，男性で1日8g未満，女性で7g未満とされています．
- ●動物，植物，魚由来の脂肪をバランスよくとりましょう．
- ●栄養成分表示を見て，食品や外食を選ぶ習慣を身につけましょう．

8．日本の食文化や地域の産物を活かし，郷土の味の継承を．

- ●「和食」をはじめとした日本の食文化を大切にして，日々の食生活に活かしましょう．
- ●地域の産物や旬の素材を使うとともに，行事食を取り入れながら，自然の恵みや四季の変化を楽しみましょう．
- ●食材に関する知識や調理技術を身につけましょう．
- ●地域や家庭で受け継がれてきた料理や作法を伝えていきましょう．

9．食料資源を大切に，無駄や廃棄の少ない食生活を．

- ●まだ食べられるのに廃棄されている食品ロスを減らしましょう．
- ●調理や保存を上手にして，食べ残しのない適量を心がけましょう．
- ●賞味期限や消費期限を考えて利用しましょう．

10．「食」に関する理解を深め，食生活を見直してみましょう．

- ●子供のころから，食生活を大切にしましょう．
- ●家庭や学校，地域で，食品の安全性を含めた「食」に関する知識や理解を深め，望ましい習慣を身につけましょう．
- ●家族や仲間と，食生活を考えたり，話し合ったりしてみましょう．
- ●自分たちの健康目標をつくり，よりよい食生活を目指しましょう．

（文部科学省，厚生労働省，農林水産省：2016年6月改定）

1，2は，QOLの向上に食生活が大きな役割を果たすことを強調している．また，大項目の3は適度な運動と食事，4～7はバランスのとれた食事内容，8は食料の安定供給や食文化への理解，9は食料資源や環境への配慮が示されている．項目の1，10が「……しましょう」と表現されているのは，まずは健全な食生活をどう楽しむかを考え，2～9の内容を実践するなかで，10では食生活を振り返り，改善するというPDCAサイクルの活用により実践を積み重ねていくことをねらいとしているからである．

さらに近年の若い女性に低体重（やせ）の者の割合が増加し，低出生体重児の割合も増加している．そこで2006年，妊娠期および授乳期の女性における望ましい食生活の実現に向け，「妊産婦のための食生活指針」が作成された．さらに2021年には，妊娠前からの食生活の重要性を明確にし，妊娠前から適切な食習慣を形成することを目指し，名称を「妊娠前からはじめる妊産婦のための食生活指針」に改定した（**表3-17**）．

❷ 身体活動・運動に関する指針

1989年に，厚生省は，健康を保持・増進させるための望ましい運動量の目安として「健康づくりのための運動所要量」を策定した．2006年に見直しが行われ，「健康づくりのための運動基準2006 ―身体活動・運動・体力― 報告書」および「健康づくりのための運動指針2006（エクササイズガイド2006）」が策定され，普及啓発が行われてきた．その後，身体活動に関する科学的知見の蓄積や2013年より「健康日本21（第二次）」が始まったことに伴い，同年3月に「健康づくりのための身体活動基準2013」および「**健康づくりのための身体活動指針（アクティブガイド）**」が策定された．「健康づくりのための身体活動基準2013」の概要を**表3-18**に示す．

「健康づくりのための身体活動基準2013」でのポイントは次のとおりである．①身体活動（＝生活活動および運動）全体に着目することの重要性から，名称を「運動基準」から「身体活動基準」に改めた．②身体活動の増加でリスクを低減できるものとして，従来の糖尿病・循環器疾患などに加え，がんやロコモティブシンドローム[注]・認知症が含まれることを明確化（システマティックレビューの対象疾患に追加）した．③子どもから高齢者までの基準を検討し，科学的根拠のあるものについて基準を設定した．④保健指導で運動指導を安全に推進するために具体的な判断・対応の手順を示した．⑤身体活動を推進するための社会環境整備を重視し，まちづくりや職場づくりにおける保健事業の活用例を紹介した．

「健康づくりのための身体活動指針（アクティブガイド）」は「健康づくりのための身体活動基準2013」をもとに，行動変容理論やソーシャルキャピタルの考え方を用いて，「今より10分多くからだを動かすこと」を「＋10（プラス・テン）」として，毎日をアクティブに暮らすための方法を具体的に紹介している．

体力
身体活動を行う能力に関連する複数の要素から構成され，その要素には持久力，筋力，バランス能力，柔軟性などがある．運動指針では，国民が自己評価することができる「持久力」と「筋力」を取り上げている．

メッツ
身体活動の強さを，安静時の何倍に相当するかで表す単位．座って安静にしている時が1メッツ（metabolic equivalents; METs）．普通歩行が3メッツ．

メッツ・時
身体活動の量を表す．強度（メッツ）に実施時間（時）をかけたもの．「健康づくりのための運動指針2006」では「エクササイズ」という単位とされていた．

ロコモティブシンドローム
「運動器症候群」と訳される．骨や関節の病気，筋力の低下，バランス能力の低下によって転倒・骨折しやすくなることで，運動器の障害のために自立度が低下し，介護が必要となる危険性の高い状態と定義される．

表 3-17 ● 妊娠前からはじめる妊産婦のための食生活指針
—妊娠前から，健康なからだづくりを

●妊娠前から，バランスのよい食事をしっかりとりましょう
●「主食」を中心に，エネルギーをしっかりと
●不足しがちなビタミン・ミネラルを，「副菜」でたっぷりと
●「主菜」を組み合わせてたんぱく質を十分に
●乳製品，緑黄色野菜，豆類，小魚などでカルシウムを十分に
●妊娠中の体重増加は，お母さんと赤ちゃんにとって望ましい量に
●母乳育児も，バランスのよい食生活のなかで
●無理なくからだを動かしましょう
●たばことお酒の害から赤ちゃんを守りましょう
●お母さんと赤ちゃんのからだと心のゆとりは，周囲のあたたかいサポートから

（厚生労働省：「妊娠前からはじめる妊産婦のための食生活指針—妊娠前から，健康なからだづくりを」解説要領．2021）

表 3-18 ● 健康づくりのための身体活動基準 2013 の概要

血糖・血圧・脂質に関する状況		身体活動（生活活動・運動）※1		運　動		体　力（うち全身持久力）
健診結果が基準範囲内	65 歳以上	強度を問わず，身体活動を毎日 40 分（＝ 10 メッツ・時 / 週）	※4 今より少しでも増やす（たとえば10分多く歩く）	－	※4 運動習慣をもつようにする（30分以上・週2日以上）	－
	18 ～ 64 歳	3 メッツ以上の強度の身体活動※2 を毎日 60 分（＝ 23 メッツ・時 / 週）		3 メッツ以上の強度の運動※3 を毎週 60 分（＝ 4 メッツ・時 / 週）		性・年代別に示した強度での運動を約 3 分間継続可能
	18 歳未満	－		－		－
血糖・血圧・脂質のいずれかが保健指導レベルの者		医療機関にかかっておらず，「身体活動のリスクに関するスクリーニングシート」でリスクがないことを確認できれば，対象者が運動開始前・実施中に自ら体調確認ができるよう支援したうえで，保健指導の一環としての運動指導を積極的に行う．				
リスク重複者またはすぐ受診を要する者		生活習慣病患者が積極的に運動をする際には，安全面での配慮がより特に重要になるので，まずかかりつけの医師に相談する．				

※ 1 「身体活動」は，「生活活動」と「運動」に分けられる．このうち，生活活動とは，日常生活における労働，家事，通勤・通学などの身体活動をさす．また，運動とは，スポーツ等の，特に体力の維持・向上を目的として計画的・意図的に実施し，継続性のある身体活動をさす．
※ 2 「3 メッツ以上の強度の身体活動」とは，歩行またはそれと同等以上の身体活動．
※ 3 「3 メッツ以上の強度の運動」とは，息が弾み汗をかく程度の運動．
※ 4 年齢別の基準とは別に，世代共通の方向性として示したもの．

（厚生労働省：健康づくりのための身体活動基準 2013 の概要．2013）

❸ 休養に関する指針

a）休養指針

1994 年，厚生省により，休養の普及・啓発を目的として「健康づくりのための休養指針」が示された（**表 3-19**）．

指針の策定に当たり，健康づくりのための休養の考え方として，休養には「休む」ことと「養う」ことの 2 つの機能が含まれるとされている．「休」の要素は主として，労働や活動などによって生じた心身の疲労を安静や睡眠などで解消することにより，疲労からの回復を図り，もとの活力をもった状態に戻し，健康の保持を図るものである．これに対して「養」の要素は，主体的に自らの身体的，精神的，社会的な機能を高めることにより，健康の潜在能力を高め，健康増進を図っていくものである．個人の健康状態や環境に応じて，受動的な「休」の要素と能動的な「養」の要素を上手に組み合わせることによって，健康づくりのための効果的な休養となるとされている．

b）睡眠指針

厚生労働省の 21 世紀における国民健康づくり運動として 2000 年より始まった健康日本 21（第一次）では，生活習慣改善の課題として栄養･食生活，身体活動・運動，休養・こころの健康づくりなどが取り上げられた．そのなかにおいて睡眠は休養・こころの健康づくりの中心課題として捉えられ，2003 年に「健康づくりのための睡眠指針～快適な睡眠のための睡眠のための 7 箇条～」が作られた．それから 10 年以上が経過し，睡眠に関する科学的知見が蓄積されていることや，2013 年から健康日本 21（第二次）が開始されたことから，睡眠の重要性についての普及・啓発のいっそうの推進が必要となった．

こうした状況のなかで，①科学的根拠に基づいた指針とすること，②ライフステージ・ライフスタイル別に記載すること，③生活習慣病・こころの健康に関する記述を充実すること，を改定の方向性として 2014 年 3 月に「健康づくりのための睡眠指針 2014 ～睡眠 12 箇条～」（**表 3-20**）が策定された．睡眠 12 箇条の第 1 条では総論，第 2 ～ 5 条では睡眠に関する基本的な科学的知見，第 6 ～ 10 条では予防や保健指導の方法，第 11 ～ 12 条では早期発見のための要点という構成となっている．

❹ 食事バランスガイド

a）食事バランスガイド策定の背景と目的

2005 年，厚生労働省と農林水産省から「食事バランスガイド」が示された．これは，2000 年に示された「食生活指針」を具体的な行動に結びつけるツールとして「何を」「どれだけ」食べたらよいのかという，「食事」の基本を身につける手引きであり，望ましい食事のとり方やおおよその量を分かりやすくイラストで示している（**図 3-17**）．

b）食事バランスガイドの内容

ガイドの名称は，食品（フード）ではなく，料理の組み合わせを基本とし，食べる行為も含めたことから，「食事」とし，食事はバランスが重要であることから「食事バランスガイド」とされた．イラストの形状はコマとし，食事のバランスが悪くなると倒れ，回転（運動）しないと安定しないということを表している．もっとも目につく上部から十分な摂取が望まれる主食，副菜，主菜の順に並び，その下に牛乳・乳製品と果物が並列して配置されており，実際の料理の組み立ては，1 食ごとの判断や選択が必要であるが，バランスとしては 1 日単位で考えるようになっている．

また，コマの軸に水分・お茶を配置し，その重要性が強調されている．菓

表 3-19 ●健康づくりのための休養指針

1. 生活にリズムを

- 早めに気付こう，自分のストレスに
- 睡眠は気持ちよい目覚めがバロメーター
- 入浴で，からだもこころもリフレッシュ
- 旅に出かけて，こころの切り換えを
- 休養と仕事のバランスで能率アップと過労防止

2. ゆとりの時間でみのりある休養を

- 1 日 30 分，自分の時間をみつけよう
- 活かそう休暇を，真の休養に
- ゆとりの中に，楽しみや生きがいを

3. 生活の中にオアシスを

- 身近な中にもいこいの大切さ
- 食事空間にもバラエティを
- 自然とのふれあいで感じよう，健康の息吹きを

4. 出会いときずなで豊かな人生を

- 見出そう，楽しく無理のない社会参加
- きずなの中ではぐくむ，クリエイティブ・ライフ

（厚生省：1994）

表 3-20 ●健康づくりのための睡眠指針 2014 ～睡眠 12 箇条～

第 1 条	良い睡眠で，からだもこころも健康に.
第 2 条	適度な運動，しっかり朝食，ねむりとめざめのメリハリを.
第 3 条	良い睡眠は，生活習慣病予防につながります.
第 4 条	睡眠による休養感は，こころの健康に重要です.
第 5 条	年齢や季節に応じて，ひるまの眠気で困らない程度の睡眠を.
第 6 条	良い睡眠のためには，環境づくりも重要です.
第 7 条	若年世代は夜更かし避けて，体内時計のリズムを保つ.
第 8 条	勤労世代の疲労回復・能率アップに，毎日十分な睡眠を.
第 9 条	熟年世代は朝晩メリハリ，ひるまに適度な運動で良い睡眠.
第 10 条	眠くなってから寝床に入り，起きる時刻は遅らせない.
第 11 条	いつもと違う睡眠には，要注意.
第 12 条	眠れない，その苦しみをかかえずに，専門家に相談を.

（厚生労働省：2014）

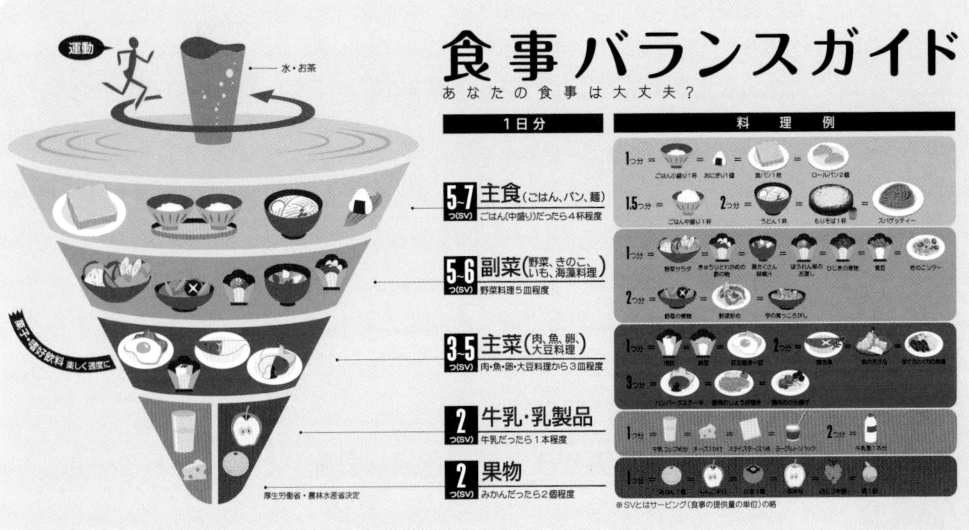

図 3-17 ●食事バランスガイドの基本形

（厚生労働省，農林水産省：フードガイド（仮称）検討会報告書 . 2005）

子・嗜好飲料はコマのひもとして「楽しく適度に」というコメントがつけられている.

料理を数える単位として「1つ（SV）」が用いられている.「SV」とはサービング（serving）の略であり，各料理の1回当たりの標準的な量を示したものである.

料理区分は主食，副菜，主菜という分類がされており，ご飯を中心におかずを組み合わせるという伝統的なわが国の食事パターンと一致させている.また，基本形のコマに示されている想定エネルギーは「2,200 ± 200 kcal」であり，ほとんどの成人女性と身体活動レベルの低い成人男性が含まれる.基本形のコマでは，主食は5～7つ（SV），副菜は5～6つ（SV），主菜は3～5つ（SV），牛乳・乳製品は2つ（SV），果物は2つ（SV）となっている.

料理の量の基準は，下記のとおりである.

・主食：炭水化物の供給源であるご飯，パン，麺・パスタを主材料とする料理が含まれ，主材料に由来する炭水化物 40 g を目安として 1 SV が設定されている.
・副菜：ビタミン，ミネラル，食物繊維などの供給源である野菜，いも，大豆を除く豆類，きのこ，海藻などを主材料とする料理が含まれ，主材料の重量 70 g を目安として 1 SV が設定されている.
・主菜：たんぱく質の供給源である肉，魚，卵，大豆・大豆製品などを主材料とする料理が含まれ，たんぱく質 6 g を目安として 1 SV が設定されている.
・牛乳・乳製品：カルシウムなどの供給源である牛乳，ヨーグルト，チーズなどが含まれ，カルシウム 100 mg を目安として 1 SV が設定されている.
・果物：ビタミンC，カリウムなどの供給源であるりんご，みかんなどの果物およびすいか，いちごなどの果実的な野菜が含まれ，主材料の重量 100 g を目安として 1 SV が設定されている.

c）食事バランスガイドの活用

食事バランスガイドの活用に当たっては，性，年齢，身体活動レベルに応じて，6歳以上に対応している（**図 3-18**）.また，妊産婦のための食事バランスガイドも提案されている.このほか，都道府県版食事バランスガイドも作成されており，郷土料理の SV 数といった情報提供がなされている.

❺ 食育ガイド

2012年に内閣府は，乳幼児から高齢者までの生涯にわたって，それぞれの世代に応じた具体的な食育の取り組みを実践するための食育ガイドを公表し，2019年に農林水産省が改訂した（https://www.maff.go.jp/j/syokuiku/guide/pdf/00_jp_guide.pdf）.

「健康な食事」のシンボルマーク

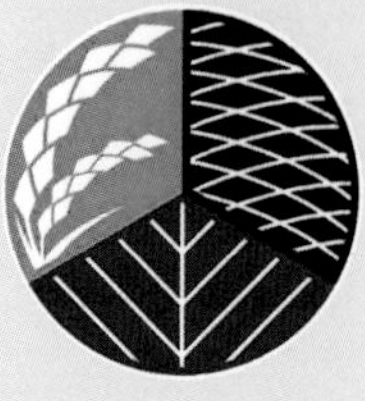

❻ 日本人の長寿を支える「健康な食事」とスマートミール

健康寿命の延伸の実現に向け，外食や中食《なかしょく》においても健康に資する食事を選択できる環境を整え，それと同時に適切な食事を選択するための情報提供の体制整備が必要である.2015年に厚生労働省より，日本人の長寿を支え

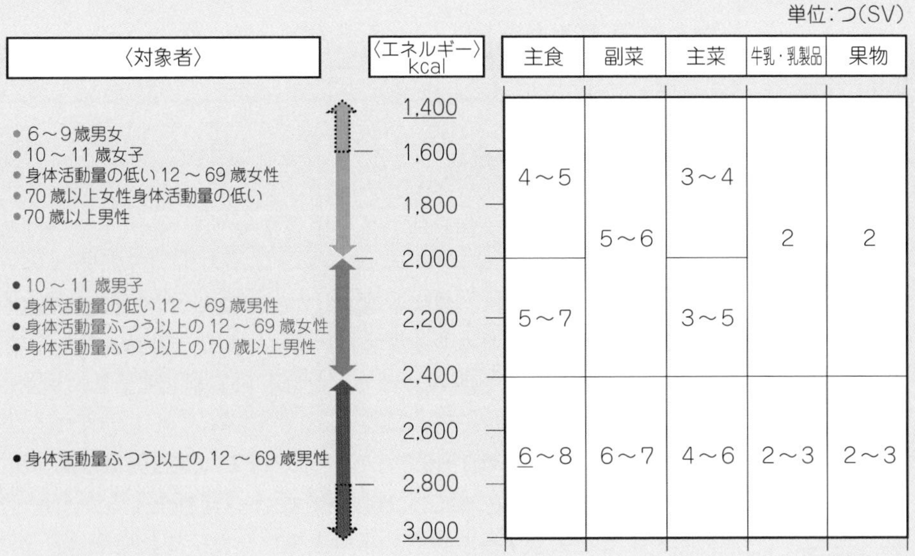

図 3-18 ● 食事摂取基準（2010年版）による対象者特性別，料理区分における摂取の目安

1日分の食事量は，活動（エネルギー）量に応じて，各料理区分における摂取の目安〔つ（SV）〕を参考にする．
2,200 ± 200 kcal の場合，副菜〔5〜6つ（SV）〕，主菜〔3〜5つ（SV）〕，牛乳・乳製品〔2つ（SV）〕，果物〔2つ（SV）〕は同じだが，主食の量と，主菜の内容（食材や調理法）や量を加減して，バランスの良い食事にする．
成長期で，身体活動レベルが特に高い場合は，主食，副菜，主菜について，必要に応じてSV数を増加させることで適宜対応する．

（厚生労働省，農林水産省：日本人の食事摂取基準（2010年版）の改定を踏まえた食事バランスガイドの変更点について．2010）

る「健康な食事」の普及に関する健康局長通知が示された（厚生労働省：「健康な食事」の普及について．健発0909第3号，2015年9月9日）．この通知で，シンボルマークおよび生活習慣病予防，その他の健康増進を目的として提供する食事の目安が示された．また，地方自治体や関係団体に対し，それぞれの地域や対象特性に合わせ，この目安などを活用・展開し，「健康な食事・食環境」について国民や社会の理解を求める活動の展開が求められた．

このようななか，日本栄養改善学会と日本給食経営管理学会を中心とした複数の学協会からなる「健康な食事・食環境」コンソーシアムが立ち上がり，「健康な食事・食環境」認証制度が行われている．健康に資する要素を含む栄養バランスのとれた食事の通称を「**スマートミール（Smart Meal）**」とし，基準（表6-11，p201）により，「健康な食事・食環境」コンソーシアムが審査・認証を行っている．認証が得られた施設は「健康な食事・食環境」のマークを使ってメニューやポップなどにより，スマートミールを提供している店舗であることをアピールすることができる．このような取り組みは，現在増加している**健康経営**[注]を掲げる企業においても，従業員の疾病予防を図るための給食経営管理において注目されている（p199参照）．

スマートミールのマーク

Smart Meal
スマートミール

健康経営

従業員などの健康管理を経営的な視点で考え，戦略的に実践すること．

7. 国民健康・栄養調査

1）意義，目的，方法

❶ 意義，目的

国民健康・栄養調査は，**健康増進法**（2002）に基づき「国民の健康の増進の総合的な推進を図るための基礎資料として，国民の身体の状況，栄養摂取量及び生活習慣の状況を明らかにするため」に実施している（法第 10 条第 1 項）.

この調査のはじまりは 1945 年までさかのぼる．連合国軍最高司令官総司令部（GHQ）は諸外国の緊急食糧援助を受ける資料を得るために「一般住民の栄養調査を実施すべき旨」の指令を発出した．これを受け日本政府は，1945 年 12 月に東京都下の約 3,500 世帯，約 32,000 人を対象に栄養摂取状況調査（食事調査），身体状況調査を実施した．それ以降，順次全国へ拡大し，1952 年からは栄養改善法に基づく「国民栄養調査」として実施した．これが現在の国民健康・栄養調査のはじまりである.

当初の課題は，栄養欠乏が主眼であったが，成人病（生活習慣病）が問題視されていくなか，血圧や血液検査項目，歩行数調査など，健康状態や生活習慣に関する調査項目を追加するとともに，国民栄養調査と同時に循環器疾患基礎調査や糖尿病実態調査，歯科疾患実態調査など健康づくり全般に関わる調査と組み合わせて行うようになった．2002 年，当時の「医療制度改革」に合わせて健康増進政策をより強化することを目的として，栄養改善法が廃止されて健康増進法が成立したのを受け，栄養・食生活の調査中心から，健康・栄養状態に関わるさまざまな事項について調査する役目を担う「国民健康・栄養調査」となった.

わが国では，国民栄養調査，国民健康・栄養調査を通じて，その調査結果を国民健康づくり対策の策定や，食事摂取基準の策定，また食品分野のリスク評価などさまざまな施策立案や評価に用いてきた. 都道府県等においても，この調査と同時に地方自治体独自の健康・栄養調査を行う機会となっており，地域における健康・栄養状態を評価する重要な役割を担っている.

「健康な食事」の展開
厚生労働省から「生活習慣病予防その他の健康増進を目的として提供する食事の普及に係る実施の手引」も用意されており，事業者が提供する食事のレシピ考案や，生活習慣病予防などを目的とした料理教室などに活用できるようになっている.

栄養学雑誌
栄養学雑誌（日本栄養改善学会）は 2022 年で創刊 80 年を迎えた歴史ある学術雑誌である．創刊時からの文献は下記の URL で見ることができる．1946 年 1-2 号には GHQ 公衆衛生福祉部長サムズ大佐の講演内容が，1948 年 1 号には 1945 年に行われた「東京都民の榮養状況に關する調査研究（第 1 報）」の報告が掲載され，当時の栄養状態やその対策を垣間見ることができ，一見の価値がある（https://www.jstage.jst.go.jp/browse/eiyogakuzashi/-char/ja/).

❷ 方法

a）調査対象者

国民健康・栄養調査は，日本国民を母集団とした**標本調査**である．調査対象の選定は，毎年，厚生労働大臣が調査地区を定め，その地区内において都道府県知事・保健所設置市長・特別区長（以下，知事等）が調査世帯を指定（法第 11 条第 1 項）し，その世帯主に対して通知する〔健康増進法施行規則（以下，規則）第 2 条第 2 項〕.

国民健康・栄養調査における調査客体は，同年に実施した国民生活基礎調査で設定した単位区（おおよそ25世帯）から**無作為抽出**（規則第2条第1項）した300単位区内の世帯（約6,000世帯）および当該世帯の満1歳以上の世帯員（約15,000人）となっている（**図3-19**）．健康日本21（第二次）の推進に合わせて**地域間の格差**を把握するため，2012年は調査地区数を拡大して大規模調査[注]を実施した．以後，大規模調査は健康日本21のベースライン値の把握や評価に合わせて4年おきに実施している（2020年は新型コロナウイルス感染症のため中止）．

大規模調査
通常年の約4倍の対象者数により実施する．

b）調査時期と項目

国民健康・栄養調査は，1972年以降は毎年11月に年1回実施している．

国民健康・栄養調査は，身体状況調査，栄養摂取状況調査および生活習慣調査からなり（規則第1条），主な調査項目と対象年齢は**表3-21**のとおりである．なお，対象年齢は11月1日現在を基準にする．

調査の企画に当たっては，国民の身体の状況，栄養素摂取量および生活習慣の状況の基礎となる項目は経年的に把握できるようにし，健康日本21（第二次）の指標となっている項目は，毎年もしくは周期的に把握できるように検討している．また調査結果の概要と報告書の公表は，いずれも調査1年後を目途に行えるように集計，解析している．

c）各調査の実施方法

身体状況調査

身体状況調査は，対象世帯の世帯員を対象とし，被調査者の集合に便利な会場（例：公民館など）を設けて実施している．対象者の都合を考慮して昼間だけでなく夜間も実施するなど，多くの対象者が協力しやすいよう工夫している．原則として会場で測定をするが，どうしても会場に来ることができない対象者の場合には，身長，体重，腹囲に限って家庭で調査員が測定したもの，対象者が測定したもの（自己申告）も可としている．

身長や体重，腹囲，血圧等の測定に当たっては，多施設多調査員で実施することから，その器具，測定方法は細かに指定されて標準化を図っている．問診についても，その判断基準を統一している．

栄養摂取状況調査

調査は，11月中の日曜日および祝日を除く任意の1日に実施している．調査日は祝祭日，冠婚葬祭その他特別に食物摂取に変化のある日を避け，対象世帯においてなるべく通常の食事をとる日に実施している．調査開始前に世帯ごとに調査票を配布し，世帯の代表者あるいは食事づくり担当者に面接のうえ，記入方法の説明を行っている．各世帯で記入された調査票は，管理栄養士等が各世帯への訪問もしくは身体状況調査の会場において，面接で確認のうえ回収を行っている．

栄養摂取状況調査票は，「Ⅰ　世帯状況」「Ⅱ　食事状況」「身体状況」および「食物摂取状況調査」の4つで構成している．

「Ⅰ　世帯状況」は調査世帯の世帯員について，氏名，性別，生年月日，妊娠授乳の状況，仕事の種類を記載する．調査対象者は，調査日現在，調査対象世帯に在住して食生活をともにしている者としている．

「Ⅱ　食事状況」は調査期間（1日間）の各食事について，主菜（主菜を食

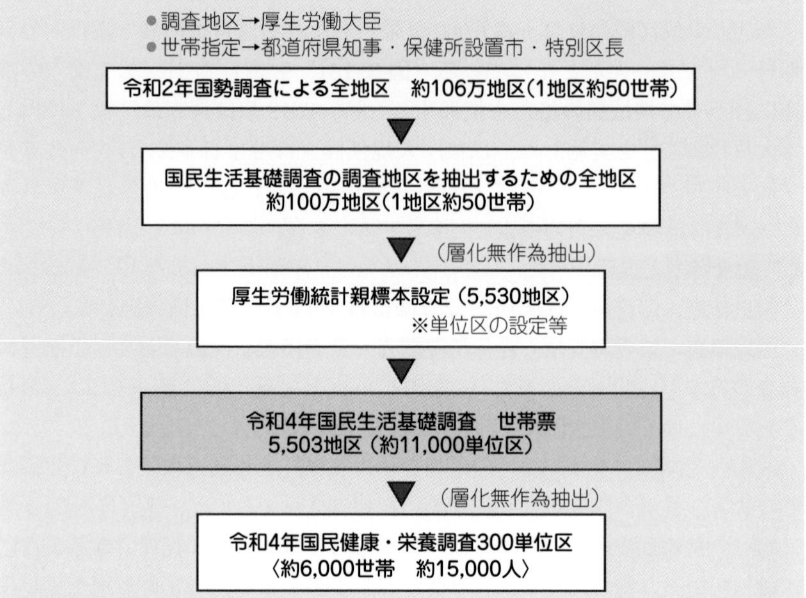

図 3-19 ●国民健康・栄養調査の客体設定〔令和 4（2022）年調査の例〕

表 3-21 ●国民健康・栄養調査における主な調査項目

1．身体状況調査票
1）身長（満 1 歳以上） 2）体重（満 1 歳以上） 3）腹囲（満 20 歳以上） 4）血圧（満 20 歳以上）〔電子圧力柱（擬似水銀）血圧計で 2 回測定〕 5）血液検査（満 20 歳以上）〔20 項目〕，食後時間の把握 6）問診（満 20 歳以上） ① 服薬状況〔血圧を下げる薬，脈の乱れを治す薬，コレステロールを下げる薬，中性脂肪（トリグリセライド）を下げる薬，貧血治療のための薬（鉄剤）〕 ② 糖尿病診断，治療，インスリン注射または血糖を下げる薬，生活習慣の改善の取り組みの状況の有無 ③ 医師等からの運動禁止の有無 ④ 運動習慣（1 週間の運動日数，運動を行う日の平均運動時間，運動の継続年数）
2．栄養摂取状況調査票（満 1 歳以上）
1）世帯状況：氏名，生年月日，性別，妊娠（週数）・授乳，仕事の種類 2）食事状況：家庭食・外食・調理済み食・給食・欠食等の区分 3）身体状況：1 日の身体活動量（歩数）（満 20 歳以上），歩数計の装着状況 4）食物摂取状況：料理名，食品名，使用量（重量または目安量），廃棄量，氏名および食べた量（割合）・残食
3．生活習慣調査票〔質問紙調査〕（満 20 歳以上）
食生活，身体活動・運動，休養（睡眠），飲酒，喫煙，歯の健康等に関する生活習慣全般を把握する．

※調査年の重点テーマ等により，調査項目や対象年齢は変更がある．

べていない場合は主食）が家庭で調理されたものかどうか，家で食べたか外で食べたかの組み合わせで，「家庭食」「調理済み食」「外食」を選択する．これら以外には，「給食」「菓子，果物，乳製品，嗜好飲料などの食品のみ食べた場合」「錠剤・カプセル・顆粒状のビタミン・ミネラル，栄養ドリンク剤などの食品」「何も口にしなかった（水のみ飲んだ場合も含む）」に分類する．

「身体状況」は，1日の身体活動量（歩数）を歩数計で測定して記録する．また，調査日の歩数計の装着状況（朝起きてから寝るまで，ほぼずっと着けていたか）の確認欄を設けている．

「食物摂取状況調査」は，調査期間（1日間）の朝食・昼食・夕食・間食別に，家族全員が食べたり飲んだりしたものすべてについて，料理名，食品名，使用量，食べた量（割合），残食を記録する．この調査は世帯単位での調査を基本とし，世帯で食べた料理（食物）を家族（各世帯員）でどのように分けて食べたのか，また残食したのか，その比率（**案分比率**）を記録し，各食品の総重量と個人ごとの比率より個人の摂取量を推定する方法を用いている．各食品の重量は，対象者に秤を用いて**秤量**《ひょうりょう》記入させるが，秤量が困難な場合や，外食などについては**目安量**をもって記入させる．

調査員である管理栄養士等は，調査票の回収における面接において，フードモデルなどのツールを用いて記入状況を確認し，より正確な把握ができるよう多くの努力がなされている．加工食品や飲料などは，容器，包装などを保存させるなど，内容確認を行いやすくするとともに，できるだけ食べた状態が評価できるような工夫をしている保健所も多い．また，調査票自体に記入することが困難な世帯などもあり，保健所の調査員は聞き取りながら記入したり，メモを書き写すなどして，一つひとつの情報を生かすために真摯な努力が重ねられている．調査票は，対象者が記入した内容を専用のソフト「食事しらべ」に入力したデータとともに国へ提出する．

エネルギーおよび栄養素摂取量は，加熱調理による重量変化や成分変化を考慮し，なるべく口に入る状態を把握している．つまり「ゆで」「焼き」「油いため」などの調理後の食品が収載されている場合はこれを用い，「生」の食品しか収載がない食品は，成分表に収載されている調理による「重量変化

COLUMN

食事調査におけるツール

食事調査において，対象者に対して記載内容を確認する際に活用できるツールとしては，フードモデルや食器類，書籍などがあげられる．ツールを活用することは，比較的短時間に精度の高い重量（容量）の把握が可能となり，確認に要する時間を短縮し，負担を軽減できるなどのメリットがある．しかし，世帯を訪問する際にフードモデルを持ち運ぶことは困難であったり，高価で調査員分を揃えることができない場合も多い．

医薬基盤・健康・栄養研究所では，食器や，食物などの大きさ・厚さを示す図形を実物サイズで示した栄養摂取状況調査のための「標準的図版ツール」（本シリーズ第4巻，Chapter 3参照）を作成し，希望する自治体に提供している．この図版ツールは別冊として，該当の食器に盛り付けた時の標準的な重量や容量もまとめており，面接時に図版を示して「○○と同じくらいの湯飲みに八分目まで入れてお茶を飲んだ」と聞き取ることができれば，摂取量を推定することが容易となる．紙面という限界はあるが持ち運びも容易であり，手で大きさなどを確認するより有用である．このような図版ツールは，米国やフィンランドなどの国民健康・栄養調査においても使用されている．

このほかにも，同研究所はホームページに「健康栄養調査に関する情報のページ」を設け，調査のポイントなど，調査の現場で有用となる情報を提供している．さらに保健所管理栄養士等を対象にした技術セミナーを開催するなど，信頼性の高い調査の実施に向けて地道な取り組みを行っている．（医薬基盤・健康・栄養研究所：健康栄養調査に関する情報のページ．http://www.nibiohn.go.jp/eiken/chosa/kenkoeiyo.html）

率」「成分変化率」を加味して計算をする．

食品の選択に当たっては「食品番号表」を用意している．これは日本食品標準成分表の収載食品を基本とし（家庭で通常使用されない一部食品を除く），成分表に収載されていないが出現頻度の高い食品や，乾物食品の水戻し，外食，惣菜などの独自の料理を追加している．

「食物摂取状況調査」は対象者からの情報をもとに処理をするが，摂取した食品やその重量の情報が十分でない場合，調査員による食品選択や重量変換の不統一により生じる誤差を極力少なくする必要がある．そのため，食品番号表にはさまざまな工夫がなされている．同一食品で複数の食品番号がある（豆腐，しょうゆなど）が，特定する十分な情報が得られない場合のために，選択を優先すべき食品を大きな字や「＊」で示している．目安量で記載された食品・調味料の重量変換のために，「目安単位・重量表」を示している．さらに調味料の重量が不明な場合は，代表的な料理の素材重量に対する調味料の割合や揚げ物の吸油率を示した「調味料の割合・吸油率表」をもとに算出が可能である．

国民健康・栄養調査は多数の調査員で行われるため，どの調査員でも一定の水準で処理ができるよう，このような工夫（標準化）がなされ，調査精度の向上に努めている．

生活習慣調査

留置き法による質問紙調査またはオンライン調査とし，対象世帯の世帯員のうち調査対象年齢以上（調査項目により毎年調査年齢が異なる）の全員に調査票を配付して記入させる．

生活習慣調査からは，喫煙率，飲酒習慣者の割合，食習慣や身体活動等の改善の意欲，食生活等の指導経験の有無など，生活習慣に関する多くの指標が求められる．

2）法的位置づけ，調査の組織体制

❶ 法的位置づけ

国民健康・栄養調査は，健康増進法に基づき実施している．

調査の実施や，調査地区・世帯の設定，調査の集計体制，調査項目などについて，政令（健康増進法施行令），厚生労働省令（健康増進法施行規則）を含めて位置づけられている．

毎年の調査実施に当たっては，「国民健康・栄養調査必携」が編纂され，これに基づき実施することにより精度管理がなされている．

❷ 調査組織体制

国民健康・栄養調査の実施体制について**図 3-20** に示した．

国民健康・栄養調査の企画，解析に当たっては，厚生労働省に専門家からなる「国民健康・栄養調査企画解析検討会」が設置され，調査設計およびその解析について専門的な立場から意見を聞いている．調査票などはこの検討会での議論を経て決定される．

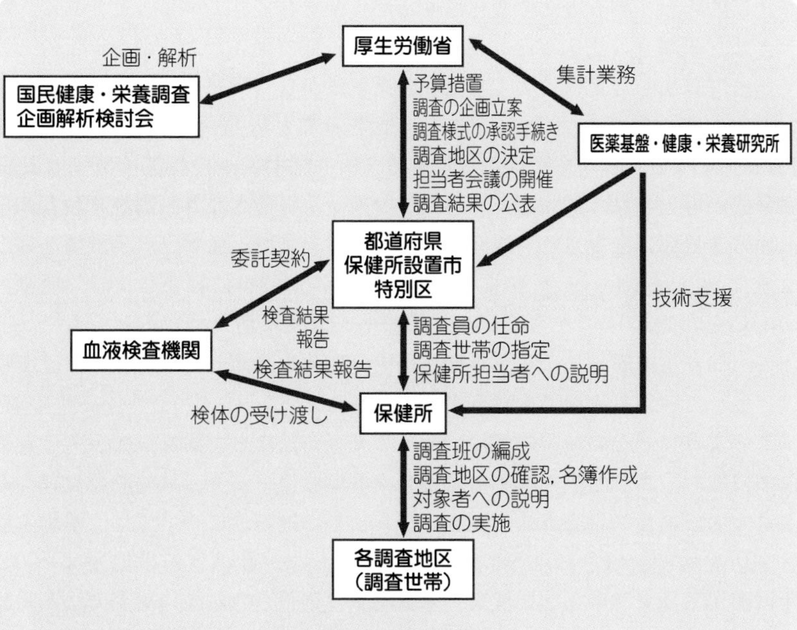

図 3-20 ● 国民健康・栄養調査の実施体制

知事等は，その管轄区域内の国民健康・栄養調査の執行に関する事務を行う（法第 10 条第 3 項）．調査は国（厚生労働省）が行うものであるが，適正な調査を行うために，その実務を委任している（法第 68 条）．調査に要する費用は，国が負担している（法第 13 条）．

実際に調査を行うのは，調査地区を管轄する保健所である．保健所では，保健所長を班長とする調査班が設けられて，医師，管理栄養士，保健師等の知事等から任命を受けた国民健康・栄養調査員（法第 12 条第 1 項，規則第 3 条第 1 項）が調査の実施に当たる．

回収された調査票は，保健所での確認後，都道府県庁，保健所設置市庁，特別区庁がそれぞれの管内を取りまとめて，厚生労働省に提出する．調査の集計は，医薬基盤・健康・栄養研究所が担っている（法第 10 条第 2 項）．

医薬基盤・健康・栄養研究所

国立健康・栄養研究所は，2015 年に医薬基盤研究所と統合し，「医薬基盤・健康・栄養研究所」となった．両研究所の統合により，生活習慣病対策や医薬品と食品の相互作用に関する研究の促進などが期待される．

3）調査結果の解釈・評価とその活用

❶ 調査結果の解釈・評価

わが国では 70 年以上にわたり，国民のエネルギーおよび栄養素摂取量や食品群別摂取量，身体の状況，生活習慣について，毎年調査を実施してモニタリングしている．国民健康・栄養調査の結果は，概要と報告書が厚生労働省ホームページに掲載されている．2002 年までの国民栄養調査の結果は，各年の主要な結果がデータベース化され，医薬基盤・健康・栄養研究所ホームページで公開されている．

調査結果をみていくうえで注意しなければならないことの一つに，調査は時代に即応して調査方法を変化させながら発展してきていることである．たとえば食事調査方法をみると，以前は世帯一括で調査したものを世帯の人数で割って算出した世帯員1人当たりの摂取量から，国民の摂取量を推定していた（個人の特性，たとえば性・年齢階級ごとの集計はできなかった）．1972年には年4回（季節）から年1回（秋・11月）へ，1995年からは**比例案分法**が導入されて個人ごとの摂取量の推定が可能となり，調査日数も3日間から1日間に変更され，現在に至っている．また，栄養素等摂取量を算出する食品成分表も，2000年までは厚生労働省が独自に編纂した成分表を用いていたが，2001年からは日本食品標準成分表に切り替わるとともに，前述のとおり加熱調理による重量変化や成分変化を考慮して，できるだけ実際に摂取した状態での評価を行うようになった．

このように，その時々の状況に応じて調査方法などが異なっていることを念頭に置き，調査結果の経年的変化をみる場合は，調査方法の確認を行うことも大切である．調査方法の変更に伴う結果の連続性については，厚生労働科学研究班で検討された報告がある．喫煙および飲酒習慣の把握は，2003年に国民栄養調査から国民健康・栄養調査に移行される際に調査方法が問診から質問紙へ切り替わった．この変化による連続性は，喫煙習慣は新旧調査でほぼ同様の結果を得られていることが確認されたが，飲酒習慣は一致度が低く経年的に比較することは問題があると報告している．また血圧の測定回数の変更（1回から2回測定），血液検査の精度管理についても検討し，いずれも連続性に問題はないと報告している．

❷ 調査結果の活用

国は国民健康・栄養調査の結果をさまざまな施策立案や評価に活用している．

健康日本21（第二次）では，5つの基本的方向に基づいた具体的な目標53項目のうち21項目で，国民健康・栄養調査がデータソースとして活用されている．これらデータは，調査年ごとに重点テーマを設けて計画的に把握している．

2022年10月に公表された「健康日本21（第二次）」最終評価報告書をみると，栄養・食生活の目標項目「適切な量と質の食事をとる者の割合」のうち「食塩摂取量の減少」では，策定時のベースライン値として2010年，最終評価時として2019年の国民健康・栄養調査で得た摂取量を用いて評価している．さらに国民健康・栄養調査の年次推移データを活用して減少率を解析し，目標値到達に向けた現状値の動きが分かるよう，見える化・魅せる化する工夫も行われている（**図3-21**）．このように国民健康・栄養調査によって，毎年継続的に国民の健康・栄養状態をモニタリングすることは，経年的な変化や世代間の変化などの評価につながり，健康・栄養に関する課題と対策の抽出に役立てられている．

また2012年から4年おきに対象者を増やした大規模調査が行われ，体格や生活習慣に関する地域差（都道府県間）の比較が行われている（**図3-22**）．これにより，都道府県それぞれの栄養・食生活上の課題が明確になり，地域の優先課題に応じた施策の展開に生かされている．

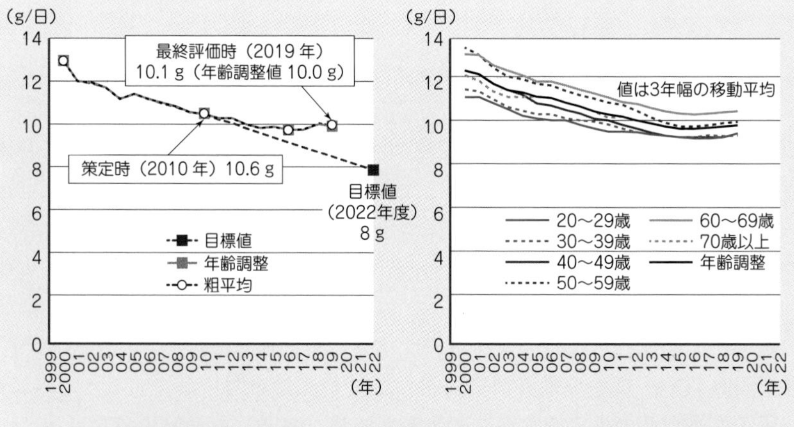

図 3-21 ●健康日本 21（第二次）最終評価で示された食塩摂取量の平均値の年次推移

データソース：2002 年までは厚生労働省「国民栄養調査」，2003 年以降は厚生労働省「国民健康・栄養調査」

〈評価〉

食塩摂取量の平均値（2010 年の調査実施人数を基準とした年齢調整平均）は，ベースラインの 2010 年と比較して有意に減少したものの，目標値には達していない．また，目標年度までに目標達成することが危ぶまれる．経年的な推移の分析では，2010 ～ 2016 年は有意に減少し，2016 ～ 2019 年は有意な増減がない．

（厚生労働省：「健康日本 21（第二次）」最終評価報告書を改変）

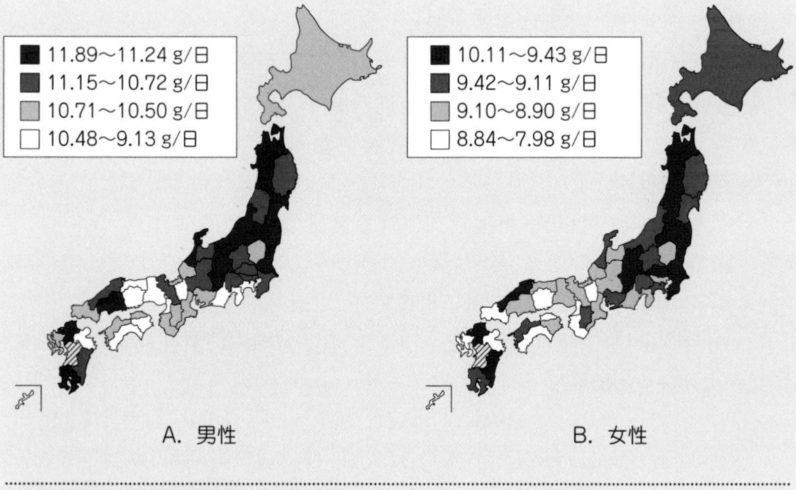

図 3-22 ●食塩摂取量の平均値（20 歳以上，都道府県別）

※地震，台風の影響により一部地区は調査を実施していない．

（厚生労働省：平成 28 年国民健康・栄養調査結果，2017 をもとに作成）

国民健康・栄養調査は，健康日本 21（第二次）以外にも，日本人の食事摂取基準における参照体位や目安量・目標量の設定，食品添加物や残留農薬に関わる規格基準の策定などの施策にも活用されている．また肥満や喫煙率等の結果は，WHO や OECD などの国際機関に提供され，世界の健康状態を評価する資料としても活用されている．

8. 食料需給

1）わが国の食料需給

❶ 食料需給表

食料需給表（food balance sheets）は，食料需給の全般的な動向，供給量の水準とその構成，食料消費構造の変化などを把握するため，わが国で供給される食料の生産から最終消費に至るまでの総量を明らかにするとともに，国民1人当たりの供給純食料，エネルギー量（熱量）ならびに栄養素量（たんぱく質，脂質）を示している．食料自給率算出の基礎としても活用され，わが国では毎年4月1日～翌年3月31日の年度ごとに，当該年度の10月1日現在の総人口をもとに算出される．

食料需給表は，原則として国際連合食糧農業機関（Food and Agriculture Organization; FAO）の標準化された手引に準拠し作成されている．このため，国際間のデータをそのまま比較することは基本的に可能である．なお，わが国では農林水産省によって取りまとめられ公表されている．

❷ 食料自給率

食料自給率とは，国内の食料消費が，国内の食料生産でどの程度賄えられるのかを示す指標である．分子を国内生産，分母を国内消費仕向として計算する．また単純に重量で計算する**品目別自給率**と，食料全体について共通の単位を揃えることにより計算する**総合食料自給率**とに大別することができる．

a）品目別自給率

品目ごとにおける自給率を重量ベースで算出する．

例）小麦の品目別自給率（2022年度）
　＝小麦の国内生産量（99.4万トン）／小麦の国内消費仕向量*（646.9万トン）＝15％
*国内消費仕向量は，国内で1年間に消費される食料のこと．
国内消費仕向量＝国内生産量＋輸入量－輸出量±在庫の増減

b）総合食料自給率

総合食料自給率には，食料全体における自給率を示す指標として，供給熱量ベース（カロリーベース）で算出するもの，生産額ベースで算出するものの2種類がある．

わが国の報道などで一般的に食料自給率として取り扱われているのは，**カロリーベース食料自給率**である．現在は「日本食品標準成分表2020年版（八訂）」に基づき，重量を供給熱量に換算したうえで，各品目を足し上げて算出している．これは，1人1日当たりの国産物による供給熱量を1人1日当

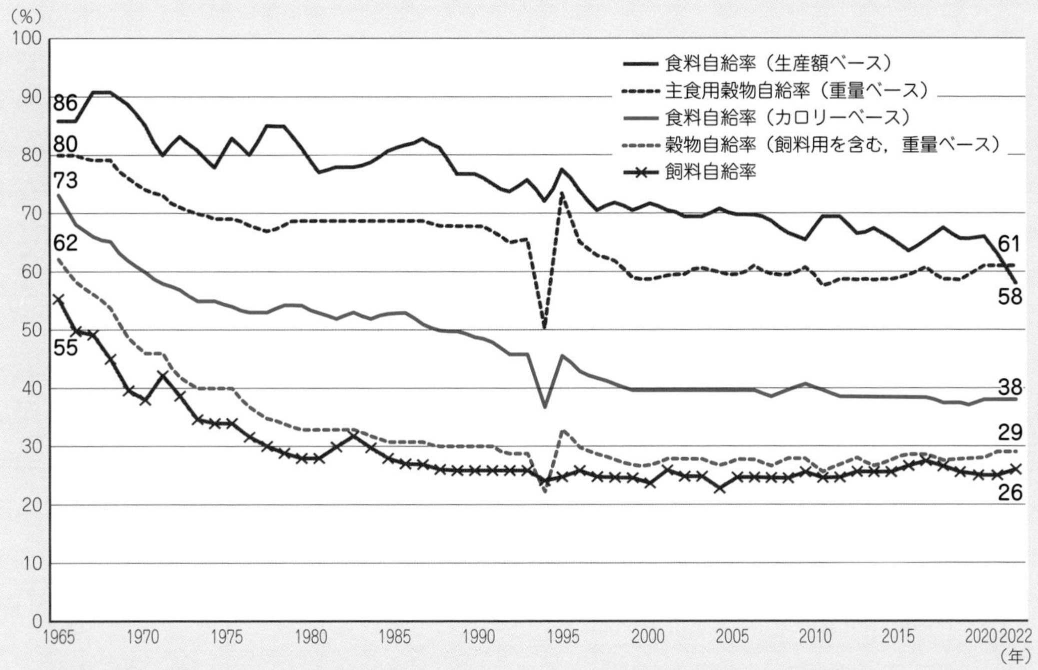

図 3-23 ● わが国における食料自給率の推移

注）1993 年は 8 月になっても全国的に低温・日照不足が続き（冷害），米の不作で自給率が一時的に低下.

（農林水産省：令和 4（2022）年度食料需給表，2023 をもとに作成）

たり供給熱量で除したものに相当する.

なお，経年的な推移を確認する際には，1964 年度以前は「三訂日本食品標準成分表」，1965 ～ 1984 年度は「四訂日本食品標準成分表」，1985 ～ 2008 年度は「五訂日本食品標準成分表」，2009 ～ 2013 年度は「日本食品標準成分表 2010」，2014 ～ 2018 年度は「日本食品標準成分表 2015 年版（七訂）」により算出されていることに留意する必要がある。

例）カロリーベース食料自給率（2022 年度）
＝1 人 1 日当たり国産供給熱量（850 kcal）／1 人 1 日当たり供給熱量（2,260 kcal）＝38％

一方，**生産額ベース食料自給率**は，「農業物価統計」の農家庭先価格などに基づき，重量を金額に換算したうえで，各品目を足し上げて算出している．これは，食料の国内生産額を食料の国内消費仕向額で除したものに相当する．

例）生産額ベース食料自給率（2022 年度）
＝食料の国内生産額（10.27 兆円）／食料の国内消費仕向額（17.73 兆円）＝58％

表 3-22 ● わが国における品目別自給率の推移

（単位：%）

年度	1965	1975	1985	1995	2005	2012	2013	2014	2015	2016	2017	2018	2019	2020	2021	2022（概算）
米	95	110	107	104	95	96	96	97	98	97	96	97	97	97	98	99
小麦	28	4	14	7	14	12	12	13	15	12	14	12	16	15	17	15
大麦・はだか麦	73	10	15	8	8	8	9	9	9	9	9	9	12	12	12	12
いも類	100	99	96	87	81	75	76	78	76	74	74	73	73	73	72	70
かんしょ	100	100	100	100	93	93	93	94	94	94	94	95	95	96	95	96
ばれいしょ	100	99	95	83	77	71	71	73	71	69	69	67	68	68	67	65
豆類	25	9	8	5	7	10	9	10	9	8	9	7	7	8	8	7
大豆	11	4	5	2	5	8	7	7	7	7	7	6	6	6	7	6
野菜	100	99	95	85	79	78	79	79	80	80	79	78	79	80	79	79
果実	90	84	77	49	41	38	40	42	41	41	40	38	38	38	39	39
うんしゅうみかん	109	102	106	102	103	103	103	104	100	100	100	100	103	102	102	102
りんご	102	100	97	62	52	55	55	56	59	60	57	60	56	61	58	59
肉類（鯨肉を除く）	90 (42)	77 (16)	81 (13)	57 (8)	54 (8)	55 (8)	55 (8)	55 (9)	54 (9)	53 (8)	52 (8)	51 (7)	52 (7)	53 (7)	53 (8)	53 (8)
牛肉	95 (84)	81 (43)	72 (28)	39 (11)	43 (12)	42 (11)	41 (11)	42 (12)	40 (12)	38 (11)	36 (10)	36 (10)	35 (9)	36 (9)	38 (10)	39 (11)
豚肉	100 (31)	86 (12)	86 (9)	62 (7)	50 (6)	53 (6)	54 (6)	51 (7)	51 (7)	50 (7)	49 (6)	48 (6)	49 (6)	50 (6)	49 (6)	49 (6)
鶏肉	97 (30)	97 (13)	92 (10)	69 (7)	67 (8)	66 (8)	66 (8)	67 (9)	66 (9)	65 (9)	64 (8)	64 (8)	64 (8)	66 (8)	65 (8)	64 (9)
鶏卵	100 (31)	97 (13)	98 (10)	96 (10)	94 (11)	95 (11)	95 (11)	95 (13)	96 (13)	97 (13)	96 (12)	96 (12)	96 (12)	97 (11)	97 (13)	97 (13)
牛乳・乳製品	86 (63)	81 (44)	85 (43)	72 (32)	68 (29)	65 (27)	64 (27)	63 (27)	62 (27)	62 (27)	60 (26)	59 (25)	59 (25)	61 (26)	63 (27)	62 (27)
魚介類	100	99	93	57	51	52	55	55	55	53	52	55	53	55	57	54
うち食用	110	100	86	59	57	57	60	60	59	56	56	59	55	57	59	56
海藻類	88	86	74	68	65	68	69	67	70	69	69	68	65	70	69	67
砂糖類	31	15	33	31	34	28	29	31	33	28	32	34	34	36	36	34
油脂類	31	23	32	15	13	13	13	13	12	12	13	13	13	13	14	14
きのこ類	115	110	102	78	79	86	87	88	88	88	88	88	88	89	89	89

注 1）品目別自給率，穀物自給率及び主食用穀物自給率の算出は次式による．
自給率＝国内生産量 / 国内消費仕向量×100（重量ベース）

注 2）米については，国内生産と国産米在庫の取崩しで国内需要に対応している実態を踏まえ，1998 年度から国内生産量に国産米在庫取り崩し量を加えた数量を用いて，次式により品目別自給率，穀物自給率及び主食用穀物自給率を算出している．
自給率＝国産供給量（国内生産量＋国産米在庫取崩し量）/ 国内消費仕向量×100（重量ベース）
なお，国産米在庫取崩し量は，24 年度が▲ 371 千トン，25 年度が▲ 244 千トン，26 年度が 126 千トン，27 年度が 261 千トン，2016 年度が 86 千トン，17 年度が 98 千トン，18 年度が 102 千トン，19 年度が 48 千トン，20 年度が▲ 302 千トン，3 年度が▲ 45 千トンである．
また，飼料用の政府売却がある場合は，国産供給量及び国内消費仕向量から飼料用政府売却数量を除いて算出している．

注 3）肉類（鯨肉を除く），牛肉，豚肉，鶏肉，鶏卵，牛乳・乳製品の（　）については，飼料自給率を考慮した値である．

（農林水産省：食料需給表（2022 年度）をもとに作成）

算出された数値は，消費者などへ到達した食料の供給数量や栄養素等量であり，国民が実際に摂取した量や栄養素等量ではない．

❸ わが国における食料自給率の推移

わが国における食料自給率の全般的な推移をみると，自給率の高い米の消費が減少し，飼料や原料を海外に依存している畜産物や油脂類の消費量が増加してきたことから，長期的な食料自給率は低下傾向で推移している．カロリーベースにおいては，1965 年に 73％を占めていた割合が，2000 年には 40％まで長期的に低下した．その後は 2019 年に至るまでおおむね 40％前後で推移している．一方，生産額ベースでは，1965 年に 86％であったが，小

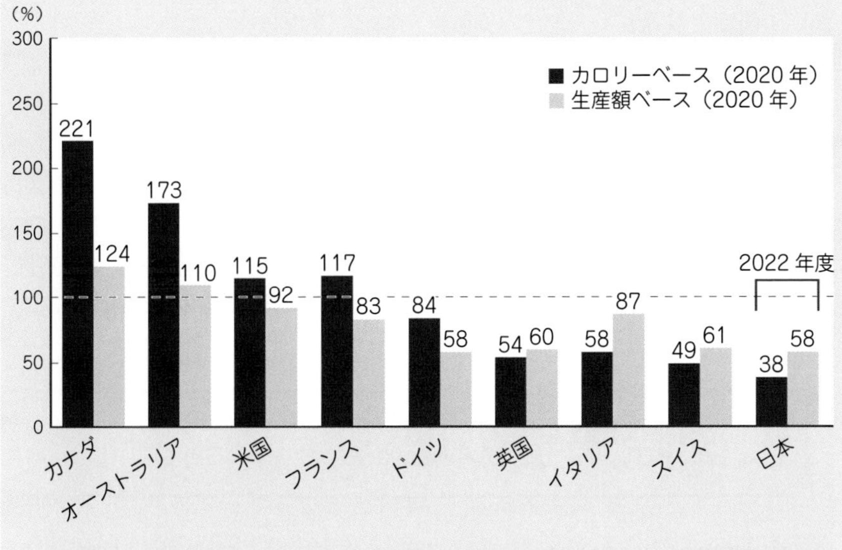

図 3-24 ● 主要な国における食料自給率の比較

注 1：数値は暦年（日本のみ年度）．スイス（カロリーベース）および英国（生産額ベース）については，各政府の公表値を掲載．

注 2：畜産物および加工品については，輸入飼料および輸入原料を考慮して計算．

（農林水産省：食料需給表（2022 年度）・FAO Food Balance Sheets をもとに試算）

幅な増減を繰り返しつつも，経年的に低下傾向を示し，2022 年には 58％となっている（**図 3-23**）．

また，詳細に品目別自給率の推移をみると，品目により自給率の変化には違いが認められる．1965 年度に 100％であった魚介類は，ここ数年 55％前後を推移している．一方で，米，かんしょ，うんしゅうみかんなどでは，現在も 90％以上の自給率が認められている（**表 3-22**）．

これらのことから，現状では国内だけで食料の安定供給は成り立たない．そこで国は，食料・農業・農村基本法 第 15 条第 2 項に基づき，食料・農業・農村基本計画において，食料自給率の向上を掲げ，その目標を定めている．現行の基本計画においては，2030 年における食料自給率をカロリーベース 45％，生産額ベース 75％を目標値としている．

農林水産省では，国産品の消費拡大によって食料自給率を 1％向上させることができる具体例を 4 つ提示している．

・ご飯を，1 日につきもう一口（14 g）多く食べる．

COLUMN

農林水産省職員食堂

東京・霞ヶ関の農林水産省（北別館）に設置されている職員食堂は，入館証なしで誰でも気軽に利用することができる．日本各地から取り寄せた食材を用いた献立を比較的安価で食べられる．ここでは，献立表に栄養量や価格だけでなく，食料自給率もしっかりと表示されている．機会があればぜひ一度足を運んでみてほしい．

・国産大豆 100％使用の豆腐を，月にもう約 2 丁（560 g）多く食べる．
・国産米粉パンを，月にもう 6 枚（398 g）多く食べる．
・国産小麦 100％使用のうどんを，月にもう約 2 玉（603 g）多く食べる．

❹ 主要な国における食料自給率の比較

主要な国における食料自給率の比較を示す（**図 3-24**）．カロリーベースにおいて自給量に相当する 100％を超えている国は，カナダ，オーストラリア，米国，フランスである．また，100％を下回っている国は，ドイツ，英国，イタリア，スイス，日本である．特にわが国の食料自給率の低さは際立っている．

9. 国際栄養の理解

1）国連の栄養政策

❶ 国連の組織と課題

国際連合（United Nations; UN．以下，国連）は 1945 年 51 カ国の加盟国で設立され，本部は米国ニューヨーク市にある．2020 年現在の加盟国数は 193 カ国で，193 番目の加盟国は南スーダンである．日本は 1956 年に加盟した．国連の目的と原則は国連憲章で規定されている．予算の主な財源は加盟国による分担金である．主要機関としては，総会，安全保障理事会，経済社会理事会，信託統治理事会，国際司法裁判所，事務局の 6 つがあり，いずれも国連創設の 1945 年に設立された．さらに専門機関（specialized agencies）や計画（programmes），基金（funds），そのほか各種機関が含まれる（**図 3-25**）．総会の下部組織には国連開発計画（United Nations Development Programme; UNDP），国連児童基金（United Nations Children's Fund; UNICEF），国連世界食糧計画（World Food Programme; WFP）などがある．専門機関には，国連食糧農業機関（Food and Agriculture Organization; FAO）や世界保健機関（World Health Organization; WHO）などがある．これらの機関は栄養，保健，教育，農業，気象などの分野で，各組織のミッションを遂行するためにさまざまな活動を行っている．国連のもっとも重要な課題の一つは，飢餓と貧困の軽減である．国連の活動の中でも食料と食料関連の援助は，飢餓と貧困の永遠のサイクルを断ち切る効果的な手段であると考えられている．各国連機関による活動は，単独で行われることもあるが，複数の機関が活動内容の重複を避けるために調整を行っている．

国連の活動により，世界各地で健康，教育，所得水準が改善した一方で，国家間および被援助国の「幅広い不平等」が持続的な人間開発を阻んでいるという報告があり，国連が取り組むべき課題がいくつか指摘されている．一つに世界の人々の健康の脅威となっている気候変動がある．2015 年にフランスのパリで開催された第 21 回国連気候変動枠組条約締約国会議（COP21）

世界の人口

急激な人口増加は食糧不足の懸念要因となっている．2023年 8月現在，世界の人口は 81 億人に達した．その中で，最も人口の多い国はインドで，同年に14 億人を超えた．さらに，それだけでなく中国の人口をも上回り，世界で最も多くの人々が住む国となった．
食糧安全保障の問題は，人口増加だけではなく，紛争や戦争が大きな影響を及ぼしている．こうした問題が具体的に顕在化しているのが，2023 年に発生した黒海穀物イニシアティブに関する出来事である．このイニシアティブは，2022 年に国連とトルコの協力によって開始された．その目的は，必要な穀物を生産地から低所得国に直接供給し，食品価格を引き下げることで，世界中で困難に直面する人々を支援することであった．しかし，最近になってロシアが消極的な態度を示したため，食料の安全保障に関する懸念が生まれた．国連のグテーレス事務総長は，ウクライナ産の穀物や肥料などの安全な輸出航路の維持が難しくなる可能性について世界に警鐘を鳴らしたが，2023 年 9 月現在，この問題は依然として解決を待つ状況が続いている．

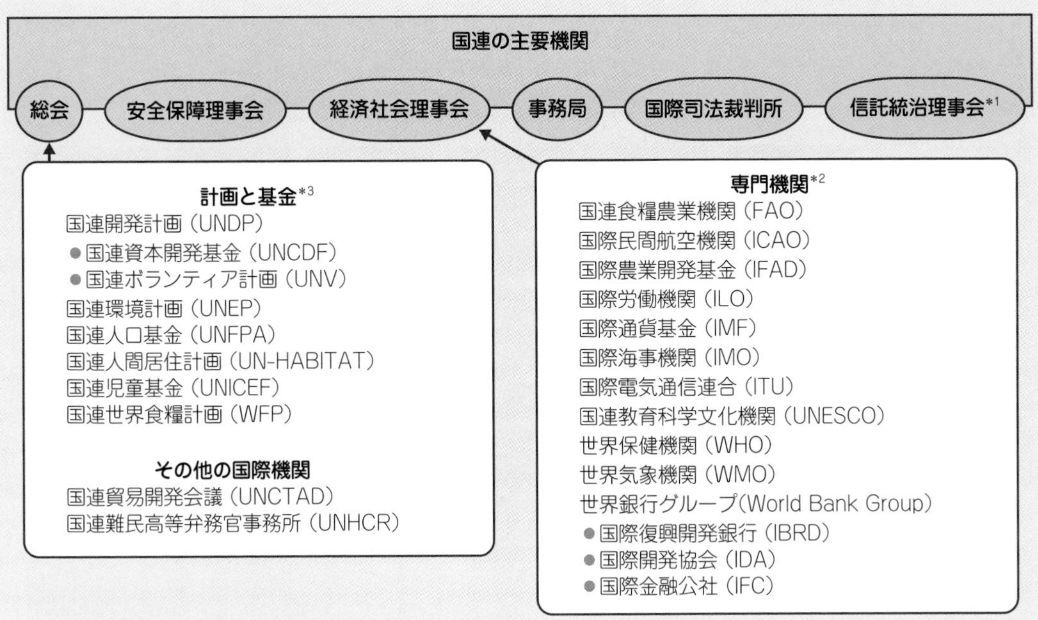

図 3-25 ●国際連合機構図（抜粋）

*1信託統治理事会は，最後の国連信託統治領パラオが 1994 年 10 月 1 日に独立したことに伴い，同年 11 月 1 日以降活動を停止している．
*2専門機関は自治機関．その活動の調整は，政府間レベルでは経済社会理事会（ECOSOC）を通じて，事務局レベルでは主要執行理事会（CEB）を通じて行われる．
*3この組織図は国連システムのすべての機関を網羅するものではない．

（国際連合広報センター：国際連合機構図，http://www.unic.or.jp/files/organize.pdf を改変）

において，気候変動が地球のエコシステムの脅威になっていることが指摘され，その影響を評価し取り組むべき課題が提起された．また，広域化する難民問題が指摘されている．2022 年現在，国際法が定義する世界に存在する難民数は 3,500 万人となっている．ここ数年，メディアが取り上げてきたさまざまな出来事の中で，特に 2017 年のミャンマーでのロヒンギャ難民問題や 2021 年のアフガニスタン難民問題は日本でも注目を集めてきた．一方で，中近東やアフリカなどの地域でも難民の数が着実に増加し続けている．このような状況において，国連高等弁務官事務所（United Nations High Commissioner for Refugees; UNHCR）や国際 NGO の取り組みだけでは既に限界に近い．国際社会は，これらの問題に対して新たな視点や取り組みを模索する必要があり，人道的な支援や国際協力の重要性がますます高まっている．

❷ 持続可能な開発目標（SDGs）

持続可能な開発目標（Sustainable Development Goals; SDGs）の概念は，1897 年に環境と開発に関する世界委員会が公表したブルントランド・レポートの中心的な考え方に基づいている．SDGs はポストミレニアム開発目標として，2015 年に国連総会によって採択された．「世界のすべての人にとってよりよい，より持続可能な未来を達成するための青写真」と定義され，経済

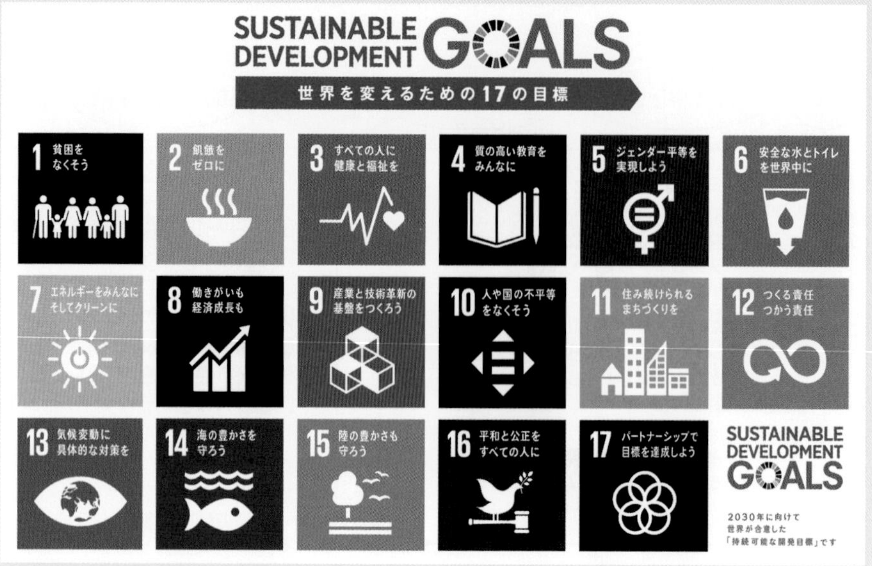

図 3-26 ● 持続可能な開発目標（SDGs）

（http://www.mofa.go.jp/mofaj/gaiko/oda/about/doukou/page23_000779.html）

的，環境的，社会的ニーズのバランスを取り，現在と将来の両方の世代の繁栄を可能にすることを目的としている．SDGsは開発途上国と先進国自身が取り組むユニバーサル（普遍的）なものであるとしている．目標は17あり（**図 3-26**），貧困，不平等，気候変動，環境悪化，平和，正義に関連するものを含み，私たちが直面している世界的に取り組むべき課題を提起している．17の目標はすべて相互に関連しており，2030年までにすべてを達成するという決意である．

SDGsは，2000～2015年のミレニアム開発目標（Millennium Development Goals; MDGs）で掲げた目標に到達できなかった懸案事項を引き継いでいる．

MDGsについては，実地期間の終了に伴い評価が行われた．この評価では，世界の貧困問題運動が成果を上げたことが報告された．MDGsが発足する以前，開発途上地域に住む人々の約半数は極度の貧困状態にあったが，発足して以来，その数は1990年の19億人から2015年には8億3,600万人と，半分以下に減少した．しかし，国と地域により大きな格差が顕著になり，格差は社会・経済的要因と関連していることが明らかになった．さらに，気候変動はあらゆる国や地域に影響を与えていることが報告された．この報告がSDGsに反映されている．

国連や日本が行う国際援助は，SDGsが根拠となっている．各国政府のSDGsの取り組みに対して法的拘束力はないが，17の目標の達成に当事者意識をもって取り組むことが期待されている．国連の優先的課題である貧困に終止符を打つためには，経済成長を推進する一方で，教育や健康，社会的保

第75回国連総会におけるSDGsの評価（2019年9月）

SDGsの発足から4年目を迎え，国連総会でグテレス国連事務総長は進捗の遅れに対する危機感を示した．特に貧困撲滅や女性活躍など多くの分野での遅れを憂慮し，国家間の経済格差が拡大していることを指摘した．

表 3-23 ● 健康・栄養政策の資料

外務省	http://www.mofa.go.jp/mofaj/gaiko/jp_un/
国連広報センター	http://www.unic.or.jp/
国連難民高等弁務官事務所（The office of the United Nations High Commissioner for Refugees; UNHCR）	http://www.unhcr.org/jp/
持続可能な開発目標（Sustainable Development Goals; SDGs）報告 2016	http://www.unic.or.jp/activities/economic_social_development/sustainable_development/2030agenda/sdgs_report/
国連ミレニアム開発目標報告 2015 － MDGs 達成に対する最終評価	http://www.unic.or.jp/files/e530aa2b8e54dca3f48fd84004cf8297.pdf
コーデックス委員会（Codex Alimentarius Commission; CAC）	http://www.fao.org/fao-who-codexalimentarius/en/
ハーバード大学のヘルシー・イーティング・プレート（Healthy Eating Plate by Harvard School of Public Health）	https://www.hsph.harvard.edu/nutritionsource/healthy-eating-plate/
UN News	https://news.un.org/en/
米国保健福祉省食品医薬品局によるトランス脂肪酸に関する最終決定（トランス脂肪酸の食品への使用禁止）	https://www.fda.gov/food/food-additives-petitions/final-determination-regarding-partially-hydrogenated-oils-removing-trans-fat

護，雇用機会といった幅広い社会的なニーズに取り組みつつ，気候変動対策や環境保護を図る戦略を立て，これに向かって取り組むことが加盟国間の共通の認識である．

❸ 国連の保健・栄養プログラム

世界の保健・栄養分野で活動している主な国際機関には，WHO，UNICEF，WFP，FAO，UNDP などがある．また，国際・国内の非政府組織（NGO）の果たす役割も大きい．これらの組織は，保健・栄養プログラムの策定や実施において連携を強化し，効果をあげることが期待されている．

a）WHO の取り組み

世界保健機関（WHO）の組織と活動範囲は，感染性疾患（communicable diseases; CDs）と**非感染性疾患（NCDs）**に及んでいる．

WHO は，国連システムにおいて世界の健康問題解決の方向づけや調整，地球レベルの課題解決に向けてリーダーシップを担うこと，ヘルスリサーチ戦略の構築，エビデンスに基づいた健康・栄養政策策定，加盟国への技術移転などを行う．また，世界レベルの感染症の集団発生に対応するために，感染症サーベイランスを加盟国と連携し世界に情報を発信しており，国際社会への貢献度は高い．2019 年の COVID-19 のパンデミックでは発信される情報の不透明性が指摘されたが，サーベイランスの重要性が再認識された．また，2014 年に西アフリカで集団発生したエボラウイルス病についても詳細な情報を発信し，2019 年に収束したことを伝え，現在も感染症サーベイランスが継続している．

WHO が取り組むべき重要な課題に，NCDs の**肥満**がある．肥満は予防可能であるといわれるが，世界の公衆衛生上の脅威となっている．WHO 発表の統計によると，現在の世界の肥満者数は，2017 年時点で約 7 億 1,200 万人（世界人口の約 10%），過体重の人は約 22 億人（約 3 分の 1）と推定されており，1975 年と比較してほぼ 3 倍になった．

現在，世界の総死亡数の約 60%は，心疾患，糖尿病，がんおよび肥満に関係しているといわれている．このような背景から，2002 年開催の世界保健総会で，NCDs を統合的に予防する戦略が採択された．この戦略を実施するためのツールとして「食事，運動，健康に関する世界戦略：Global Strategy on Diet, Physical Activity and Health; DPAS」が策定された．しかし，状況は悪化している．

b）UNICEF の取り組み

国連児童基金（UNICEF）とは，子どもの健康，栄養，教育，および一般的な福祉を改善するために行う特別プログラムである．援助は，被援助国の政府を通して行われる．自然災害時などの緊急援助など短期的な援助から中・長期的な援助まで対象国の政府を通して行われ，WHO などほかの国際機関や NGO と連携する．援助分野としては広く，保健分野を中心に，栄養改善，飲料水供給，母子保健，教育など多岐にわたっている．予防可能な疾患であるポリオや麻疹の予防接種キャンペーンを実施し，安全な飲み水のための井戸掘りプロジェクトも行っている．たとえば，UNICEF の子どもの栄養不

政府開発援助

政府が開発途上国に行う資金や技術の協力を政府開発援助（ODA）という．ODA には，開発途上国に直接援助する「二国間援助」と国際機関を通じた援助「多国間援助（国際機関に対する出資や拠出）」がある．

COLUMN

日本政府と国際協力機構（JICA）による保健・栄養分野の国際協力

日本政府は，過去，「人間の安全保障」を積極的に推進してきたが，国際社会の一員として，MDGs の達成にも積極的に貢献してきた．わが国の国際協力は，国際保健（グローバルヘルス）に貢献することを外交戦略の一部と位置づけて，「国際保健政策 2011-2015」を発表した．この 5 カ年計画では，「人間の安全保障」の考え方に立って，MDGs 達成のため，その課題解決に焦点を当てた効果・効率的な支援を実践する，としていた．保健システム強化を中心に，二国間援助や国際機関などを通じた援助を戦略的に組み合わせて，科学的根拠に基づく保健政策を推進する方法がとられた．

日本政府による，開発途上国の社会・経済開発の支援（政府開発援助[注]，Official Development Assistance; ODA）を行う機関として，国際協力機構（JICA）があるが，農業・食料分野での目標，貧困削減や地球規模での食料安全保障を達成するため，農業分野における協力を重視している．栄養分野での国際協力では，過去，低栄養乳幼児を対象とした栄養指導，母親・妊産婦に対する栄養教育などがある．最近では，肥満や糖尿病など，生活習慣病の問題を抱える開発途上国からの支援要請も増えている．JICA の重視している支援方法として「人づくり」があるが，専門家や青年海外協力隊を派遣し，開発途上国へ技術移転を行っている．

良改善プログラムはよく知られているが，フィールドでの実施は国際NGOや被援助国内のNGOと連携している．また，下痢や重度の栄養不良治療のための物資を提供している．たとえば，下痢症の治療のための経口補水塩[注]（oral rehydration salts; ORS）や栄養不良治療のために特別に処方された治療用乳製品F-75（中程度栄養不良用），F-100（重度栄養不良用）がよく知られている．現在，日本の国連への拠出金額は大きく重要な国際援助国となっているが，第二次世界大戦の終戦後UNICEFから学校給食用の粉ミルク（脱脂粉乳）の支援を受けていた．

経口補水塩（ORS）

主に下痢，嘔吐，発熱などによる脱水症状の治療に用いられる．これを与えることで生存率が高くなる．食塩，ブドウ糖，カリウムなどを混合したもので，亜鉛が添加されている．これを水に溶かして飲むことで，体に水分が補給される．生水に比べ，体に対して25倍の吸収力がある．ユニセフはアジアやアフリカなどの多くの国や地域でこの経口補水塩を無償で提供しており，多くの子どもの命が助かっている．

c）WFPの取り組み

緊急援助プログラム

国連世界食糧計画（WFP）は，主に開発途上国で戦争や自然災害時に緊急援助として食料援助を行っている．WFPが世界の難民キャンプで食料を提供していることはよく知られている．ほかに，社会の弱者層に焦点を当てた栄養プログラムを展開しており，「学校給食プログラム」「フード・フォー・ワーク・プログラム（労働した見返りとして食べ物を受け取る）」「世代間の飢餓の悪循環を断ち切るプログラム」などの支援プログラムがある．

学校給食プログラム

開発途上国におけるWFPの学校給食プログラムの目的は，学校で給食を行うことで栄養不良のリスクが高い子どもたちの栄養状態を改善し，初等教育の就学率と出席率を向上させることである．これは貧困と，子どもたちの初等教育の低い就学率や出席率とが深く関係しているという根拠に基づき行われている．開発途上国でのWFPによる学校給食の実施により，1年以内に就学率は2倍になり，2年間で最高40%学業成績が向上したとの報告がある．

学校給食プログラムで提供される食品は，現地で調達可能なもの，栄養が強化されたビスケットなどが含まれる．援助は対象国の政府を通して行い，UNICEFやWHOなどほかの国際機関やNGOと連携する．2019年にWFPが59カ国で学校給食を提供した児童数は1,730万人である．WFPは，これまで食料支援を行ってきたが，支援を必要とする人が増える一方で，資金が不足し配給量を減らさざるをえない事情があり，現在も開発途上国での慢性的な食料不安が続いている．

d）FAOの取り組み

国連食糧農業機関（FAO）は，世界の農林水産業の発展と農村開発に取り組む国連の専門機関である．開発途上国を中心に貧困と飢餓に苦しむ人々の栄養状態と生活水準を改善することによって，すべての人が健康な生活を送ることをめざしている．また，世界食料需要供給情報早期警報システム（Global Information and Early Warning System; GIEWS）を設置し，世界レベルでの食料供給と需要に関する情報を継続的に調査し，世界の農業や食料事情を報告し，食料危機に陥りそうな国と地域に対して早期に警戒を呼びかけるなどの活動をしている．2017年8月のFAOとWFPによる報告では，紛争が頻発するコンゴ民主共和国で食料不安が高まり，約770万人が飢餓に直面していると警告した．

e）UNDPの取り組み

国連は，貧困削減を国際社会の優先課題と位置づけており，この活動の中心的機関が**国連開発計画（UNDP）**である．UNDPによる開発活動の原則は，プログラム実施国のオーナーシップと能力の尊重，国連で定められた経済・社会・市民・文化的諸権利の尊重，持続可能な開発の実践，ジェンダー平等と女性のエンパワーメントの重視，当事者の参加と発言機会の確保，各国政府のグローバル市民としての役割の補助，普遍性の堅持，となっている．活動を行う指針として，UNDPは戦略計画（2018～2021）を策定した．

f）コーデックス委員会の取り組み

コーデックス委員会（Codex Alimentarius Commission; CAC）は国際食品規格委員会のことをさす．1963年にFAOとWHOによって設置された政府間組織である．日本は1966年に加盟し，2018年現在，同委員会には189のコーデックス・メンバーが存在し，その中には188の加盟国と1つの加盟組織（欧州連合）が含まれている．委員会は，食品の安全性と品質に関して国際的な基準を定めている．これにより，消費者の健康を守り，また，基準の共通化により貿易の公正さを図ることを目的としている．

委員会の組織は，事務局と執行委員会のほかに，計29部会が設けられている．それぞれの部会はさらにいくつかの専門分野に分かれる．たとえば，一般問題部会には，一般原則，食品添加物，食品汚染物質，食品衛生，食品表示，分析・サンプリング法，残留農薬，食品残留動物用医薬品，食品輸出入検査・認証制度，栄養・特殊用途食品，がある．

g）持続可能な地球レベルのフードシステムに合ったプラネタリー・ヘルス・ダイエットの提案

2019年2月，世界四大医学雑誌の一つ，『The Lancet』（ランセット）に「人新世の食事のあり方：持続可能なフードシステムに合ったヘルシーダイエット」という論文が掲載された．内容は，ハーバード大学のWalter Willettがリードする EAT-Lancet委員会が策定した地球レベルで生活習慣病を予防し，かつ生態系に合った食事のあり方（**プラネタリー・ヘルス・ダイエット**）の提案である．世界の幅広い分野の専門家で構成されている同委員会が，食事と生活習慣病との因果関係のエビデンスに基づいて策定したものである．その背景として，地質学者による地球が次の地質時代に突入したという仮説や，2050年の世界の推定人口が100億人に達するなどの懸念に基づき，持続可能なフードシステム（食料生産システム）に合った食事のあり方が，長い間模索されてきたことがある．提案された食事の内容は，プラント・ベースト・ダイエット（Plant-based diet）と呼ばれ，主に野菜や豆類など植物性の食品で構成されている．

プラネタリー・ヘルス・ダイエットの策定の根拠となるデータはどこから？

食事と病気や血液中のバイオマーカーとの関係を調べるために行った無作為化比較対照試験や，前向きコホート研究をもとにして行ったシステマティックレビューやメタアナリシスから得られた解析結果に基づいて策定された．生活習慣病と習慣的な食事の間に因果関係が成り立つためには，レベルの高いエビデンスが得られる研究が必要である．

2）諸外国の健康・栄養政策―米国・カナダの健康・栄養政策

米国・カナダでは，同じ食事摂取基準を用いている．米国・カナダの食事摂取基準は公衆衛生政策の基本になっており，現在両国が直面する肥満，2型糖尿病，がん，心疾患などの生活習慣病の予防に注視しながら，策定されている．基準の更新は時間をかけて行われるが，特にエビデンスの質について議論されることが多い．

❶ 米国・カナダの食事摂取基準（DRIs）

現在の食事摂取基準（Dietary Reference Intakes; DRIs）は米国アカデミー医学研究所の食品栄養委員会（Food and Nutrition Board of Institute of Medicine, National Academy of Sciences）が策定している．1995年ごろ米国ではRecommended Dietary Allowances（RDAs; 推奨栄養所要量）と呼ばれており，カナダではRecommended Nutrient Intakes（RNIs; 推奨栄養所要量．この用語は1983年より用いられる）が使用されていた．米国・カナダの食事摂取基準は，40以上の栄養素の摂取量の基準を示しており，年齢，性別，ライフステージをもとに策定されている．日本の食事摂取基準と類似している指標は，推定エネルギー必要量（estimated energy requirement; EER），推定平均必要量（estimated average requirement; EAR），推奨量（recommended dietary allowance; RDA），目安量（adequate intake; AI），耐容上限量（tolerate upper intake level; UL），多量栄養素の許容分布範囲（acceptable macronutrient distribution ranges; AMDR）がある．

世界の食事摂取基準
米国，カナダ，日本などの経済的に豊かな国は独自で食事摂取基準を策定しているが，開発途上国など世界の多くの国では独自に行うことは難しい．代わりに，WHO・FAOが策定したものを採用している．

食事摂取基準は，できる限り科学的根拠に基づいて策定されるが，新しい知見が蓄積されると内容は更新されていく．なお，わが国の食事摂取基準は，米国・カナダの食事摂取基準の概念を導入したものである．

❷ 米国ヘルシー・ピープル（Healthy People）

米国保健省は，1979年，公衆衛生長官報告で健康増進と疾病予防を推進するための計画を発表した．これがヘルシー・ピープルのもとになっている．ヘルシー・ピープルは1980年，1990年，2000年，2010年，2020年へと続き，2030年版に至っている．それぞれ10年間に達成すべき分野での数値目標が設定されている．評価は一つひとつの指標をみるのではなくて，全体をみて評価する，とされている．ヘルシー・ピープルは，国レベルの健康増進と疾病予防を推進していくためのガイドである．また，連邦政府，州，コミュニティ，民間，公共機関などが実施する戦略的マネジメントのツールとしても使用されている．

a）ヘルシー・ピープル2010

ヘルシー・ピープル2010は，2000年に策定された10年間のプログラムである．包括的な目標は，①QOLの向上と健康寿命の延伸，②健康の格差をなくす，の2つである．さらに具体的な10の健康指標（10 Leading Health Indicators）がある．①身体活動，②過体重・肥満，③喫煙，④薬物乱用，⑤責任ある性行為，⑥精神的健康，⑦障害・暴力，⑧環境の質，⑨予防接種，⑩ヘルスケア（医療機関）へのアクセスについての目標が掲げられ，重点分野は28あった．これらの指標についての進捗状況をモニターし，評価に使用した．

b）ヘルシー・ピープル2020

2020年版も10年間のプログラムであり，過去30年間の内容を踏襲したものである．包括的な目標は，①高いQOLの獲得と予防可能な疾病に罹患しないこと，②健康の格差をなくす，③社会･物理的環境づくりと健康増進，④QOL向上とすべてのライフステージを通しての健全な発達・行動の促進，である．2010年版と同じ10の指標があり，重点分野は42ある．

c）ヘルシーピープル2030

2020年8月USDAが「ヘルシーピープル2030」を発表した．過去のヘルシーピープルと同様，今後10年間で国民の健康とウェルビーイング（well-being）を改善することが目標となっており，「ヘルシーピープル2030」は358のコア目標（測定可能なもの）および開発・研究目標を定めている．注目すべき点は健康の社会的決定要因（social determinants of health：SDOH）の取り組みが強調されている点である．

❸ 米国の食事ガイド

米国では，農務省（USDA）が策定した食事ガイドは，1916年版がもっとも古く，その目的は，主に栄養欠乏症を予防することであった．その後，何回か更新され現在に至っている．

1992年のフード・ガイド・ピラミッド（Food Guide Pyramid）は，食物をベースにしており，健康増進と疾病予防に役立つ食品の選択につなげるためのツールとして策定された．2005年のマイ・ピラミッド・フード・ガイダンス・システム（MyPyramid Food Guidance System）は，一人ひとりに合わせた栄養摂取量の情報が得られ，健康的な食生活を実行する際の参考ツールとして提案された．

第50回食料・栄養・健康に関するホワイトハウス会議

第1回目は1969年に開催された．2019年は第50回目にあたり，ハーバード大学とタフツ大学主導で会議が開催された．栄養学者，医師，行政職員，国会議員，農業従事者，食品流通業者，ジャーナリスト，ロックフェラー財団を含むNPOなど多様な背景をもつ専門家が，8つのシンポジウムで意見交換を行った．今回のアジェンダは，食料の安全保障と健康格差，食事と疾病，食料システムと環境の持続性であった．この会議で話し合われたことは，2020-2030年版米国の食事摂取基準に反映された．

a）マイ・プレート（MyPlate）

USDAは，2011年に食事ガイドであるマイ・プレートを発表した．これは2005年のマイ・ピラミッド・フードに取って代わるものであり，生活習慣病予防に着目している．マイ・プレートは，「米国人のための食生活指針2010年版（Dietary Guidelines for Americans, 2010）」をもとに策定され，実践に移すためのツールとして開発された．マイ・プレートでは，皿が4つに区切られ，野菜，穀物，果物およびたんぱく質を含む食品をそれぞれの面積に合わせて盛り付けるイメージになっている．

b）米国ハーバード大学のヘルシー・イーティング・プレート

USDAがマイ・プレートを発表したのを受け，ハーバード大学はUSDAのマイ・プレートを大きく修正した．このツールはエビデンスに基づいて策定されていないというのが理由である．修正内容は大規模コホート研究から得られた高いレベルのエビデンスに基づいたもので，ハーバード大学のヘルシー・イーティング・プレートとして発表した（**図3-27**）．

同大学は栄養と病気の因果関係を調べる大規模なコホート研究（ナース・ヘルス・スタディおよびヘルス・プロフェッショナル・スタディ）を長期にわたって実施し，そこで得られた研究結果を反映させている．たとえば，USDAがマイ･プレートで提案している「穀類」の代わりに，ヘルシー･イーティング・プレートでは具体的に「全粒穀物」を推奨している．

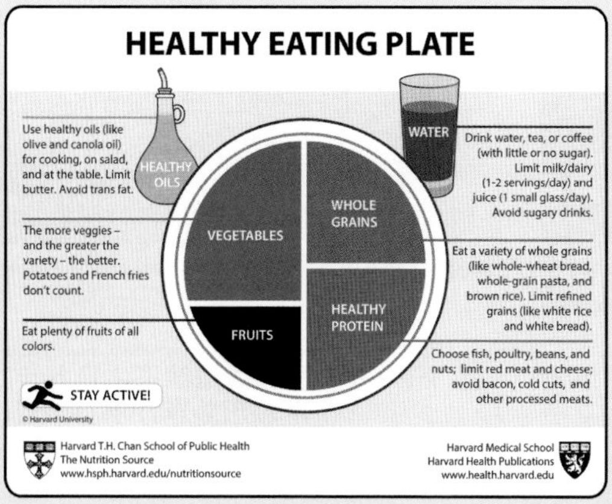

図 3-27 ●ハーバード公衆衛生大学院が推奨するエビデンスにもとづくヘルシー・イーティング・プレート

❹ カナダの食事ガイド

カナダでは，最初のカナダ・フード・ガイド（以下，食事ガイド）が1942 年に策定され，その後何度も改訂され現在に至っている．カナダ保健省は，2007 年版食事ガイドを策定し，これが現在の食事ガイドとなっている．この食事ガイドが，健康増進のために，国民が 1 人当たりの食事の摂取量・種類，身体活動レベルについて知るためのツールとなっている．

食事ガイドは食事摂取基準に基づき策定され，生活習慣病予防につながるエビデンスを重要視している．現在使用されているものは，1942 年版と内容が大きく異なるが，カナダ国民の栄養改善を促進するために，健康的な食べ物をどのように選択するかを導くツールであることは共通している．移民の多い国柄を反映し，英語とフランス語など 10 カ国語に訳されている．

❺ 米国のセイフティーネットとしての食料援助プログラム

米国の貧困に関係する栄養改善にかかる法律のほとんどは，1970 年代以降に制定されたものである．1969 年にリチャード・ニクソン大統領が命じ

COLUMN

ジェンダーと栄養

国際保健の分野では，ジェンダーの不平等に対する認識が高まっているが，これは古くて新しい問題である．ジェンダーは社会的性差と訳されるが，栄養不良の主要な社会的決定要因である．特に貧しい社会では，ジェンダーと栄養不良の間に強い関連性がみられる．2005 ～ 6 年のインドの調査では，女の子どもの方が，同じ年齢の男の子どもより栄養不良率が高く，理由として，家庭内において，女の子の方が男の子よりも食料配分が少なかったことを報告している．

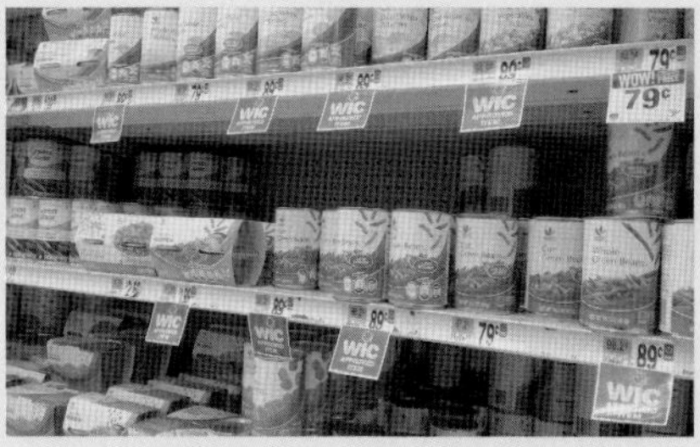

図 3-28 ● WIC に対応した食品が陳列されているスーパーマーケット

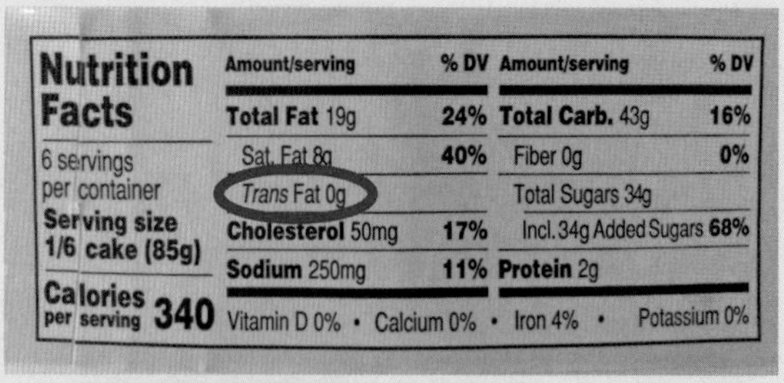

図 3-29 ● 米国では法律によりトランス脂肪酸含有量表示義務があり，この食品が 0% であることを示している

（米国にて著者撮影）

た全米栄養調査から，栄養不良にある子どもは 8 万 6,000 人いることが判明し，貧困に起因する栄養改善の目的で始まった食料援助プログラムが策定された．現在，国レベル（USDA）のプログラムは 8 つあるが，これらのすべてが全米で実施されているわけではない．

セイフティーネットとしてのプログラムの一つに，1974 年に始まった「低所得者の女性と 5 歳未満の子どもを対象とした栄養補助・教育プログラム」（Special Supplemental Program for Women, Infants, and Children; WIC Program）がある．対象者は，低所得世帯の出産前後の女性，母乳で乳児を育てている女性およびその 5 歳未満の子ども，または，栄養不良の乳児と子どもである．受給資格については国が定める貧困ライン未満にある者が対象となる．目的はこれらの脆弱グループに対して必要な栄養を摂取できるようにし，栄養教育を実施し，必要に応じて医療機関を紹介すること，となっている．根拠法は「子どもと栄養関連法（Child and Nutrition Act of 1996）」で，1974 年に開始され，予算はすべて連邦政府が計上している．WIC プログラムの対象者は，毎月定められた食品を買うための引換券を受け取る．購入する食料は，たんぱく質，カルシウム，ビタミン A，C のうちのいずれか一つ以上の栄養素が含まれている食品でなければならない（**図 3-28**）．乳児には鉄分が強化された粉ミルク，幼児にはビタミン C の豊富な果物・野菜，鉄分強化シリアル，牛乳，卵などが配給される．

❻ 米国のトランス脂肪酸についての政策

米国食品医薬品局（Food and Drug Administration; FDA）は，**トランス脂肪酸**の摂取が他の油脂と比較して心疾患などの罹患リスクを高めるという科学的根拠に基づいて，2018 年 6 月より食品製造業でのトランス脂肪酸の使用を禁止した（**図 3-29**）．トランス脂肪酸の摂取と心疾患の因果関係を示す大規模な疫学研究を最初に行ったのは米国であったが，世界で最初にトランス脂肪酸の使用を規制した国はデンマークである．また，2022 年現在，世界の多くの国が既にトランス脂肪酸の使用を規制している．日本では食品への使用を禁止・規制する法律はない．

Chapter

4

栄養疫学の概要

学修到達ポイント

栄養疫学は疫学の一分野である．公衆衛生で学んだ疫学を復習して，次のポイントを踏まえ学修する．

- ●栄養疫学の概念を理解し，公衆栄養活動における栄養疫学の必要性と意義について説明できる．
- ●疾病の曝露要因としての栄養素，食品の摂取量について説明できる．
- ●栄養素，食品の摂取量の測定方法ならびに評価方法について説明できる．
- ●地域の健康・栄養活動への栄養疫学の活用方法について説明できる．

栄養疫学は，ヒト集団を対象に，健康や疾病と食物・栄養との関連を明らかにする科学であり，栄養政策・公衆栄養活動のためのアセスメントや評価，あるいは科学的根拠（エビデンス）に基づいた公衆栄養活動（evidence based nutrition; EBN）の基礎（科学）として重要である．生活習慣病に対する曝露要因としての習慣的な食物・栄養情報の考え方，測定ならびに評価の方法について概説した．また，地域の健康・栄養活動への栄養疫学の活用についても取り上げる．

1. 公衆栄養活動における栄養疫学の必要性と意義 ―栄養疫学の概念

疫学（epidemiology）は，明確に規定されたヒトの集団（population）を対象として，そのなかで出現する健康関連のさまざまな事象の発生頻度と分布，それらに影響を与える要因（規定要因）を調査研究により明らかにする科学であり，明らかになった事実をもとに健康関連の諸問題の改善に役立てる有効な対策を立てるための応用科学である．疾病の規定要因を特に曝露要因[注]（exposure）または危険因子[注]（risk factor）というが，今日の先進国での主な死因はがん，心疾患，脳血管疾患などの生活習慣病[注]（life-style related diseases）であり，これらの疾病の発症，進行には長期にわたる食生活，運動習慣，喫煙，飲酒などの生活習慣が関与していると考えられる．そのため近年，疫学的手法を用いて健康関連の諸事象に影響を与える要因を明らかにする必要性が高まった．

曝露要因
ある疾患，健康事象を発生させる原因，要因のこと．

危険因子
疾患や健康事象の発生率を高める環境や宿主の要因のこと．

生活習慣病
長期間不適切な生活習慣を続けることで発症する疾患の総称．脂質異常症，高血圧，動脈硬化症，肥満症など．

栄養疫学（nutritional epidemiology）は，疫学のなかでも特に食生活全般を曝露要因として捉え，疾病や健康事象との関連について疫学的手法を用いて研究するものである．近年では世界規模での人口増加や，科学技術・経済活動の進展による環境破壊，地球温暖化が問題となっていることから，栄養疫学の分野でも単に食生活全般と疾病や健康事象との関連の研究にとどまらず，循環型社会や持続可能性（サステナビリティ；sustainability）を視野に入れた生態栄養学といった研究が注目されている．

2. 曝露要因としての食事摂取量

1）食物と栄養素

栄養疫学では食生活全般を曝露要因として捉えるが，曝露要因には量的なものと質的なものがある．量的な曝露要因は食物（食品）摂取量（food intake），**栄養素等摂取量（nutrient intake）**などの食事摂取量（dietary intake），質的な曝露要因は食事様式や食生活に対する個人の嗜好，態度などの**食習慣**[注]（food habits）である．

食習慣
個人や集団の食物入手，選択，準備，摂取における特徴．食べ方などの食行動のパターンも含まれる．

❶ 食事摂取量

食事摂取量を把握するためには，ヒトが食事[注]（diet）として摂取している食物の量を調査する必要がある．食物には，ヒトが生命活動を維持するために必要なエネルギー，主要栄養素（たんぱく質，脂質，炭水化物など），微量栄養素（ビタミン，ミネラル類など）が含まれているが，広義にはフラボノイド類などの生体有効成分や，自然毒（ふぐ毒，きのこ毒など），調理加工由来の化学物質（食品の焦げに含まれる成分など），食品添加物（保存料，着色料など）なども含まれる．以前は脚気とビタミン B_1 欠乏との関連を解明した疫学研究のように，栄養素の欠乏による疾病発生の原因究明が主な疫学研究の課題であった．しかし今日では，食事として摂取されるすべての食物と生活習慣病との関連を評価することが栄養疫学の課題であることが多い．

食事
生存に必要なエネルギー・栄養素を補給するため，毎日の習慣として物を食すること．

食事摂取量は，栄養素等摂取量と食物摂取量とに分けて捉えられる．

a）栄養素等摂取量

栄養素等摂取量は，食事として摂取された食品に含まれる栄養素や化学成分の量のことである．調査結果を栄養素等摂取量で表した場合，たとえば脂質の摂取量と脂質異常症の関連のように，多数の食物がある特定の栄養素等摂取量に寄与している場合は，個々の食物からの脂質摂取量よりも食事全体からの総脂質摂取量と疾病との関連をみたほうが明確な結果を得られることがある．

b）食物摂取量

栄養疫学では，曝露要因として直接調査するのは食物摂取量である．疾病との関連を検討する場合，栄養素より食物との関連を評価したほうがよい場合がある．たとえば，β-カロテンなどの栄養素摂取量とある種のがんとの関連を研究するよりも，緑黄色野菜の摂取量とがんとの関連を研究するほうが，研究結果に一貫性が観察される場合がある．食事は複数の食物が複合しているため，食物と食物が複雑な相互関係を生じ，ある特定の食物や栄養素では疾病との関連がうまく説明できないこともある．そのため，栄養学的に似た食品を食品群（food groups）としてまとめて疾病との関連を評価することも多い．

日本食品標準成分表（食品成分表）2020 年版（八訂）では，食品を栄養学的に似た 18 の食品群に分けて収載している．そのため，食事調査の結果を 18 群の食品群に分類して評価することが多い．令和元(2019)年国民健康・栄養調査では日本食品標準成分表の分類を用いず，調理済み流通食品類（七訂までは調理加工食品類）は分類せず，合計 17 の食品群別摂取量や，さらに細かく分類して摂取量を算出している．

❷ 栄養素等摂取量のデータベースとしての食品成分表とその精度

栄養素等摂取量は，食品摂取量に，食品成分表に掲載されている食品の標準的な栄養素の成分値を掛け合わせて算出することが多く，食品成分表は栄養素等摂取量を算出する際のデータベースとして用いられる．そのため，ある食品が疾病の予防や治療に有効な成分が含まれていても，その成分が食品成分表に記載されていなければ食事調査の結果からその栄養素摂取量の算出をすることはできない．また，実際に摂取している食品の栄養成分値が食品成分表に記載されている成分値と大きくずれていた場合，算出した値が結果をゆがめてしまうほどずれる可能性がある．食事調査の結果は食品成分表の精度に多大な影響を受ける．近年利用者が増加しているさまざまなサプリメント，機能性食品などの特定栄養成分も食品成分表には記載されておらず，これらの有効成分の摂取量を算出することはできない．

日本人の食事は調査しにくい？

わが国の食事調査が大変なのは本当だろうか．南北に細長い地形で郷土色豊かなわが国は，食材や料理の種類が豊富である．世界各国の料理を取り入れ楽しめるよう，流通する食材もさまざまだ．食べ方が年代により変わるのも日本人の食事の特徴である．バリエーション豊かな日本人の食事調査は，簡単ではないのは確かだろう．

また，日本食品標準成分表 2020 年版（八訂）では，エネルギー計算方法の変更，調理済み食品の情報の充実を含む全面改訂が行われた．またアミノ酸と脂肪酸の組成の情報の充実が図られた．これらの改訂は，食事摂取基準の今後の課題の解決に向けて食品成分表を整備するためであり，食事摂取基準に基準値が示されている栄養素を栄養調査から算出する際の精度を高めるためでもある．食事調査から栄養素を算出する際，参照する食品成分表の数値の精度は，食事調査の精度に直接的に影響する．栄養計算は用いるソフトによっても計算結果に差が生じてしまうが，この点も栄養調査精度に影響し，ひいては栄養学研究の質の差を生むことにつながる．文部科学省は日本食品標準成分表のデータを 2015 年版（七訂）からインターネット上に公開している．また，同様のアプリも公開された．今後は，データベースとしての食品成分表の精度向上とともに，栄養計算ソフトの充実・整備が急務であろう．

❸ 食習慣のパターン化の有用性

疫学調査では，食物，栄養素，食品群での摂取量の違いで対象者を分類しても，疾病や健康事象との関連が見いだせないことがある．その理由として，食事には多くの食物が含まれること，食物中の栄養素は複雑な相互関係を生じること，摂取量を算出できる栄養素には限界があること，栄養素の人体での作用機序が明確でないことなどがあげられる．そこで，よく似た食事をしている人をいくつかのグループに分け疾病との関連をみると，食生活との関連が明らかになる場合がある．このように，食事内容を食習慣の質的な違いによりパターンに分けて評価することも疫学調査の１つの方法である．

現在，米国の国民健康栄養調査の結果と米国のフードガイドを点数化した食事パターン（Healthy Eating Index：HEI），主に地中海沿岸の食事パターンである地中海式ダイエット，高血圧改善のために開発されたDASH（dietary approaches to stop hypertension）食，WHOの健康によい食事（Healthy Diet）の提言，ベジタリアンの食事スタイルなどいくつかの食事のパターンが提案されているが，世界的にその有用性が証明されている食事パターンは，HEIと地中海式ダイエットである．健康的な食事であることが世界無形文化遺産の登録理由の１つである和食については研究例が少ない．コホート研究のデータから食事バランスガイドに準じて主食，主菜，副菜の摂取数をスコア化し，総死亡との関連を調査した研究などがあるが，さらなる研究が待たれる．

2）食事の個人内変動と個人間変動

人は，食事として毎日同じ食品を同じ量摂取しているわけではないため，食事から摂取する食品や栄養素の摂取量は日々変化している．これを**個人内変動**[注]（intra-individual variation）といい，もっとも大きい変動要因は**日間変動**[注]（day-to-day variation）である．これはたまたま調査を行った時点に摂取した食品の影響が大きく，偶然に発生する．**食事記録法**[注]（diet record），**24時間食事思い出し法**[注]（24-hour diet recall）では調査日の食品や栄養素等摂取量しか把握できないため，調査結果の個人内変動の影響が大きい．個人内変動には日間変動だけではなく季節変動（seasonal variation）や，平日と休日での食事内容の差，地域による食事内容の差による変動があることが報告されている．栄養調査を行う際は，調査を行う地域，対象者，時期，曜日，日数などが結果に及ぼす影響を考慮する必要がある．

一方，食品や栄養素等摂取量の個人差を，**個人間変動**[注]（inter-individual variation）という．食品や栄養素等摂取量と疾病や健康事象との関連を評価するには，食品や栄養素等摂取量の個人間変動を正しく把握することが重要である．食事記録法や24時間食事思い出し法が複数日繰り返し行われず，個人の栄養素等摂取量が真の摂取量から大きくずれている場合や，**食物摂取頻度調査**[注]（food frequency questionnaire; FFQ）などで特定の食品や栄養素の情報しか得られない場合，個人にとって重要な食品が調査の質問票になかった，対象者からの申告が不正確な場合などは，その調査から真の個人の平均値が得られないため，真の個人間変動を求めることができない可能性がある．その結果，集団の食生活の特性が正しくつかめず，その集団の食事摂取量と疾病や健康事象との関連が正しく評価できない可能性がある．

また，実際の食事の栄養素，食品群別摂取量の調査結果では，個人内変動が個人間変動より大きいことが多いため，食事調査の結果の評価には注意を

個人内変動
同一個人内での経時的変動．個人内分散ともいう．

日間変動
１日ごとの変化．栄養素等摂取量，体重，窒素出納などは日ごとに変化するが，長期的には安定していることが多い．

食事記録法
対象者がある一定期間（1～7日間程度）に摂取した食品の種類と量をすべて記録する方法．もっとも正確に対象者の食事内容を把握できる．

24時間食事思い出し法
栄養調査の１つ．対象者の調査日前日の１日間（24時間分）の食事摂取量について，調査員が面接して記録する方法．24時間思い出し法ともいう．

個人間変動
栄養素等摂取量などの変数の個人間でのばらつき．個人間分散ともいう．

表 4-1 ●食事調査法の種類とその特徴

食事摂取量の調査期間	現在の食事摂取量を測定する方法	過去の食事摂取量を測定する方法	
調査方法	食事記録法	24 時間食事思い出し法	食物摂取頻度調査
概　要	対象者が摂取した食物を，対象者自身が調査票に記録する方法．秤量法と目安法がある	調査日の前日 1 日間または，調査時点からさかのぼって 24 時間分の食事摂取量を調査員が面接する	特定の食品の摂取頻度と平均的な摂取量を，調査票を用いて質問する．回答をもとに食品成分表を用いて栄養素等摂取量を計算する
長　所	対象者の記憶に依存しない．他の調査方法の精度を評価する際のゴールドスタンダードとして使われることが多い	対象者の負担が比較的少ない．比較的高い参加率を得られる．食事内容が通常と異なる可能性が低い	簡単に調査を行うことができる．対象者の負担が比較的少ない．比較的高い参加率を得られる．対象者の習慣的な食生活を把握できる
短　所	対象者の負担が大きい．調査期間中の食事が通常と異なる可能性がある．調査に手間がかかる．食品成分表の精度に依存する．個人内変動の影響を受ける．対象者の習慣的な食生活の把握ができない	対象者の記憶に依存する．熟練した調査員が必要．コード化に手間がかかる．食品成分表の精度に依存する．個人内変動の影響を受ける．対象者の習慣的な食生活の把握ができない	対象者の記憶に依存する．食品摂取量の定量が不正確．食品成分表の精度に依存する．調査票の精度を評価する必要がある

（坪野吉孝，久道　茂：栄養疫学．南江堂，2001 より作成）

要する．食事調査法は種類により長所，短所があるため，目的に応じて使い分ける必要がある（**表 4-1**）．

食物摂取頻度調査
対象者が，質問票に示された特定の食品や料理の特定期間の習慣的な摂取頻度と平均的な 1 回あたり摂取量を回答する方法．

3）日常的・習慣的な食事摂取量

何日程度繰り返し調査を行えば個人の真の習慣的な食事摂取量が把握できるかは，個人内変動から統計学的に推定することができる．エネルギー，たんぱく質などの多くの栄養素では 2 週間～ 2 カ月，ビタミン類は 100 日間以上の日数を必要とすると報告されている．しかし，集団としての平均値を得たい場合は，調査対象者の人数を数百人程度に増やせばある程度解決することができる．国民健康・栄養調査の調査日数が 1 日間なのはこのためである．

3. 疫学的手法

栄養疫学で用いられる食事調査には，前述の食事記録法，24 時間食事思い出し法，食歴法（diet history），食物摂取頻度調査法などがあり，ほかに陰膳法（duplicate method），生化学的生体指標（biomarker）が用いられることもある．

1）栄養疫学の研究事例

❶ 横断研究

横断研究とは，原因と考えられる食生活などの曝露要因と，結果として期待される疾病や健康事象の罹患状況や発生状況を同時に調査し，ある一時点での食事と疾病や健康事象との関連を研究する方法である．

わが国も参加して実施された国際的な横断研究として，INTERMAP スタディ（International Study of Macro-Micro Nutrients and Blood Pressure）があげられる．INTERMAP スタディでは日本，中国，英国，米国の 4 カ国，計 17 集団の 40 ～ 59 歳の男女 4,680 人の食事と血圧との関係を調査し，血圧に影響を与える食事の因子について研究を行っている．食事調査は 24 時間食事思い出し法が採用されている．INTERMAP スタディでは食事調査のプロトコルを統一し，各国間での食事調査の結果の質がずれないように工夫されている．INTERMAP スタディから，各国の食塩摂取源の違いや，グルタミン酸や鉄（ヘム鉄，非ヘム鉄，赤肉）摂取量と血圧との関連などの研究結果が発表されている．

❷ コホート研究

コホート研究では，研究を開始する時点で研究目的とする疾病に罹患していない健康な人の集団を対象とし，研究開始時点で食生活の調査を行い，さらにその集団を追跡調査し，食事要因の違いによる疾病発生率や死亡率の違いを研究する．

わが国の代表的なコホート研究として，JPHC スタディ（Japan Public Health Center-based Prospective Study）がある．JPHC スタディは，国立がん研究センターと全国 11 保健所，国立循環器病研究センター，大学，研究機関などが共同で，約 10 万人の地域住民の生活習慣や健康に関する情報，血液データなどからどのような生活習慣をもつ人ががん，脳卒中，心筋梗塞，糖尿病などの生活習慣病に罹患しやすいか，10 年以上の長期にわたって追跡調査を行ったものである．独自に開発した食物摂取頻度調査を，5 年目と 10 年目に実施した．女性では米飯摂取量が多いほど糖尿病の発症リスクが高くなること，20 歳からの体重増加が 5 kg 以上の群は 5 kg 未満の群に比べて糖尿病のリスクが上がることなど，多くの研究成果を発表しており，ホームページなどでは一般向けに研究成果を公開している．

❸ 無作為化比較対照試験（RCT）

無作為化比較対照試験（randomized controlled trial; RCT）は，対象者を無作為に介入群と対照群に分け，ビタミン剤などの特定の栄養剤を投与したり，特定の栄養食事指導などにより食事に積極的に介入する群と，見かけは介入群のビタミン剤と同じだが薬効のない偽薬（プラセボ）を投与したり，一般的な栄養食事指導を行ったりする対照群とに対して追跡調査を行い，疾病の罹患率や死亡率などの違いを評価する方法である．

PC を使った食事診断

米国国立がん研究所が考案した ASA24 は，PC を使った 24 時間食事思い出し法である．ネクタイを締めたペンギンのウェイターが順番に調査の方法を説明してくれるので，食べ物のことがよく分からない人でも，音声ガイドに従っていけば 1 日の食事を入力できる．正確な食事調査もゲーム感覚でできれば楽しいだろう．多国籍国家の米国らしく，音声ガイドは英語以外にスペイン語でも対応している（http://asa24demo.westat.com/）.

大きくなるポーションサイズ

米国を旅行すると食べ物の大きさに驚かされる．この十数年の間にポーションサイズが大きくなったことが，米国の肥満者の増加と深く関係している．いろいろな料理を盛り付けるプレート（皿）をイメージした米国の新しい食事指針では，大きすぎるポーションサイズの食べ物を避けるように注意を喚起している．

倫理委員会と論文

ヒトを対象とした研究を行う場合，倫理的問題がなく参加者の同意が得られていることが倫理委員会で承認されなければ，学会誌に論文を投稿することができない．医学研究の倫理的原則の国際同意は，1964 年の世界医師会総会でヘルシンキ宣言として採択され，わが国でも 2002 年から疫学研究に関する倫理規定が施行されている．

DASH 食は高血圧予防のために開発された食事であり，果物，野菜を多く摂取するとともに，低脂肪の乳製品，全粒穀類の摂取を増やし，脂肪，菓子，赤身肉を減らす食スタイルである．イランのテヘランで行われた肥満者に対する RCT では，116 人の対象者を① 500 kcal 減量した DASH 食，② 500 kcal の減量食，③食事制限を行わず普通の食事について指導だけする対照群，の 3 群に分け，6 カ月間の介入試験を行っている．その結果，DASH 食を摂取した群は体重，血圧，血中トリグリセリド，HDL-コレステロール値，空腹時血糖値などのメタボリックシンドロームに関わる多くの項目数値が他の群よりも有意に改善されたことを報告している．

一般に，RCT の研究結果は信頼性が高いと評価されるが，一つの研究結果から導き出された結論から，健康や疾病とある要因との関連の評価を決定づけることは避けるべきである．なぜなら，食環境，生活スタイル，遺伝子などは集団によって異なり，一つの集団で得られた研究結果が別の集団に当てはまるとは限らないからである．そのため，すでに発表されている複数の研究結果から，客観的に科学的根拠に基づいた評価を行うことがある．

❹ メタ・アナリシス

メタ・アナリシス（meta-analysis）は，系統的レビューのうち，研究の質的・量的評価を行い，結果を統計学的に統合して定量的に要約する方法である．RCT のメタ・アナリシスがもっとも科学的根拠のレベルが高いとされる．

2011 年に報告された成人の緑茶と血清脂質・LDL-コレステロールとの関連を見たメタ・アナリシスでは，14 の RCT から合計 1,136 人の対象者を分析し，その結果，緑茶飲料や緑茶の抽出液は血清総脂質と LDL-コレステロールを低下させる効果があることを報告している．

❺ 系統的レビュー

あるテーマに関する研究報告を系統的・網羅的に複数のデータベースから収集し，批判的評価を加えて要約し，そこから実践的な提案を行う研究が**系統的レビュー（systematic review）**である．系統的レビューは公衆栄養の政策や実践的な栄養指導の重要な参考資料となる．

2005 年に報告された成人の野菜・果物の摂取量の増加を目的とした介入研究[注]や健康教育の有効性を検討した系統的レビューでは，14 のデータベースから，一般の地域住民を対象として 3 カ月以上介入または野菜・果物の摂取量増加のためのプログラムが行われ，対照群と比較して介入前後に有意に野菜・果物の摂取量の差がある研究を系統的に収集し，44 の論文を抽出している．これらの論文を精読した結果，効果の高かった介入方法は面接であるが，電話，コンピュータを用いた情報提供も効率がよく，地域をベースにした介入も有効であることなど，多様な介入方法があることを報告している．一方，どの介入の効果が高いか，人種による介入効果の違い，開発途上国での研究，費用効率などについて，さらなる研究が必要であることを報告している．

介入研究

対象者のある側面を変化させる（介入する）ことにより，原因と結果との関連を調べる疫学研究の方法の一つ．もっとも信頼性の高い介入研究は無作為化比較対照試験（RCT）である．

レビュー（総説）

同じテーマについて報告された多くの原著論文をまとめ，そのテーマについて総合的に整理・評価した論文．

❻ コクラン共同計画

コクラン共同計画（The Cochran Collaboration）は，1992年に英国の国民保健サービス（National Health Service; NHS）の一環として始まったものである．世界中のヘルスケアに関わる人の意思決定がより質の高い科学的根拠に基づいて行われることを目的に，RCTを中心に世界中の論文の系統的レビューを実施し，その結果を医療関係者や医療政策決定者，消費者に公開する国際的な取り組みであり，最新・最良の科学的根拠を包括的・継続的に提供するための取り組みの1つである．

2）栄養疫学研究の結果の解釈

食事調査では栄養素等摂取量や食品群別摂取量などを求めるが，栄養素等摂取量はエネルギー摂取量と密接に関係しているため，研究結果を解釈する場合，栄養素等摂取量に及ぼすエネルギーの影響を考慮する必要がある．

❶ エネルギー摂取量の取り扱い方

エネルギー摂取量は，体格，運動量，年齢により異なり，脂質，たんぱく質などの主要栄養素やビタミン類などほとんどすべての栄養素等摂取量はエネルギー摂取量と正の関連がある．そのため，食事調査で得られた結果から食事摂取量と疾病や健康事象との関連などを検討する場合，栄養素等摂取量の絶対値で評価するのではなく，総エネルギー摂取量の影響を考慮する必要がある．栄養素等摂取量の絶対値は粗摂取量（crude intakes），エネルギーの影響を取り除いた栄養素等摂取量を**エネルギー調整栄養素摂取量**（energy-adjusted nutrient intakes）という．代表的なエネルギー調整法（energy-adjusted methods）は，**栄養素密度法**（nutrient density methods）と**残差法**（residual methods）である．

a）栄養素密度法

総エネルギー摂取量を分母に，注目している栄養素量を分子にとった値で表す方法である．エネルギーを産出するたんぱく質，脂質，アルコール（エタノールで換算する場合が多い）では，それぞれ1gが産出する熱量を計算し，総エネルギー摂取量に占める割合で表すことが多い．単位は総エネルギー中の百分率（%）として，%EまたはE%と表記する．

エネルギーを産出しないビタミンなどの栄養素では，総エネルギー1,000 kcalあたりの量として表されることが多く，単位はg/1,000 kcalなどと表記する．

b）残差法

調査を行った集団の総エネルギー摂取量を独立変数（x），注目している栄養素を従属変数（y）として一次回帰直線を作成し，それぞれの対象者に対して残差を計算する方法である（**図4-1**）．一次回帰直線は，一次回帰式（y＝cx＋d．cは偏回帰係数，dは定数項）により作成するが，この直線より，対象者の栄養素等摂取量の期待値を求めることができる．この期待値と対象者の実測値との差が残差（a）である．対象者が総エネルギー摂取量の平均

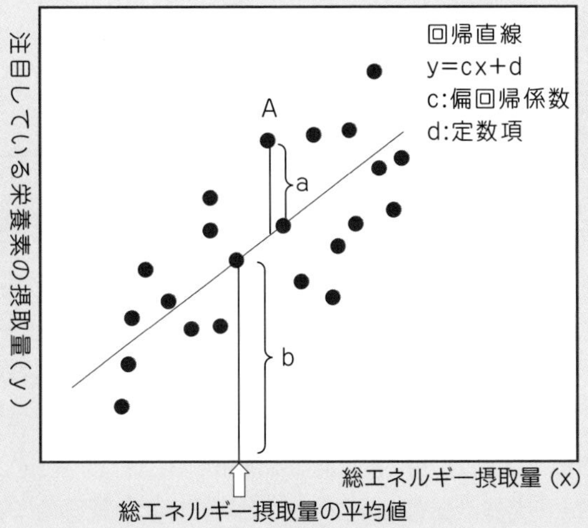

図 4-1 ● 残差法によるエネルギー調整栄養素摂取量の計算方法

エネルギー調整栄養素摂取量は，「a+b」で表される．
a：対象者 A の残差（対象者 A の実測値と一次回帰式で求めた期待値との差）．
b：対象者が総エネルギー摂取量の平均値を摂取していると仮定した場合の栄養素等摂取量の期待値．

値を摂取していると仮定した場合の栄養素等摂取量の期待値（b）に残差を足したものを，エネルギー調整栄養素摂取量（a＋b）という．

残差法を用いるとエネルギーの影響を取り除くことができ，集団のなかでの相対的な個人の位置づけを把握しやすいため，疫学調査で広く用いられる．しかし，対象者の栄養素等摂取量が集団全体の栄養素等摂取量の値に左右されるため，同じ栄養素等摂取量でも所属する集団によって結果が異なることがある．

❷ 内的妥当性と外的妥当性

内的妥当性とは，研究の対象者が所属する同じ集団（標本集団）に対して同様の介入を行った場合，同等の結果が再現される程度のことをいう．一般に研究対象者の特徴は，標本集団と一致していると考えられるが，研究方法や評価方法が誤っている場合は一致しない場合があり，バイアスが比較的少ない RCT の内的妥当性は高いと考えられる．

一方，標本集団の結果と本来注目している母集団との結果の当てはまりの程度を**外的妥当性**という．研究対象者（標本集団）が母集団の特徴を正しく反映している場合，外的妥当性が高くなる．研究対象者を無作為に選ばず，希望者から選んだ場合などは標本集団の特徴が母集団とずれてしまうことがあるため，標本集団の抽出は慎重に行う必要がある．

4. 健康・栄養活動への栄養疫学の活用

1）疫学手法を用いた健康・栄養プログラムの効果判定方法

地域の健康・栄養プログラムの効果は栄養疫学の手法を用いて評価する必要があるが，その結果を，次の地域の健康・栄養活動の計画に生かすことが重要である．また，その計画が地域の健康にどのような影響を与えるか，利益（ベネフィット）と危険性（リスク）を客観的に判定する必要がある．

健康影響評価

健康政策の決定，実施，結果の全プログラムに対する総合的予測・評価システム．健康政策形成の支援システム．

健康影響評価[注]（health impact assessment; HIA）はWHOが提唱する，健康政策の決定，実施，結果の全プログラムに対する総合的予測・評価システムであり，健康政策形成の支援システムである．政策，プログラム，プロジェクトが地域の人々の健康に与える影響を判断する手順，方法，ツールの組み合わせで，その目的は地域健康・栄養政策での民主主義，公平性，持続可能な開発，科学的根拠の倫理的使用を推進することである．わが国ではHIAの実践例はまだあまりみられないが，今後はHIAを導入した総合的，包括的な健康評価を地域の栄養政策立案に生かすことが求められる．

情報リテラシー

リテラシーとは「読み書きの能力・教養」という意味である．ネット社会の現在，あふれる情報や研究論文などを読み解く能力を「情報リテラシー」と呼ぶ．簡単に手に入る情報を鵜呑みにせず，批判的な目で吟味し，正しく理解し，適切に利用することがこれからの医療関係者に求められる能力である．

2）栄養疫学から得た科学的根拠の健康・栄養政策への活用

健康日本21（第二次）の現状値，目標値には，国民健康・栄養調査（国民栄養調査）の結果以外にも人口動態統計などが活用されており，これらは栄養政策の立案に栄養疫学の科学的根拠が活用されている例である．第二次食育推進基本計画でも，国民健康・栄養調査や，内閣府，厚生労働省，農林水産省の各種調査をもとに，基本計画策定時の値，現状値，目標値が策定されている．

国立健康・栄養研究所（2015年4月より医薬基盤・健康・栄養研究所に再編）のホームページでは，国民健康・栄養調査を活用した都道府県別栄養関連指標が地域の健康・栄養政策の資料として用いられることを目的に公開されている．

世界がん研究基金によるがん予防推奨項目

1993年，世界がん研究基金などが，がんの予防法を探る国際プロジェクトを発足させた．2007年には食べ物・運動・がん予防に関する7,000件以上の論文を精査し，がん予防のために推奨する10項目を発表した．この項目は1997年の内容を改定したもので，今後も研究の進展にあわせて改定されていくだろう．

世界がん研究基金（World Cancer Research Fund; WCRF）は，1960年代から活動を行っており，定期的に報告書を作成している．1997年には約4,000件の学術文献を評価して報告書が作成されており，この報告書をもとにがん予防15か条が作成され，がん予防の指針とされてきた．さらにWCRFは，2007年に18種類のがんと体重増加や過体重・肥満とこれらの発症に関連する栄養・食品摂取，運動などの要因との関連について報告している．WCRFでは，はじめに研究のプロトコルを作成し，世界の9つの研究機関が分担して約50万件ものがんや体重増加や過体重・肥満に関する学術文献を収集し，プロトコルに従ってそのなかから科学的根拠の高い学術文献約7,000件を抽出し，系統的にレビューを行っている．報告書では，がんや体重増加，過体重・肥満の発症と各要因の関係を7段階で評価しパネルに

表 4-2 ● 世界がん研究基金と米国がん研究機関による栄養等とがんの関連のまとめ（2018 年）

	肺	胃	肝	大腸	乳房（閉経前）	乳房（閉経後）	子宮体部	前立腺	体重増加・過体重・肥満
全粒穀類				↓ ↓					↓
野菜	↓				↓	↓			
果物	↓								
カロテノイドを含む食物	↓				↓	↓			
β-カロテンを含む食物	↓							↑	
ビタミン C を含む食物	↓			↓					
イソフラボノイドを含む食物	↓								
赤肉	↑			↑ ↑					
加工肉	↑	↑		↑ ↑ ↑					
魚			↓	↓					
乳製品				↓ ↓ ↓	↓ ↓			↑	
コーヒー			↓ ↓				↓ ↓		
茶									
砂糖入り飲料									↑ ↑ ↑
アルコール飲料	↑	↑ ↑	↑ ↑ ↑	↑ ↑ ↑	↑ ↑	↑ ↑ ↑			
地中海式ダイエットパターン									↓ ↓
ファストフード									↑ ↑
グリセミックロード							↑ ↑		
運動	↓		↓	↓ ↓ ↓	↓	↓ ↓	↓ ↓		↓ ↓
運動不足の生活							↑ ↑		↑ ↑
成人期の肥満		↑ ↑	↑ ↑ ↑	↑ ↑ ↑	↓ ↓	↑ ↑ ↑	↑ ↑ ↑	↑ ↑	
成人期の体重増加							↑ ↑ ↑		
出生時の高体重					↑ ↑				
授乳（母親）					↓ ↓	↓ ↓			↓
母乳保育（児童）									↓ ↓

↓ ↓ ↓ リスク低下は「確実」．↓ ↓ リスク低下は「おそらく確実」．↓ リスク低下は「可能性がある」．
↑ ↑ ↑ リスク上昇は「確実」．↑ ↑ リスク上昇は「おそらく確実」．↑ リスク上昇は「可能性がある」．リスク上昇に影響がある．
〔World Cancer Research Fund/American Institute for Cancer Research：Diet, Nutrition, Physical Activity, and Cancer：a Global Perspective. 2018（https://www.wcrf.org/sites/default/files/Summary-of-Third-Expert-Report-2018.pdf）より〕

表 4-3 ● 世界がん研究基金と米国がん研究機関によるがん予防の勧告

1. 適正体重を維持する
2. 日常的に運動をする
3. 全粒穀類や野菜，果物，豆類を摂取する
4. ファストフードや脂質，でんぷん，砂糖入りの加工食品を制限する
5. 赤身肉や加工肉の摂取を制限する
6. 砂糖入り飲料を制限する
7. アルコール飲料の制限
8. がん予防にサプリメントは勧められない
9. 母乳哺育を推奨する
10. がん治療後の栄養，体重，運動もこの勧告に従う

〔World Cancer Research Fund/American Institute for Cancer Research：Diet, Nutrition, Physical Activity, and Cancer：a Global Perspective.（https://www.wcrf.org/sites/default/files/Summary-of-Third-Expert-Report-2018.pdf）より作成〕

まとめ（**表 4-2**），公衆衛生や個人のために 10 項目の勧告（**表 4-3**）を示した．この 2007 年の報告書は，1997 年以降に発表された約 3,000 件の学術論文を加えてレビューされており，1997 年の報告書と評価が異なっている点もみられる．新しい科学的根拠により過去の評価が見直されることもあり，疾病や健康に対する勧告も定期的に見直す必要があることがわかる．

また，2006 年に米国心臓学会から出された心臓病予防のための食事や生活習慣についての勧告も同様の手法で行われ，また，WHO や FAO などの研究機関からも同様の手法での，がんや肥満などの健康事象についての勧告が出されている．

近年，統計データの 2 次利用が促進されており，国民健康・栄養調査についても数年次のデータを用いて，対象者の栄養状態と健康状況との関連を検討した研究が進められている．がん検診のデータ，特定健診のレセプトデータ，地域での公的調査データなどのオープンデータも公表されるようになった．世界規模では，FAO によって国際的に統一された手法でデータが収集される食料需給表や，WHO の死亡率や肥満率などのデータベース，疾病負担データベース（Global Burden of Disease; GBD），遺伝子に関するデータベースなどのオープンデータを使った研究も進んでいる．

COLUMN

ナイチンゲールは統計学の母だった

ナイチンゲールといえば，白衣の天使．しかし，それだけではない．クリミア戦争（1853 ～ 56 年）に看護婦団の団長として従軍したナイチンゲールは，戦争終結後，英雄として故郷・英国に迎えられた．

ナイチンゲールは，野戦病院で多くの兵士が死亡したのは，野戦病院の過密さと不衛生な環境が伝染病を蔓延させたことが原因であることを確認するため，当時の最新の統計手法を用いて客観的にデータをまとめてグラフを作成し，報告書とした．これが「鶏のとさか」ダイヤグラム（**図**）である．女王や政治家もこれを認め，陸軍の衛生改革を成し遂げた．「病人を救うのは宗教者の愛よりも衛生環境である」というナイチンゲールの言葉は，統計手法を駆使して事実を分析した彼女の冷静で真摯な人柄の現れである．

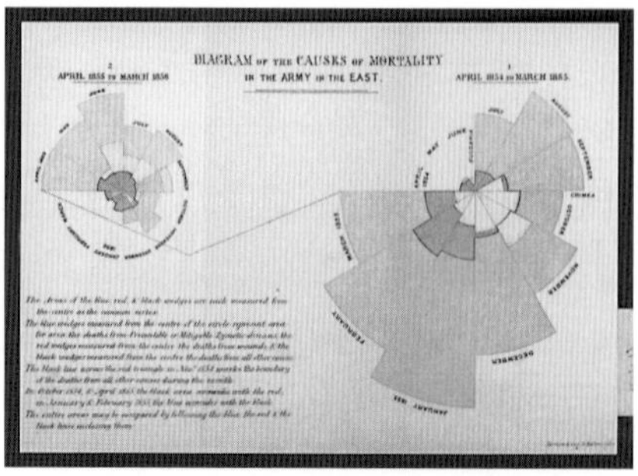

Chapter

5 公衆栄養マネジメント

学修到達ポイント

- 公衆栄養マネジメントの考え方について説明できる.
- 公衆栄養アセスメントの目的と方法，理論モデルであるプリシード・プロシードモデルなどについて説明できる.
- 公衆栄養プログラムの目標設定の過程を理解し，目標が短期・中期・長期目標など階層的に設定されることを説明できる.
- 公衆栄養プログラムの計画・実施において，対象者，地域，社会資源などの組織化，活用，連携などの重要性と方法について説明できる.
- 公衆栄養プログラムの実施中，実施後の評価方法について説明できる.

公衆栄養マネジメントにおけるマネジメントの基本的な考え方は，栄養ケア・マネジメント，給食経営管理などと同じである．本章では，地域や組織が食生活関連の健康問題を改善して，人々の QOL の向上をめざす公衆栄養活動がヘルスプロモーションの考え方に基づき実施されていること，そのために対象集団の状況や問題点を明確にするアセスメント，課題解決のための目的・目標の設定，実施・運営のための計画，実施，実施後の評価，いわゆる Plan-Do-Check-Act（PDCA）のマネジメントサイクルの考え方・方法を活用していることなどについて，既存のマネジメントモデルや事例を示して概説する.

1. 公衆栄養マネジメントとは

ドラッカー（Drucker）は，組織とは自らの機能を果たすことにより，社会，コミュニティ，個人のニーズを満たすために存在するものとし，組織の中核の機能をマネジメントとした．そのうえで，組織が社会貢献するうえで必要な 3 つの役割からマネジメントを定義している．その 3 つの役割とは，①成果をあげる（目的を果たす）こと，②人を生かすこと，③社会の問題の解決に貢献すること，である．このマネジメントの考え方を公衆栄養活動に当てはめると，公衆栄養マネジメントとは，地域および職域といった組織が目的を設定し，効率的な実現を図るために，資源を生かし，社会が抱える栄養関連の健康問題を解決することにより，地域住民の健康寿命を延伸し，生活の質（QOL）の向上を図ることと考えることができるであろう.

1）考え方と重要性

公衆栄養活動は，地域住民の QOL 向上のために，健康問題を解決しなけ

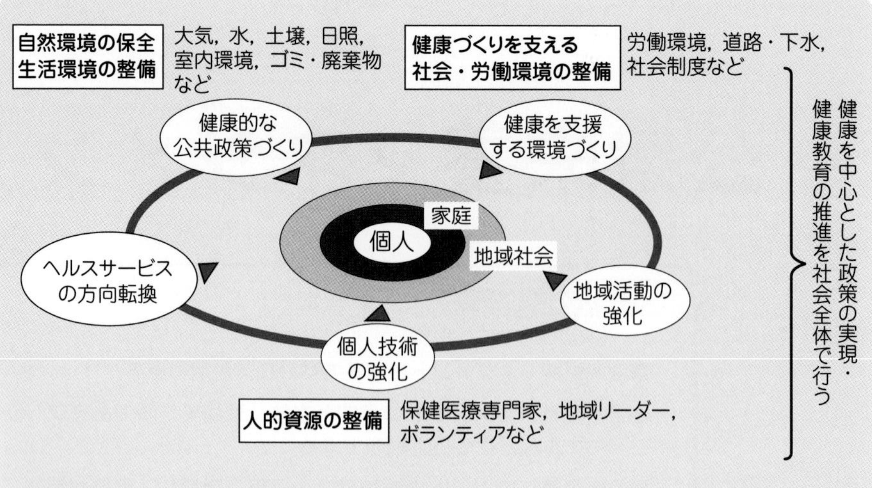

図 5-1 ●ヘルスプロモーションの概念図

（グリーン・他著，神馬・他訳：ヘルスプロモーション－PRECEDE-PROCEED モデルによる活動の展開，医学書院等をもとに改変・作成／厚生省：健康・体力づくり事業財団：地域における健康日本 21 実践の手引き．p22，2000）

ればならない．健康問題は自助努力だけで解決できるものではない．組織的，社会的な支援と課題解決への努力，環境整備が必要となる．

オタワ憲章で，ヘルスプロモーションは，「人々が自らの健康をコントロールし，改善できるようにするプロセス」と定義されている．宣言文のなかではさらに，健康は生きることの目的ではなく，毎日の生活のための資源であること，身体的な能力であると同時に，社会および個人の資源であることを意味する積極的な概念であるとされている．ヘルスプロモーション活動の特徴は，住民や当事者の主体性を重視していること，個人が健康のために行動をとれるよう政策などをも含めた環境整備に重点をおいていることにある．また，健康を中心とした政策の実現，健康教育の推進は，社会全体で行うものである．グリーン（Green）らが提唱した地域におけるヘルスプロモーションの概念図を**図 5-1** に示す．ヘルスプロモーションを推進するために，「健康的な公共政策づくり」「健康を支援する環境づくり」「地域活動の強化」「個人技術の強化」「ヘルスサービスの方向転換」の 5 本の柱が示されている．

「健康的な公共政策」では，地域の健康に関連した要素を分析し，地域に合った効果的，効率的な計画を策定しなければならない．そのためには，保健福祉関係部局以外の部局の政策にも健康の視点を加えることが必要であり，計画策定段階で互いに参画することが必要である．「健康を支援する環境づくり」では，自然環境や生活環境，社会・労働環境のみならず，健康づくりに影響を及ぼす運動施設の整備，社会規範や環境までを健康的なものに変えていくことが必要である．「地域活動の強化」のためには，住民組織の主体的な活動を支援すること，政策づくりや計画策定に参画できる機会を調えていくことが必要である．「個人技術の強化」では，従来型の知識の提供では健康上好ましくない行動の改善に結びつかないので，行動科学的，社会心理的な考え方を取り入れ，行動変容へとつながる態度の形成や，健康的な生活習

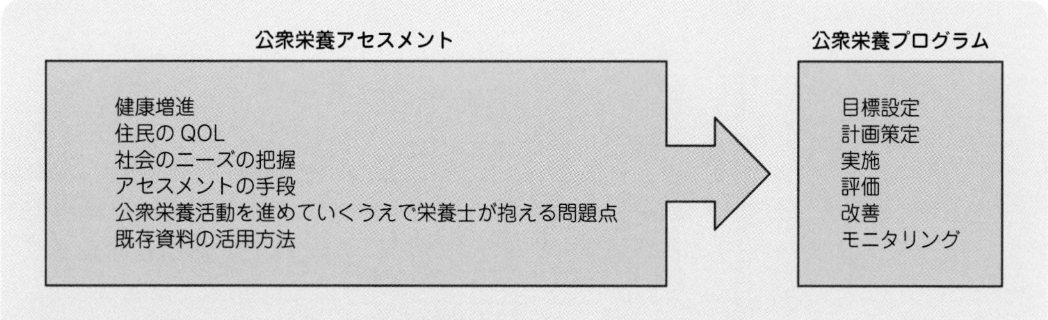

図 5-2 ●公衆栄養マネジメントのプロセス

慣につながるスキルを獲得できるよう支援することが必要となる.「ヘルスサービスの方向転換」では，健康至上主義からの方向転換を図り，公衆栄養活動の目的である対象者の QOL の向上に向けて，問題行動の改善を支援することが重要となる.

公衆栄養マネジメントは，保健・医療・福祉・介護などの社会システムのなかで，地域住民の健康・栄養水準の向上を目的とし，具体的な目標を達成するために行われている．マネジメントサイクルに従い，地域集団の健康・栄養状態の把握，地域診断，目標設定，実施体制の整備，住民意識の高揚，事業経過の観察ならびに事後評価などの施策や手法などを組織的，システム的に組み立てて実践活動を行う.

公衆栄養活動は，集団，組織，家族，学校，職場，同じ問題や関心をもつグループ，町内や地区，市町村，都道府県，国，世界を対象に行われる．これらは，コミュニティ[注]の概念と一致すると考えられる．実施者は，学校，企業，病院，ボランティア，特定非営利活動（NPO）法人，保健センター・保健所・自治体・国などの行政機関，国際機関などであり，これらさまざまな社会組織が連携し実施する.

公衆栄養活動が目的に沿って円滑に実施され，目標が達成されるためには，適切な公衆栄養マネジメントの展開が必要となる．公衆栄養マネジメント（**図 5-2**）は，公衆栄養アセスメントと公衆栄養プログラムから構成される．公衆栄養マネジメントでは，地域住民の健康・栄養状態について科学的根拠に基づくアセスメントを行い，改善のための指標や目標値を設定する．住民の意識を高め，実施体制を整え，住民にとって適切な栄養施策を実施する．さらに，組織的，システム的な手法により，栄養関連サービスを提供し，健康増進・栄養改善を進めていく．その際，目標設定により集団に変化が起こったか評価する．この一連のシステムが公衆栄養マネジメントである.

コミュニティ

特定された地理的な地域という伝統的な概念で捉えるのではなく，特定の関心を共有する個人の集まりとし，文化的，社会的，政治的，健康や経済的な事柄を包含する，特定の地理的な地域を共有していない人々を結びつけるものである（Green）.

2）公衆栄養マネジメントのプロセス

地域には固有の健康問題が存在する．また，乳幼児から高齢者までライフステージによっても健康問題は異なり，そのレベルはさまざまである．公衆栄養活動を円滑に行うためには，QOL，健康状態，生活習慣，知識や態度，周囲の支援，社会資源や環境など項目間の関連性も踏まえてアセスメントを

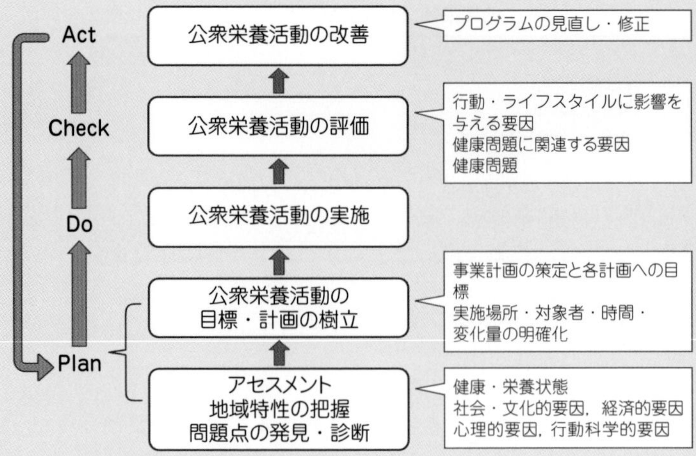

図 5-3 ● 公衆栄養活動におけるマネジメント

> **ニーズとデマンド**
> ニーズ（needs）とデマンド（demand）は，いずれも「必要としていること」と訳されるが，両者の意味は異なる．デマンドは，原因や背景が明らかにされ，住民も解決したいと思っている問題，ニーズは，一般的に住民は問題意識をもっていない状況で，専門家のみが原因や影響の強さを認識している潜在的な問題をいう．

する必要がある．公衆栄養マネジメントでは，アセスメントに基づいて設定した目的と目標を実現するために，公衆栄養プログラムを計画し，業務を組み立て，実施のコーディネートと方向づけを行う．公衆栄養活動が目的に沿って円滑に実施されるために，管理栄養士はさまざまな機能をコントロールし，調整する役割を担う必要がある．保健医療の専門家はもとより，地域住民や専門家以外の人的資源とも共通理解を図り，目標達成のためそれぞれの資源が何をなすべきかその役割を考えなければならない．

マネジメントのプロセスは，アセスメントから計画（plan），実施（do），評価（check），改善（act）の過程を経て行われる．評価は各過程にフィードバックされなければならない（**図 5-3**）．

① アセスメント：地域集団の健康や栄養状態を総合的に把握する．そのなかから課題を発見し，ニーズを把握する．さらに，問題点の背景や改善を阻害している原因や改善のための条件を明確にする．
② 計画：活動の目的や目標を明確にし，対策や事業を選定する．資源を確保し，分担，協働を決定する．
③ 実施：効果的な方法やツールを活用し，人的・物的資源をコーディネートする．活動方策に基づき実践活動を行う．
④ 評価：プロセス評価，影響評価，結果評価を行う．その結果はプログラムの改善や次期政策に生かされる．

公衆栄養マネジメントは，政策レベル，プログラムレベル，日常業務レベルの3つのレベルに大別される．

① 政策レベル：目標設定と実現のための体系づくり，優先順位づけ，実施，目標に対する評価
② プログラムレベル：政策の実施に伴う具体的取り組みの計画・実施・評価
③ 日常業務レベル：毎日の業務の計画・実施・評価

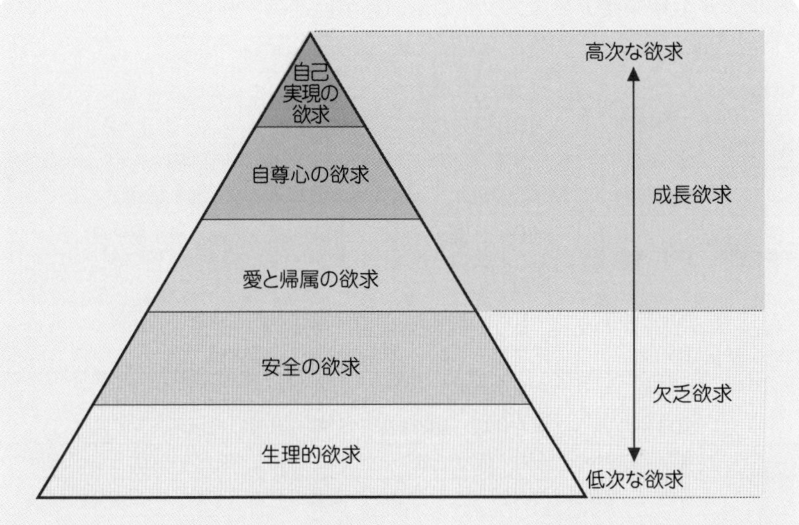

図 5-4 ●マズローの欲求階層説

2. 公衆栄養アセスメント

1）目的と方法

公衆栄養アセスメントは，地域や職域といった対象集団の健康や栄養に関する問題の所在を明らかにし，その問題点を解決するために実態を把握し，分析，検討するものである．集団の健康状態，栄養状態には社会文化的要因，経済的要因，心理的要因，行動科学的要因が影響を及ぼす．公衆栄養アセスメントでは，これらの情報を収集し多面的に検討していくことが必要となる．

❶ 目的

公衆栄養アセスメントでは，地域のニーズや課題の把握，効果的な介入方法，策定された政策の妥当性の検討を目的とし，実態把握，分析を行う．

地域集団を構成する人々の健康観は多様である．そのため，それぞれの健康観の背景を検討する必要がある．マズロー（Maslow）は，人間の欲求を低次なものから高次なものへ5段階に分類した（**図 5-4**）．欲求階層説といわれ，①生理的欲求，②安全の欲求，③愛と帰属の欲求，④自尊心の欲求，⑤自己実現の欲求，から構成される．生理的欲求，安全の欲求は，低次の欲求であり，欠乏欲求といわれる．愛と帰属の欲求，自尊心の欲求，自己実現の欲求は高次の欲求であり，成長欲求といわれる．欲求には優先順位があり，低次の欲求が充足されてから，高次の欲求の充足へと移行する．地域集団を構成する住民の欲求がどの段階にあるのかにより健康観は異なり，公衆栄養活動へのニーズも異なる．

公衆栄養活動における マズローの欲求階層説

マズローの欲求階層説を公衆栄養活動に当てはめてみる．
空腹だから満腹になるまで食事をする（生理的欲求）．肥満が気になり始め，食べても太らないような食品を選ぶことを心がけるようになる（安全の欲求）．太っている人たちの食生活や生活習慣が気になり，地域の肥満予防教室に参加するようになる（愛と帰属の欲求）．参加した肥満予防教室でリーダーシップをとりたい（自尊心の欲求）．目標体重を実現したい（自己実現の欲求）．

表 5-1 ● 公衆栄養アセスメントで用いる項目と指標例

項　目		指標例
QOL		生きがい，価値観，食事の楽しさ・満足度
健康状態・疾病状況	人口動態	人口，人口構成，出生数，死亡率
	疾　病	有病率，罹患率，受療率，疾病の発症年齢
	保健行動	健診受診率，飲酒，喫煙，身体活動，運動習慣
栄養状態	身体状況	身長，体重，BMI，上腕周囲長，腹囲，皮下脂肪厚 コレステロール値，中性脂肪値，尿中ナトリウム 血圧
栄養・食生活の状態	食物摂取状況	栄養素等摂取量，食品群別摂取量，食物摂取頻度
	食知識	栄養素・食品に関する知識，適正体重
	食行動	朝食欠食率，外食率，食事時刻，共食者
	食スキル	献立作成，調理技術，栄養成分表示の活用
食環境	食物へのアクセス	食材の種類と量，飲食店の分布，ヘルシーメニューの提供店
	情報へのアクセス	マスコミからの情報，栄養成分表示店数，学習の場の提供
環　境	自然環境	気候，風土，地理的条件
	生活環境	上下水道普及率，交通，産業，所得，就労状況
	社会環境	保健・医療・福祉施設，運動施設，教育施設
	文化的環境	伝統的文化，行事，文化施設

（全国栄養士養成施設協会監修，井上浩一・他著：サクセス管理栄養士講座 公衆栄養学．p124，第一出版，2011）

❷ 方法

公衆栄養アセスメントを行うに当たり，何を目的とし，何を把握するのか，地域のニーズや課題が生じた原因や条件などを検討することにより，把握すべき実態を明確にしていく．社会的なニーズは，主観的課題と客観的課題の両側面から捉える必要性がある．地域住民のめざす姿や主観的課題は，グループディスカッションやフォーカス・グループ・インタビュー法[注]により質的把握を行う．主観的課題として抽出された住民が望ましいと考えている因子が，住民にとってどの程度重要と認識されているかを客観的に捉えるために量的把握を行う．量的把握には既存データを活用し，不足している情報については社会調査を実施し情報収集を行う．

公衆栄養アセスメントで用いる項目とその指標例を**表 5-1** に示す．アセスメント項目は，目的に合わせて体系化することが重要である．

2）食事摂取基準の地域集団への活用

地域集団の食事改善に，日本人の食事摂取基準（2020 年版）を活用する際の基本的な考え方を**図 5-5** に示す．

食事摂取状況をアセスメントする際は，集団の摂取量の分布から，摂取不足や過剰摂取の可能性のある者の割合を，食事摂取基準を用い推定する．その結果に基づき，食事摂取基準を適用し，適切なエネルギーや栄養素等摂取量の目標値を提案し，食事改善の計画や実施につなげる．

フォーカス・グループ・インタビュー法

米国を中心にソーシャルマーケティングの方法として発展した．現在では，社会科学，行動科学分野で活用されている手法．
ディスカッションのテーマを決定し，質問の大枠を準備する．インタビューでは，同じようなバックグラウンドをもつ 6 ～ 10 名を対象に，司会者が提示する話題について自由にディスカッションし，その内容を記録しまとめる手法をとる．

身体状況としての指標例の詳細

表 5-1 では，公衆栄養アセスメントで用いる項目と指標例のみが記載されているが，身体状況としての指標例の詳細については，本シリーズ第 4 巻に身体計測，臨床検査の方法が詳述されている．また，食物摂取状況調査法に関しては，第 4 巻 の「Chapter 3 食事摂取状況のアセスメント」に詳述されているので，参照されたい．

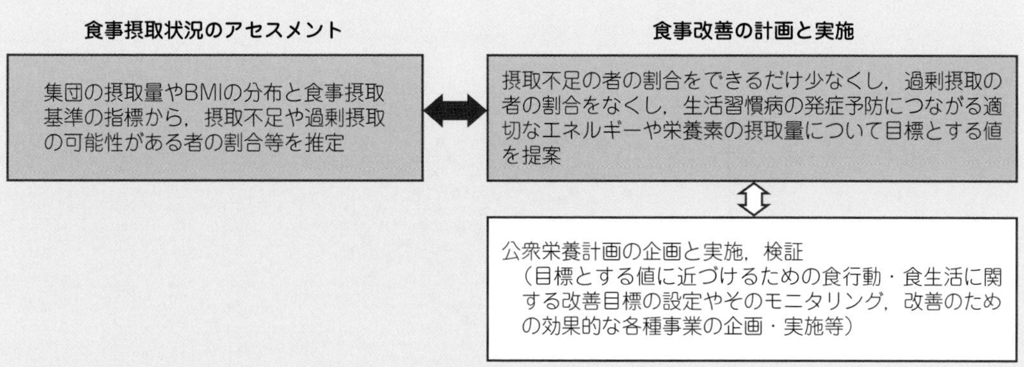

図 5-5 ● 集団の食事改善を目的とした食事摂取基準活用の基本的概念

（厚生労働省：日本人の食事摂取基準（2020 年版），2019）

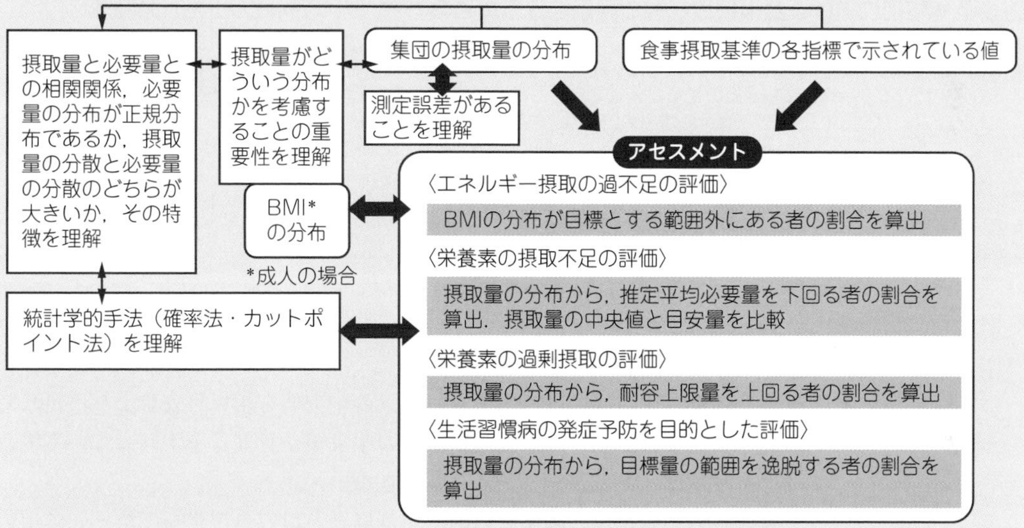

図 5-6 ● 食事改善（集団）を目的とした食事摂取基準の活用による食事摂取状況のアセスメント

（厚生労働省：日本人の食事摂取基準（2020 年版），2019）

❶ 食事摂取状況のアセスメント

図 5-6 は，集団の食事改善を目的に食事摂取基準を活用した食事摂取状況のアセスメントである．

エネルギーは BMI を，栄養素については食事調査法から得られる摂取量の分布をアセスメントに用いる．

エネルギー摂取の過不足の評価を目的とする場合，BMI が目標範囲内に留まる（または，範囲外にある）者の割合を算出する．

栄養素の摂取不足の評価を目的とする場合，推定平均必要量または目安量を指標として用いる．推定平均必要量を用いる場合，測定された栄養素摂取量の分布から，推定平均必要量を下回る者の割合を算出する（**図 5-7**）．目

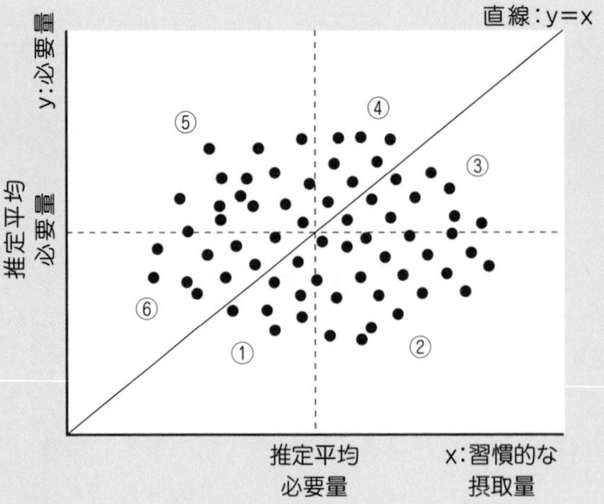

図 5-7 ●集団における食事摂取状態の評価を行うための方法（カットポイント法）の概念

個人が自分の必要量を知り得ないと仮定すると，集団における摂取量と必要量の関連はない．この仮定はエネルギーを除いて成り立つものと考えられる．次に，摂取量と必要量のそれぞれの分布がともに正規分布に従うと仮定し，摂取量の平均値が推定平均必要量付近にあると仮定すると，不足している者は直線 y=x と y 軸で囲まれた部分に存在し，不足していない（充足している）者は直線 y=x と x 軸で囲まれた部分に存在することになる．さらに，x= 推定平均必要量と y ＝推定平均必要量という直線を加えると，すべての領域は 6 つの者（①〜⑥）に分かれる．すなわち，不足している者は領域④+⑤+⑥に存在する．ところで，領域①と領域④に存在する人数はほぼ同じになると考えられるため，不足している人数は領域①＋⑤+⑥に等しい．これは，摂取量が推定平均必要量に満たない者の人数に他ならない．なお，カットポイント法では，集団における特定の誰が必要量を満たしているのか，あるいは，満たしていないのかを判定できないことに留意しておく必要がある．

（厚生労働省：日本人の食事摂取基準（2020 年版）．2019 を一部改変）

安量を指標とする場合は，栄養素摂取量の中央値を用い目安量より不足していないことを確認する．栄養素摂取量の中央値が目安量を下回っている場合は，不足状態にあるかどうかは判断できない．

栄養素の過剰摂取の評価を目的とする場合，耐容上限量を指標として用いる．栄養素摂取量の分布と耐容上限量から，耐容上限量を上回る過剰摂取の可能性のある者の割合を算出する．

生活習慣病の予防を目的とする場合，目標量を指標として用いる．栄養素摂取量の分布から目標量の範囲を逸脱する者の割合を算出する．

❷ 食事改善の計画と実施

図 5-8 は，集団の食事改善を目的とした食事摂取基準の活用による食事改善の計画と実施についてである．

エネルギー摂取の過不足に対する食事改善計画の立案および実施では，BMI または体重変化量を用いる．BMI が目標範囲内に留まる者の割合を増やすことを目的に立案する．評価は一定期間内に 2 回以上行い，体重変化を指標とする計画を立案する．

栄養素の摂取不足に対する食事改善計画の立案・実施には，推定平均必要量または目安量を指標に用いる．推定平均必要量を用いる場合は，集団内で推定平均必要量を下回り摂取する者の割合を少なくするための計画を立案す

食事摂取状況のアセスメント	食事改善の計画と実施
〈エネルギー摂取の過不足の評価〉 BMI*の分布から，目標とする範囲外にある者の割合を算出 *成人の場合	BMIが目標とする範囲内に留まる者の割合を増やすことを目的に立案
〈栄養素の摂取不足の評価〉 摂取量の分布から，推定平均必要量を下回る者の割合を算出．摂取量の中央値と目安量を比較することで不足していないことを確認	推定平均必要量を下回って摂取している者の割合をできるだけ少なくすること，目安量付近かそれ以上であれば，その摂取量を維持することを目的に立案
〈栄養素の過剰摂取の評価〉 摂取量の分布から，耐容上限量を上回る者の割合を算出	集団内のすべての者の摂取量が耐容上限量を超えないことを目的に立案
〈生活習慣病の発症予防を目的とした評価〉 摂取量の分布から，目標量を用いて，目標量の範囲を逸脱する者の割合を算出	目標量（または範囲）を逸脱して摂取している者の割合を少なくすることを目的に立案

図 5-8 ● 食事改善（集団）を目的とした食事摂取基準の活用による食事改善の計画と実施

（厚生労働省：日本人の食事摂取基準（2020 年版）．2019）

る．目安量の場合は，栄養素摂取量の中央値が目安量付近か目安量以上であれば，現在の摂取量を維持するための計画を立案する．目安量未満の場合，不足状態であるか否かの判定は不可能である．また，摂取量が大幅に下回る場合，総合的な判断により摂取量改善の必要性を検討しなければならない．

栄養素の過剰摂取に対する食事改善計画では，耐容上限量を上回る栄養素摂取量は避けるべきであり，集団の摂取量が耐容上限量未満となる計画を立案する．耐容上限量を上回り摂取をしている場合は，摂取量を耐容上限量未満にするために計画を修正，実施することが必要である．

生活習慣病の発症予防に対する食事改善計画では，摂取量が目標量の範囲内に入る，または近づく者の割合を増やすことを目的に立案する．

3）地域の実態把握の理論モデル

公衆栄養アセスメントでは理論的な枠組みとして，ヘルスプロモーション実践のための展開モデルであるプリシード・プロシードモデル（PRECEDE-PROCEED Model）が用いられる．

❶ プリシード・プロシードモデル

プリシード・プロシードモデルは，1991 年にグリーン（Green）らによって提唱された．グリーンは，ヘルスプロモーションを「健康な行動や生活状態ができるように教育的かつ環境的サポートを組み合わせること」とし，その考え方を前提にプリシード・プロシードモデルを作り出した．事前のアセスメントと計画策定のプロセスである「プリシード」〔PRECEDE：Predisposing, Reinforcing, and Enabling Constructs in Educational/Environmental Diagnosis and Evaluation（教育・エコロジカルアセスメントと評価のための準備・強化・実現要因）〕の部分と，実施を折り返し点とし評価に至るプロセスである「プロシード」〔PROCEED：Policy, Regulatory, and Organizational Constructs in Educational and Environmental Development（教育・環境開発における政策的・法規的・組織的要因）〕の2つの部分から構成される．第1段階～第4段階のアセスメントで用いる指標は，そのまま第6段階～第8段階の事後評価の指標となる．各段階の作業を行うことにより，地域診断から事業計画，目標値設定，評価計画までの策定が可能となる．

プリシード・プロシードモデルの10の特徴

① ゴールをQOLに置く．
② ヘルスプロモーションの5つの戦略が網羅されている．
③ 保健行動を起こし，持続させる要素として，準備要因・強化要因・実現要因の3要因をあげ，これらを診断し計画を立案する．
④ 社会生態学的アプローチから，直接的・間接的な要因を連続的に理解できる．
⑤ 健康問題の全体像が一望でき，確実に結果に結びつく施策と対象の明確化が図れる．
⑥ モデル作成のプロセスで，問題解決の優先順位をつけ，目標値を設定するため事業に無駄がない．
⑦ 主体的な参加が得られ，その役割が明確化されることから，それぞれがエンパワメントされる．
⑧ 診断のプロセスを踏むことにより，評価のために必要な情報を入手できる．
⑨ 診断や評価の一部や考え方だけの利用も可能である．
⑩ あらゆる分野で活用できる．

ヘルスプロモーションの5つの戦略
① 健全な公共政策を確立する
② 支援的環境を創造する
③ 地域活動を強化する
④ 個人技術を開発する
⑤ ヘルスサービス内容を刷新する

プリシード
第1段階から第4段階のプリシードのプロセスによって，公衆栄養活動の展開，専門職，関係機関・団体，住民組織の役割，マンパワー，必要な器材，コスト，評価指標が明確化される．

プリシード・プロシードモデルのメリット
第1段階から第4段階で評価のための指標が明確化されており，評価計画が容易に立案できる．

プリシード・プロシードモデルの概略を，A市における30～60歳代男性の肥満者の割合を10％減少させる取り組み例（**図5-9**）に即して述べる．

a）第1段階：社会アセスメント

公衆栄養活動の対象者にとって，改善すべきQOLは何か，それを測定する指標を明らかにするプロセスである．QOLを明らかにするには，当事者からフォーカス・グループ・インタビュー法などを用いヒアリングを行う．本取り組み例では，対象集団へのアセスメントにより，「健康を食生活から実感できる」をめざすべきQOLとして抽出し，実現に向けて公衆栄養活動に取り組むこととなった．QOLの実現を評価する指標には，主観的健康度および食生活の満足度を用いることとした．

b）第2段階：疫学アセスメント

QOLに影響を及ぼす健康問題を明確にし，現状を示す「健康」指標を設定する．A市では，課題分析によって30～60歳代男性の肥満者が増加しており，健康施策としての優先順位が高いことが明確になった．そこで，BMI 25 kg/m^2以上の者と腹囲85 cm以上の者の減少によりQOLの実現が図れると考え，本プログラム（A市における30～60歳代男性の肥満者の割合を10％減少させる）の目標とした．

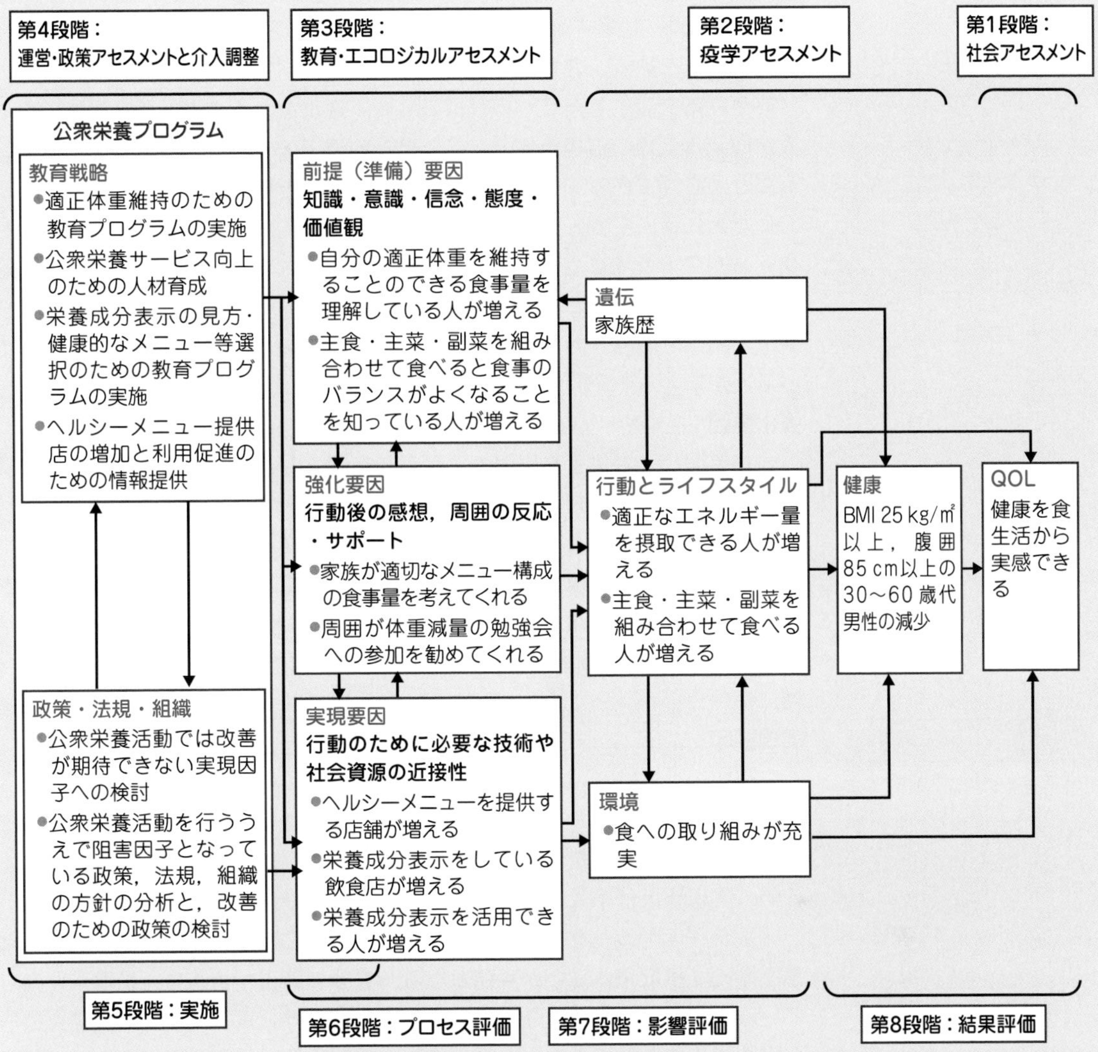

図 5-9 ● A 市における 30 ～ 60 歳代男性の肥満者の割合を 10%減少させる取り組み例

次に，QOL や健康指標に影響を及ぼす「遺伝」「行動とライフスタイル」「環境」因子を明らかにし，現状を示す指標を設定する．

「遺伝」は，家族歴を参考に検討を行う．「行動とライフスタイル」は，抽出した対象集団の抱える食生活上の問題点であるエネルギーの過剰摂取や栄養のバランスの悪さを改善するための目標として，「適正なエネルギー量を摂取できる人が増える」「主食･主菜･副菜を組み合わせて食べる人が増える」を設定した．

c）第 3 段階：教育・エコロジカルアセスメント

第 3 段階では，第 2 段階で設定された行動とライフスタイル，環境因子に対して影響を及ぼす準備要因・強化要因・実現要因の 3 要因を検討し，現状を表す指標を設定する．

準備要因

準備要因は，対象者が行動を起こそうと決心するための条件である．知識，意識，信念，態度，価値観が含まれる．

第2段階で設定した2つの目標のうち，適正なエネルギー量を摂取できる人が増えるための前提条件として，自分の適正エネルギー摂取量を知っていることが必要である．また，主食・主菜・副菜を組み合わせて食べる人が増えるためには，主食・主菜・副菜を組み合わせて食べることにより食事のバランスがよくなることを知っていることが必要である．そこで，「自分の適正体重を維持することのできる食事量を理解している人が増える」と「主食・主菜・副菜を組み合わせて食べると食事のバランスがよくなることを知っている人が増える」を目標とした．

強化要因

強化要因は，対象者や周囲の者が行動を起こし，起こした行動の継続を支援する条件である．行動後の感想，周囲の反応・サポートが含まれる．準備要因では，対象者本人の知識，意識，信念，態度，価値観から目標を考えたが，強化要因は行動後の感想や対象者を取り巻く対人環境（周囲の支援）から目標を考える．本取り組み例では，「家族が適切なメニュー構成の食事量を考えてくれる」「周囲が体重減量の勉強会への参加を勧めてくれる」を目標に掲げた．

実現要因

実現要因は，実践の推進，環境因子の改善を促進する条件である．対象者や周囲の者が行動するために必要な技術，行動を促進する保健・福祉・医療サービス，施設の近接性や利用が含まれる．強化要因には対人環境が該当するが，実現要因は本人や周囲のもっている技術や対物環境が対象となる．

ヘルシーメニューを提供する店舗が増加することにより，主食・主菜・副菜を揃えて摂取することが可能となる．自分の適正エネルギー摂取量を知っている人が増えても，食品に栄養成分表示がなければエネルギーの適正摂取を実践することはできない．対象集団に栄養成分表示が利用できるスキルをもたせることも必要となる．そのことから，目標を，「ヘルシーメニューを提供する店舗が増える」「栄養成分表示をしている飲食店が増える」「栄養成分表示を活用できる人が増える」とした．

d）第4段階：運営・政策アセスメントと介入調整

運営アセスメントは，第3段階の「教育・エコロジカルアセスメント」で抽出された因子を満たすために，既存の公衆栄養活動が機能していたかを検証する．また，望ましいプログラムを実施するために必要な資源，利用可能な資源，解決しなければならない障害について分析を行う．これらの分析に基づき，公衆栄養活動計画を作成する．さらに，関係組織・団体の方針や取り組みの現状を分析し，働きかけを検討する．

政策アセスメントは，公衆栄養活動では改善が期待できない実現因子の検討を行う．また，公衆栄養活動を行ううえで阻害因子となっている政策，法規，組織の方針の分析を行い，改善のための政策を検討する．

e）第５段階：実施

プリシードのプロセスを経て計画した公衆栄養活動を実施する．実施に当たり，第６段階のプロセス評価に必要な情報を収集しながら展開を図る．

f）第６段階：プロセス評価

公衆栄養活動の実施経過に関する情報をもとに評価する．評価の第１段階であり，事業やサービスの利用状況，対象者・関係者やスタッフの反応をもとに事業実施のプロセスを評価する．実施に伴い問題点が明確化された場合は，軌道修正を行う．

g）第７段階：影響評価

公衆栄養活動の実施により第３段階（教育・エコロジカルアセスメント）と第２段階（疫学アセスメント）で設定した目標が達成されたかを，事業の効果から評価する．

h）第８段階：結果評価

公衆栄養活動の結果，第２段階（疫学アセスメント），第１段階（社会アセスメント）で設定した健康指標や QOL が改善されたかを評価する．

❷ 地域づくり型保健活動

地域づくり型保健活動[注] (System Oriented Joyful Operation model; SOJO model）は，ヘルスプロモーションの概念とブレイクスルー思考を融合させたプロセスモデルである．わが国における保健活動の過程で開発された．保健活動の到達目標を具体的なイメージとして共有し，健康的な地域の実現に向けて地域住民や多分野の人々が役割を果たす展開方法をとる．地域づくり型保健活動では，保健活動の目的を地域住民の健康的な暮らしの具体的な姿として描き出し，統合的に志向する．目的には，参加者の能力や健康な暮らしの実現を支える仕組み，それら相互作用の獲得も含まれる．実現のための方法を住民や多くの分野に関わる人々とともに考え，話し合いにより決定していく．計画書に基づき活動し，途中経過を検討しながら進めていく．活動のプロセスは，準備期，活動方針検討期，実施期，評価・再検討期の４期から構成される（**図 5-10**）．以下に，各プロセスについて述べる．

地域づくり型保健活動
「これからどのような公衆栄養活動を進めていくかを考える」といった，対象者から引き出した「めざす姿」を実現するための条件を検討する設定型の問題解決に有効なモデルである．

準備期（数週間〜数カ月）

意義や目的の確認，ファシリテータ[注]の育成，コミュニティの概略的な状況把握，コミュニティリーダーの把握，対象コミュニティの選定，調整を行う．

ファシリテータ（facilitator）
参加者全員が協働し意見を述べ討議できるように，討議のプロセスを管理する．意思決定や問題解決が円滑に行えるよう中立的立場をとる．ディスカッションのプロセスをコントロールし，意思決定や問題解決へと導く役割を担う．

活動方針検討期（数週間〜数カ月）

話し合いにより目的を具体的にイメージ化する．イメージを実現するための条件および条件を満たすための具体的活動を検討し，計画書を策定する．イメージ化された目的に対する現状を把握する作業（事前調査）を行う．

実施期（数年）

活動方針検討期に策定された基本計画，事業計画，行動計画に基づき活動する．

評価・再検討期（数週間〜数カ月）

目的設定状況や条件の充足状況について，事前調査と同一の調査（事後調

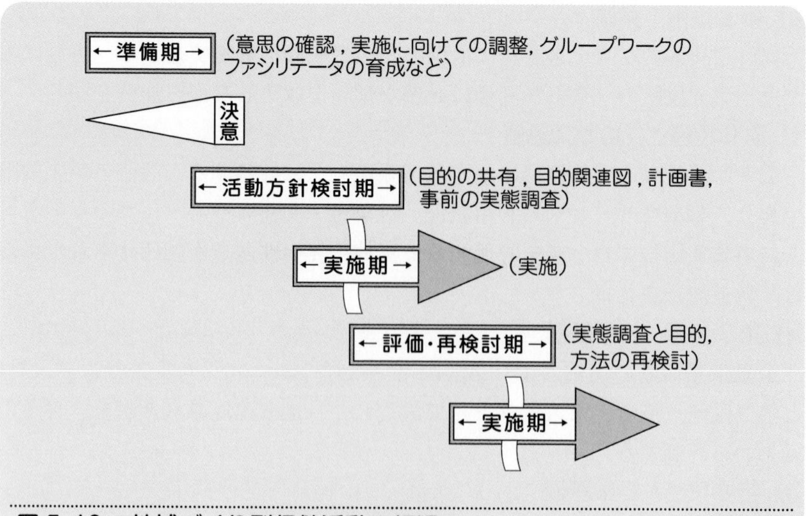

図 5-10 ● 地域づくり型保健活動の経過

（岩永俊博：地域づくり型保健活動の考え方と進め方．p71，医学書院，2003）

査）を行い達成度を検討する．事前と事後の改善状況を分析的に検討する．改善が行われていない集団があった場合，その集団が次のターゲットグループとなる．

❸ プロジェクト・サイクル・マネジメント手法

プロジェクト・サイクル・マネジメント（Project Cycle Management; PCM）手法は，計画，立案，実施，モニタリング，評価からなるプロジェクトサイクルを効果的・効率的に運営管理するために考えられた手法である．ODA（政府開発援助）や国際協力の分野で用いられている．

PCM 手法のうち，参加型計画手法は，問題点を分析し，解決策を模索し，実行計画をプロジェクトとして作成する方法である．特徴は，カードを用いる点とプロジェクト概要表（Project Design Matrix; PDM）により運営管理を行う点にある．4 つの分析段階と 2 つの立案段階から構成され，いずれもカードを用いてグループワークを行う．

分析段階は，①対象者の属性・関心・抱えている問題点などの特性を分析する「参加者分析」，②問題点の原因を分析し，それに基づき問題系図を作成する「問題分析」，③問題分析で作成したカードを望ましい姿に書き換え，手段と目的の関係を明確にし，目的系図を策定する「目的分析」，④目的系図で提案された複数のプロジェクトの優先順位を考え，プロジェクトを選択する「プロジェクト選択」，から構成される．

立案段階では，分析段階で策定されたプロジェクトを，①誰が，どのような手段（投入，活動）で，どのような成果を，何のために（上位目標），どのような環境（外部条件）のもとで，実施しようとしているかを一覧表にしたプロジェクト概要表（PDM）を作成する．その後，②各活動について期待される成果（指標），スケジュール，責任部署，投入（人，器材，費用）について記載した活動計画書を作成する．PCM 手法では，中心となるプロジェクトの作成がポイントとなる．そのため，プロジェクトの設定を誤ると展開をも誤ってしまうというリスクをもっている．

4）地域の実態把握の方法

❶ 量的調査と質的調査の意義

調査は手法により，客観的課題を捉える量的調査と，主観的課題を捉える質的調査に分類される．

統計調査は，量的調査の手法が用いられる．事例調査では，調査目的と調査対象の特性に合わせ，質的調査と量的調査のどちらか，あるいは両方が用いられる．地域住民の健康・栄養問題をアセスメントする公衆栄養学では，量的調査と質的調査の両面からアプローチを行うことが必要である．

a）量的調査

量的調査の手法には，対象集団すべての者を調査対象とする悉皆《しっかい》調査（全数調査）と，母集団から対象者（標本）を抽出する標本調査がある．テーマには，健康や食生活の状況，行動，態度，意識などの背景や要因を探索するものが適している．限定的な仮説の検証を目的とし，精選されたデータを対象から引き出す方法として質問票調査と既存の統計資料を分析する方法などがある．長所は，同一尺度で測定するため，繰り返しの調査が可能な点である．

b）質的調査

個々の対象者の性質を掘り下げて分析・記述する調査である．言語データを収集・分析するもので，インタビュー法などがこれに該当する．特定の個人や集団の食習慣や嗜好などの知覚・認知に関する問題や食の社会・文化・経済的側面に関するテーマを扱うが，背景や因果関係などを探求するテーマが適する．

調査対象者の選定は量的調査とは異なり，既存調査などを参考に調査者の経験に基づく基準で選定することが可能である．長所は，事象の真相に迫り多元的・総合的に理解できること，変化の過程を時系列で把握することができることである．短所は，標本の代表性を客観的に検討することができない，調査者個人の考えや能力に調査結果が左右される可能性が高い，他の調査者が追試を行うことが困難な点である．

❷ 観察法と活用

観察法は，質問紙調査法や面接法と異なり，調査者が直接対象者を見て視覚的に捉えた行動そのものを分析対象とする方法である．

長所として，乳幼児や言語的な表現力や理解力が十分といえない障がい児・者を対象者にできることがあげられる．短所としては，自然な行動を対象とするため，対象行動が生起するのを待たなければならないこと，観察可能な行動に限界があり，プライベートな行動の観察は難しいこと，観察者が対象者の態度，行動に関する情報を知覚的に収集するため，観察の視点や解釈が観察者の主観に左右されやすいことがあげられる．そのため，観察研究では

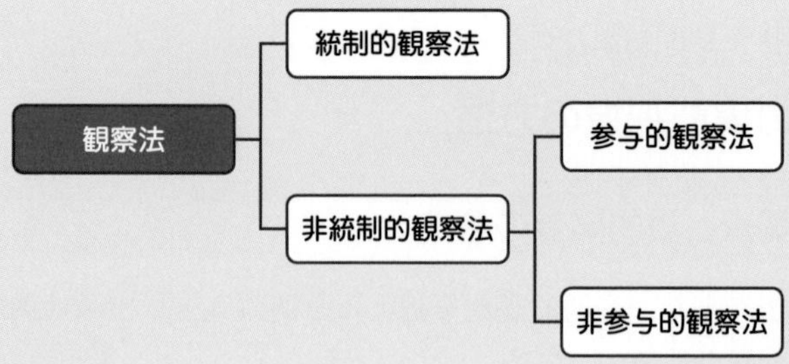

図 5-11 ●観察法

信頼性として，同じ観察事態であれば何度見ても（個人内），誰が見ても（個人間），同一の一貫性のあるデータであることが必要とされる．

観察法には，観察内容があらかじめ規定されている統制的観察法，規定されていない非統制的観察法がある．さらに，非統制的観察は調査者と被調査者の関係により，参与的観察法と非参与的観察法に分類される（**図 5-11**）．

a）統制的観察法（実験的観察）

観察すべき状況に何らかの統制を加え観察する方法である．技術の標準化が必要で，定量化が可能である．

b）非統制的観察法（自然的観察）

参与的観察法：調査者が対象集団の一員として生活や行動をともにしながら対象を観察する方法である．外から距離をおいて見ていたのでは分かりにくい詳細に立ち入り，行為，出来事の意味を内部にいる者あるいは当事者の視点から理解しようとするアプローチである．当事者の視点で日常的な事象の意味を解説し，当事者と一緒に行動することによる気づきがその行動を理解するための重要なデータとなる．参与的観察法を実施する際には，観察を協力してもらうフィールドの人たちとの間で信頼関係が必要となる．

非参与的観察法：調査者が状況に対して意図的な操作を加えず，第三者としてありのままの現象を観察する方法である．この方法は，観察者が期待する現象が生じるまで待つか，そのような現象が生じると思われる場所へ直接出向く必要がある．利点として，現象をありのままに全体として捉えることが可能であり，対象となる現象の意味が明らかになること，実験する場所を用意する必要がないことがある．

❸ 質問調査の方法

質問調査は被調査者の主観から被調査者自身の事実を探る方法である．同一質問を大量の標本に対し実施でき，定型化された分析方法で解析することができる．質問調査は，社会調査のなかでもっとも一般的であり，利用範囲も広い調査である．

調査実施に際しては，調査計画を十分に検討する必要がある．調査テーマや条件により各要素が時間的に前後することもあるが，調査実施までの標準

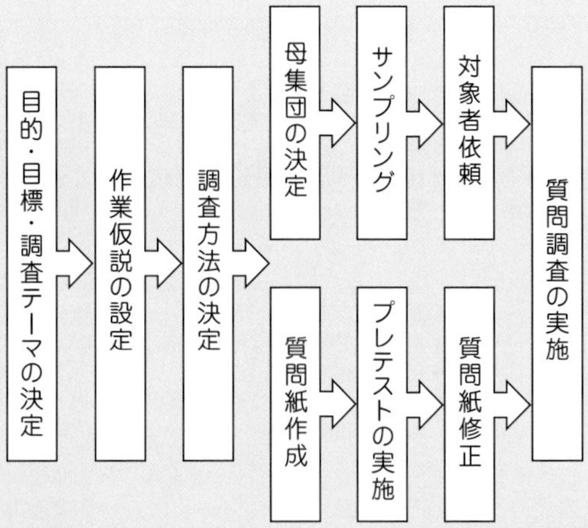

図 5-12 ●質問調査実施までのプロセス

表 5-2 ●自記式と他記式の比較

方法	長所	短所
自記式	●無記名での調査が可能 ●質問の均一性を保ちやすい ●広範囲から多数のデータの収集が可能 ●時間に余裕のない対象者からも回答を得ることが可能	●対象者以外の者が回答する可能性がある ●周囲の意見を聞いて回答する ●質問内容の誤解，誤記入・記入もれが生じる危険性がある ●読み書きが負担な者の回答が得にくい
他記式	●回答者が対象者であるか確認しやすい ●事実関係の把握が可能 ●記入もれ，誤記入が少ない	●調査に時間がかかる ●調査費用がかさむ ●調査者による回答の歪みが生じやすい

的プロセスの例を**図 5-12** に示す．

質問調査の利点は，多数を調査対象者とすることができる，質問紙の配布・回収に当たり多数の調査員を要しない，回答選択肢をパターン化・簡略化することによりデータ整理・分析を短時間で行うことができる等である．その一方で，利便性・簡易性に伴う制約があるため，調査目的に即した質問内容か,回答選択肢が適切かなどの検討を行う．また地域の実情を知ることなく，分析結果からのみ解釈することがないようにする必要がある．

質問調査は，対象者が自ら質問紙に回答を記入する自記式（自計式）と，調査者が質問を読み上げ，対象者からの回答を書き留める他記式（他計式）に分類される（**表 5-2**）．自記式には，配票法（留置き法），集合法，郵送法がある．他記式には，面接法，電話法がある．

調査方法を選択する際に考慮しなければならない点は 3 点で,有効標本数,質問紙の信頼性，コストである．有効標本数は，計画標本数に有効回収率を乗じたものであり，分析時の実質上の標本数となる．有効標本数は多く，質問紙の信頼性は高く，コストは安価なものが理想だが，信頼度の高い大量の有効データを安価で入手する方法は存在しない．そのため，3 者のバランス

表 5-3 ● 調査方法の比較

方 法		概 要	長 所	短 所
自記式	配票法（留置き法）	●対象者を戸別訪問し，質問紙を配布する．一定期間後，再度，訪問し回収する ●設問数が多くなく，内容も難解でなく，郵送法よりも高い回収率が望まれる場合に実施することが望ましい	●回答の動機づけができるため，郵送法と比較し，回収率が高い ●費用は，面接法よりかからない	●対象者以外の者が回答する可能性がある ●周囲の意見を聞いて回答する可能性がある ●質問内容の誤解，誤記入・記入もれが生じる可能性がある
	集合法	●対象者を指定場所に集合させ，一斉に調査を行う ●無作為性の確保を必要とせず，限定的な社会集団を対象とする場合に実施することが望ましい	●回収率が高い ●対象者の匿名性が高い ●費用が軽減される ●調査の説明，実施中の条件の一定化が可能	●無作為抽出にはなじまない ●調査会場の雰囲気や対象者からの質問・意見に他の対象者が影響を受ける
	郵送法	●質問紙を郵送により配布・回収する ●質問内容が比較的簡単で，回答の信頼性を厳密に規定する必要がなく，回収率が低くとも偏りが生じないか，重大な偏りではない場合に実施することが望ましい	●広範囲に分布する対象者への調査が可能 ●費用がかからない ●対象者の匿名性が高い	●回収率が低い ●対象者以外の者が回答する可能性がある ●周囲の意見を聞いて回答する可能性がある ●質問内容の誤解，誤記入・記入もれが生じる可能性がある
他記式	面接法	●対象者に面接し，質問をしながら回答を書き取っていく ●十分な費用がある場合に，望ましい調査法である	●質問内容の誤解がなく，回答を得られる ●回答の虚偽性の確認ができる ●回収率が高い	●調査者により回答の偏りが生じる可能性がある ●費用がかかる ●一定水準の回収率を確保するため，追求訪問する必要がある
	電話法（Random Digit Dialing；RDD）	●コンピュータで無作為に抽出した番号に電話をかける．電話を受けた人を対象者とする任意法と，世帯員から対象者を無作為に抽出する確率法がある	●電話帳非掲載世帯を調査対象にできる ●調査の準備期間や実施期間が短い	●確率法を用いる場合，世帯人数を聞く必要がある
その他	インターネット調査	●対象者をモニター会員専用サイト（クローズ型調査）やインターネット上（オープン型調査）で募集する ●ウェブ画面にアンケートを表示し，画面上で回答を求める ●対象者から送信された回答内容を集計用データに変換し集計する	●対象者のサンプリングなしでの実施が可能 ●調査者が不要 ●回答データの入力が不要で，そのまま集計できる ●低コスト・短時間で調査結果が判明する ●大量の標本数を確保できる ●時間的・地理的制約がなく，国際的な調査も容易にできる	●対象者の匿名性・代表性が曖昧 ●謝礼目的での重複応募がある

を考慮したうえで調査実施法を選択することになる．調査テーマや対象，対象者（被調査者）および調査者の規模，予算，調査期間の規模などに応じた最適の方法を選択することが必要である．

質問紙の配布，回収方法の比較を**表 5-3** に示す．質問紙の配布，回収に当たっては，データ収集に費やすことができる時間や労力を考え，正確な回答が得られ，回収率が確保できる方法を選択する．方法は単独で行われるばかりでなく，郵送による配布と集合による回収などのように組み合わせて行われる場合もある．

a）配票法（留置き法）

調査者が対象者を戸別訪問し調査票を配付，回収する．調査票の回収は，一定期間経過後，再度戸別訪問し回収する．配票から回収までの一般的な期間は1～2週間程度である．回収日を配票日と同一の曜日に設定すると，面談できる確率が高くなる．配票法は，質問紙を配付する際に回答の動機づけができるため，回収率は郵送法より高率となる．コストは面接調査より低額に抑えることができる．欠点は，後述の郵送法同様，質問内容の誤解，誤記入，記入もれが生じやすい．また，家族などと相談し回答する，他の人による回答を確認できないという問題点がある．

b）集合法

調査地域が地理的に限定された場合，対象者を一堂に集め一斉に調査を実施する方法である．調査者にかかるコストは軽減され，調査に関する説明や実施中の環境などの条件を一定化できるという利点をもつ．欠点としては，調査会場の雰囲気，他の対象者からの質問や意見に他の対象者が影響を受ける可能性があることがあげられる．調査員が質問内容に関与する者である場合，回答への影響は回避できない．無作為抽出法にはなじまない調査方法である．

c）郵送法

住民基本台帳や特定集団の住所録から抽出した標本に対し，調査票を郵送し，一定期間後（10～15日）に返送してもらう調査方法である．広範囲にわたり分布する多数の対象者に対する低コストの調査が可能である．無記名式であれば，対象者の匿名性も高い．欠点としては，郵送での調査依頼となるため，回答への動機づけが弱い．また，複雑な質問内容や質問量が多い場合，回答が忌避されることが多くなる．自記式であるために，自記式の調査方法の欠点である質問内容の誤解，誤記入，記入もれが生じやすい調査方法である．

d）面接法

調査者が対象者に直接質問し，回答を書き取っていく他記式の調査法である．対象者が標本として抽出された者であることの確認が可能である．質問の意味も比較的誤解なく伝達することができ，回答の虚偽性のチェックも可能である．欠点としては，面接する調査員によって回答に偏りが生じる可能性がある．

COLUMN

質問紙の設計について

調査を計画する際には，問題を解明するための調査目的を明確にしなければならない．目的を立証するための具体的な作業仮説を立て，仮説を検証するために必要な調査項目を列記し，調査の枠組みを作る．調査の枠組みを作成することにより，調査項目の関係性が明らかになり，結果を分析しやすい．

その後，調査項目の柱を決定し，各柱を細分化し質問項目を決定する．検証すべき仮説により柱の重みづけ（細分化の程度）は異なる．質問項目は，理解しやすさ，答えやすさを基準に配列する．配列には漏斗型と逆漏斗型2つのパターンがある．漏斗型は，大局的な内容から具体的な内容に移行する一般的に用いられている形態である．逆漏斗型は，具体的な行動や態度から抽象的な概念に移り，最後に大局的な意見を聞くもので，回答者が徐々に考えをまとめられるという利点がある．質問の配列により回答に歪みが生じることがあるので注意が必要である．

e）電話法

面接法で行う調査を電話で代行する調査法である．サンプリングが容易で，調査員の移動を必要としないので，低コストに抑えることができる調査方法である．内容が複雑で，聞き取りに長時間かかる調査は不可能である．抽出台帳に電話帳を使用する場合は，個人の特定が可能となる．

近年，電話帳に電話番号を記載しない世帯が増えている．そのため電話調査は，コンピュータで無作為に抽出した番号に電話をかける Random Digit Dialing（RDD）法を採用する調査が増加している．

f）インターネット調査

インターネットによるアンケート調査（オンライン調査）は，ウェブ画面にアンケートを表示し，画面上で回答するものである．調査会社のモニター会員（アクセスパネル）やメールマガジン読者などを対象とする「クローズ型調査」と，ウェブサイト訪問者，テレビ・新聞広告などで告知・依頼する「オープン型調査」がある．多数の人を対象に短時間で結果を知りたい場合に適する調査方法である．

調査目的に応じ，対象者や募集方法，回答機器（パーソナルコンピュータ，スマートフォン，タブレット型携帯端末，携帯電話など）を検討する．対象者がインターネット利用者であることが必須条件となるため，インターネットを利用しない者やアンケート調査に無関心な者，個人情報の流失を懸念して忌避する者に対する調査は実施できない．標本を抽出しておらず，代表性がないため世論調査，社会調査には不適切といわれていたが，現在では，無作為抽出で集めた対象者に対する調査も実施されるようになっている．

特定の対象者に依頼する場合でも対象者の性・年齢などの確認がほとんど困難であることから，対象者の条件に合致するかの確認が困難である（なりすまし回答）ほか，謝礼品目当てなどによる複数回応募を完全に回避することは難しい．

回答の精度を保つには，質問数は100問程度（回答時間20分程度）までが限度と考えられている．

COLUMN

質問調査の回収率を高める工夫

有効回答率を高めるためには，回答率を高める工夫と正しい回答を得るための工夫が必要である．

① 回答率を高める工夫

調査開始前：事前の挨拶を行う．挨拶状には，誰が，何のために，どのような調査法により行う調査かを明記する．

調査時点：

- 面接法，留置き法：訪問により行う調査は，訪問時刻をあらかじめ連絡し，きちんとした服装で約束の時間に訪問する．もし，約束の時刻に訪問できない場合は相手の了解を得ておく．相手が不在の場合は，メモを残し，再度訪問する．
- 郵送法：依頼状を添え，目立つ封筒に入れて郵送する．着払い等の配慮をした返信用封筒を同封する．期限が過ぎたときは督促状を出す等の手立てをする．

② 正しい回答を得る工夫

- 面接法：対象者との信頼関係を築く．対象者に不快感や不信感をもたれないよう，また，心理的圧迫を与える雰囲気を避ける．
- 留置き法，郵送法：質問票とともに，記入の手引きを同封する．郵送留置き法の場合，回収時は対象者に直接会い，記載内容の点検を行う．

❹ 既存資料の活用方法（留意点）

地域集団の特性を把握するために既存の統計資料を活用する．また，質問調査を行う際の仮説設定においても，既存資料を事前に分析し問題点を明確化しておくことが必要である．

既存の統計資料を活用する際には，その統計データの収集経路，作成方法を認識しておくことが必要である．官公庁や国際機関，研究調査機関で実施された統計調査は，指標の抽象度が高く，多くが単純な数値の形態をとる．そのため，国や都市間での比較が可能である．そのまま，または二次的に加工して比較検討を行う．また，横断的にも縦断的にも利用することが可能である．その一方で，分野が限定されること，数量化可能な指標のみの活用に留まること，分析者側からの検証が困難なことが弱点としてあげられる．調査項目によっては，定義が異なるものがあるので注意が必要である．

調査項目により定義が異なる例（自殺）

人口動態統計（厚生労働省）と自殺の概要（警察庁）では，調査対象，調査時点，死亡原因のとり方などが異なるので，注意を要する．

公衆栄養アセスメントに用いる代表的な統計資料を**表 5-4** に示す．人口に関するものとしては，流動的な人口の動きをある時点で止めて行う断面調査である「人口静態統計」，一定期間の人口の変動についての統計である「人口動態調査」，生命表作成期間における死亡状況が不変であると仮定した時の各年齢の生存者の余命を推計する「生命表」などがある．

国民の傷病の状況を把握するためには傷病統計を用いる．代表的な傷病統計は，医療施設側から見た調査である「患者調査」，世帯側から見た調査である「国民生活基礎調査[注]」のほか，「感染症発生動向調査」「食中毒統計」などがある．食生活の面から国民の健康・栄養状態を把握する「国民健康・栄養調査」や「都道府県民健康・栄養調査」，経済面から家庭生活の実態を把握する「家計調査」や「全国消費実態調査」，食料自給率や供給栄養量，食料消費行動を把握する「食料需給表」などがある．家計調査は家計調査報告（月報）と，年平均としての家計調査年報として公表されている．また，行政の業務報告として，都道府県，指定都市などの衛生行政の実態を把握する「衛生行政報告例」，保健所および市区町村で実施されている地域保健事業と健康増進事業については，「地域保健・健康増進事業報告」がある．

国民生活基礎調査

保健，医療，福祉，年金，所得などの国民生活の実態を明らかにすることを目的に実施．3 年ごとに大規模調査が，中間年には小規模調査が実施される．大規模調査では，傷病に関する調査項目から構成される健康票とともに，世帯票，介護票，所得票，貯蓄票による調査を行う．

なお，これら統計資料のほかにも，報告書や省庁が発行する白書，学術雑誌に掲載された論文などを情報として活用するとよい．

3. 公衆栄養プログラムの目標設定

公衆栄養プログラムはさまざまあるが，ここでは地域における健康・栄養政策としてある各種計画（健康増進計画，食育推進計画など）から，各種事業計画までの目標設定について取り上げる．

本項では，地域における健康・栄養政策の策定例について，アセスメントから評価までをプリシード・プロシードモデルのフレームワークに当てはめて解説する．

表 5-4 ●公衆栄養アセスメントに用いる主な既存資料

統計資料	基礎資料項目	管轄	調査間隔
1. 人口静態統計（国勢調査）	総人口，総世帯数・人口構成（人口指数）	総務省	5 年ごと
2. 人口動態調査	・出生：出産数，出生率，合計特殊出生率，総再生産率，純再生産率 ・死亡：死亡数，粗死亡率，年齢調整死亡率 50 歳以上死亡率（PMI），標準化死亡比（SMR） ・婚姻数，離婚数	厚生労働省	毎年
3. 生命表	平均余命，平均寿命，死因別死亡確率 （全国，都道府県別，市町村別）	厚生労働省	完全生命表：5 年ごと 簡易生命表：毎年
4. 国民生活基礎調査	世帯，所得，健康（有訴者率，通院者率，日常生活における機能制限），介護	厚生労働省	大規模調査：3 年ごと， 小規模調査：中間年
5. 患者調査	推計患者数（外来，入院），受療率（外来，入院），平均在院日数	厚生労働省	3 年ごと
6. 医療施設調査	施設数・病床数，診療・従事者等の状況	厚生労働省	3 年ごと
7. 受療行動調査	来院の目的，待ち時間，診察時間，満足度	厚生労働省	3 年ごと
8. 国民医療費	制度区分別・財源別・診療種類別・年齢階級別・傷病分類別・都道府県別国民医療費	厚生労働省	毎年
9. 衛生行政報告例	給食施設数，特定給食施設に対する指導・監督数，管理栄養士・栄養士数，就業関係者数，栄養，衛生検査，食品衛生，生活衛生，精神保健福祉，母体保護，医療，薬事，難病・小児慢性特定疾病	厚生労働省	毎年
10. 地域保健・健康増進事業報告	保健所・市町村の健康診査・指導・相談の実施状況，都道府県の健康増進事業の対象者数，職員の配置状況	厚生労働省	毎年
11. 国民健康・栄養調査	栄養素等摂取状況，身体状況，生活習慣状況	厚生労働省	毎年
12. 乳幼児身体発育調査	身長・体重等，運動・言語機能，栄養等，妊娠・出産時の状況，母の状況（妊娠中の喫煙，飲酒，BMI）	厚生労働省	10 年ごと
13. 乳幼児栄養調査	母乳育児（授乳），食事（離乳食・幼児食）状況，生活習慣，健康状態	厚生労働省	10 年ごと
14. 学校保健統計調査	発育状態（身長，体重），健康状態	文部科学省	毎年
15. 学校給食実施状況等調査	実施状況，学校給食費，米飯給食実施状況	文部科学省	毎年
16. 体力・運動能力・運動習慣等調査	体力合計点，運動時間，意識，生活習慣（朝食，睡眠，スクリーンタイム）	文部科学省	毎年
17. 食料需給表	供給純食料，国内生産量，供給熱量・栄養素量，食料自給率	農林水産省	毎年
18. 家計調査	家計収支，貯蓄・負債，家計消費指数	総務省	毎月
19. 消費者物価指数	世帯の平均的な消費，家計最終消費支出の推計値	総務省	毎月

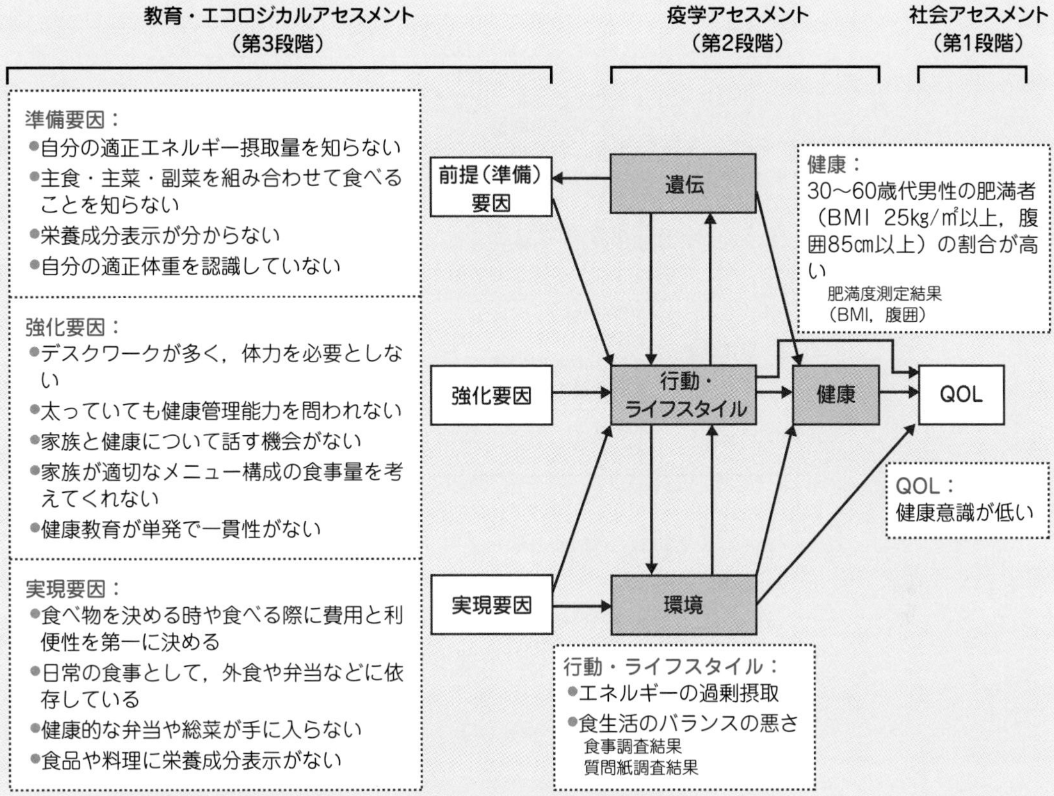

図 5-13 ● プリシード・プロシードモデルによる課題分析
—A 市における 30 ～ 60 歳代男性への取り組み例

1）アセスメントの結果からの状況把握と課題の抽出

プリシード・プロシードモデルの社会アセスメントや疫学アセスメントの結果から状況を把握し，改善課題を抽出する．以下，前項（p139，図 5-9）で取り上げた，A 市の 30 ～ 60 歳代男性を対象にした取り組み例を用いて説明する（**図 5-13**）．

① 社会アセスメント（第 1 段階）では，これまで公衆栄養アセスメントで行ってきた情報・資料や対象集団の価値観などに基づいて，対象集団の最終目標とする QOL を確認する．
公衆栄養アセスメントで抽出された QOL の課題は，「健康意識が低い」である．

② 疫学アセスメント（第 2 段階）では，社会アセスメントで設定された QOL に影響を及ぼす健康問題を明らかにする．対象集団においてどのような健康問題が客観的に見て重要であるか，具体的な健康問題を特定する．
A 市の例では，「30 ～ 60 歳代男性の肥満者（BMI 25 kg/m^2 以上の者と腹囲 85 cm 以上の者）の割合が高い」ことが，A 市の健康施策とし

表 5-5 ●肥満と関連する行動・ライフスタイル要因（例）

主要因	具体的な行動・ライフスタイル
1. 食事	●エネルギー摂取量↑ ●脂肪エネルギー比率↑ ●食物繊維摂取量↓ ●果物・野菜摂取↓ ●砂糖入り甘味飲料摂取↑ ●アルコール飲料の多量摂取↑ ●朝食の摂取↓ そのほか，食事パターン，栄養バランス，ファストフードの摂取，ポーションサイズ，エネルギー密度　など
2. 身体活動	●身体活動レベル↓ ●座位生活↑ ●エネルギー消費↓ ●脂肪量↑，筋肉量↓，基礎代謝量↓　など
3. その他	●喫煙 ●ストレス　など

て取り組むべき優先順位の上位項目であると公衆栄養アセスメントで抽出された．

③ 次に，その健康に関連する行動・ライフスタイルおよび環境などにどのようなものがあるかを抽出する．行動・ライフスタイルとは，個人や集団の行動パターン，ライフスタイルなどで，食事や身体活動のほか，喫煙，ストレスなどがあげられる．これらと肥満との関連を検討する（**表 5-5**）．設定した健康問題と抽出された行動・ライフスタイルおよび環境などとの関連を系統的に分析する．

A 市の例では，疫学アセスメント結果から抽出された対象集団（30～60 歳代男性の肥満者）の抱える食生活上の問題点である「エネルギーの過剰摂取」や「食生活のバランスの悪さ」ことを取り上げた．

2）優先的課題の選定（課題の優先順位）

次に，教育・エコロジカルアセスメント（第 3 段階）として，明らかにされた行動・ライフスタイル要因や環境要因に影響を与える要因の検討を行う．行動・ライフスタイル要因や環境要因に影響を与える要因として，3 つの要因〔前提（準備）・強化・実現要因〕に分類する．A 市の例では，抽出された行動・ライフスタイル要因として，「エネルギーの過剰摂取」と「食生活のバランスの悪さ」に影響を与える 3 つの要因について課題をあげる．

前提（準備）要因（以下，準備要因）とは，知識，態度，信念，価値観，認識で，行動に先立つ要因や行動の論理的根拠や動機となるものであり，A 市の例では，「自分の適正エネルギー摂取量を知らない」「主食・主菜・副菜を組み合わせて食べることを知らない」「栄養成分表示が分からない」「自分の適正体重を認識していない」があげられる．

強化要因とは，ある行動が起こった後に，その行動が継続し，繰り返し実践されるように，持続的に報酬やインセンティブ（報償）を与えうる要因で，家族・友人・同僚・事業者（雇用主）の行動や態度，保健医療従事者からのフィードバック，社会的支援などである．A 市の例では，「デスクワークが多く，体力を必要としない」「太っていても健康管理能力を問われない」「家族と健康について話す機会がない」「家族が適切なメニュー構成の食事量を考えてくれない」「健康教育が単発で一貫性がない」をあげる．

実現要因とは，保健資源・地域資源の入手可能性・近接性，法律や国・都道府県・市町村方針等，個人の疾病要因に対する管理，適切な医療を受ける環境条件を変えるためのスキル（技術）・能力のことである．A市の例では，「食べ物を決める時や食べる際に費用と利便性を第一に決める」「日常の食事として，外食や弁当などに依存している」「健康的な弁当や総菜が手に入らない」「食品や料理に栄養成分表示がない」をあげる．

次に，3つの各要因内での優先的課題の順位も決めておく．3つの各要因内での優先順位の決定には，「重要性」と「変わりやすさ」を判断基準として用いる．

重要性は，これまでの経験やデータ，理論に従って，存在率，緊急性，必要性から判断することによって推測可能である．存在率とは，要因の広がりや頻度を問うものである．もし，ある要因が非常に広範囲で，頻回にみられるものであるならば，それは優先的に取り上げられるべきである．緊急性とは，ある要因がどのくらい急を要するかを問うものである．必要性とは，ある要因の存在率が高い，低いにかかわらず，行動や環境の変化が起こるためには，どうしてもその要因について検討すべきか否かを問うものである．

変わりやすさとは，その行動がどの程度変わりうるものなのか（可変可能性）である．あるいはその要因の存在率が対象集団のなかで継時的にどのくらい変化したかという傾向からも推測できる．

A市の例で，要因内の各課題の優先順位のつけ方をみてみよう．教育・エコロジカルアセスメントで抽出された3つの要因のそれぞれの課題について，重要性の判断基準（存在率，緊急性，必要性）を検討し，その結果によって各課題の優先順位を決める（**表5-6**）．

さらに，各課題の変わりやすさも検討して，各項目がマトリックス内のどこに位置するかを分類する（**図5-14**）．プログラムの目的にもよるが，一般的にプログラムを計画する際には，第1分画か第2分画から選ぶ．第2分画において，重要性は大きいが，変わりやすさで想定している変化が起きるかどうか分からない場合には，評価はより重要（評価不可欠）となる．

A市の例では，3要因内での重要性の検討（表5-6），および重要性と変わりやすさの行動ランクづけマトリックス（図5-14）より，優先的課題は「自分の適正エネルギー摂取量を知らない」「主食・主菜・副菜を組み合わせて食べることを知らない」などがあげられた．

なお，地域課題について初めから取り組む際は，課題抽出の時点で優先順位を決めておくほうが効率的であるが，地域の各種計画で次期計画策定などの際には，これまでの課題に対する取り組みや目標達成状況をふまえて，目標設定の優先順位を決めることもある．その際の手順は優先的課題の選定と同じ方法を用いて，目標設定の優先順位を決める．

表 5-6 ● 3 要因内での課題の重要性の検討
—A 市における 30 〜 60 歳代男性への取り組み例

（　）内は優先順位	存在率	緊急性	必要性
準備要因 ●自分の適正エネルギー摂取量を知らない（2）	◎	○	◎
●主食・主菜・副菜を組み合わせて食べることを知らない（1）	◎	○	◎
●栄養成分表示が分からない（4）	○	○	○
●自分の適正体重を認識していない（3）	◎	○	◎
強化要因 ●デスクワークが多く，体力を必要としない（5）	△	△	△
●太っていても健康管理能力を問われない（4）	△	△	△
●家族と健康について話す機会がない（1）	◎	○	◎
●家族が適切なメニュー構成の食事量を考えてくれない（3）	○	○	○
●健康教育が単発で一貫性がない（2）	○	○	◎
実現要因 ●食べ物を決める時や食べる際に費用と利便さを第一に決める（4）	○	△	○
●日常の食事として，外食や弁当などに依存している（3）	○	△	○
●健康的な弁当や総菜が手に入らない（1）	◎	◎	◎
●食品や料理に栄養成分表示がない（2）	◎	△	○

◎，○，△は，より重要性の高い項目から低い項目の順にマークする．

変わりやすさ（可変可能性） ＼ 重要性	←より大	より小→
↑より大	●自分の適正エネルギー摂取量を知らない ●主食・主菜・副菜を組み合わせて食べることを知らない ●自分の適正体重を認識していない ●家族と健康について話す機会がない ●健康的な弁当や総菜が手に入らない ●食品や料理に栄養成分表示がない 最優先プログラム （第1分画）	●食べ物を決める時や食べる際に費用と利便さを第一に決める ●日常の食事として，外食や弁当などに依存している 政治目的以外優先度は小 （第3分画）
より小↓	（第2分画） ●栄養成分表示が分からない ●家族が適切なメニュー構成の食事量を考えてくれない ●健康教育が単発で一貫性がない 新プログラムでの，優先度大： 評価不可欠	（第4分画） ●デスクワークが多く，体力を必要としない ●太っていても健康管理能力を問われない プログラムから除外

図 5-14 ● 重要性と変わりやすさの行動のランクづけマトリックス
—A 市における 30 〜 60 歳代男性への取り組み例

（Green LW，et al：実践ヘルスプロモーション．医学書院，2005 を参考に作成）

表 5-7 ●課題に基づく改善目標
—A 市における 30 ～ 60 歳代男性への取り組み例

プリシード・プロシードモデル	課題	目標
QOL	健康意識が低い	元気に仕事をし，自己実現が図れる人が増える
健康 解決しようとする健康問題	30 ～ 60 歳代男性の肥満者（BMI 25 kg/m^2 以上，腹囲 85 cm 以上）の増加	2030 年までに A 市における 30 ～ 60 歳代男性の肥満者の割合を 10%減少させる
行動・ライフスタイル（環境） 健康問題に関連する要因	●エネルギー過剰摂取 ●食生活バランスが悪い	●適切な量と質の食事をとる人が増える ●主食・主菜・副菜を組み合わせて食べる人が増える
準備・強化・実現要因 行動・ライフスタイル等に影響を与える要因	（準備）自分の適正エネルギー摂取量を知らない．主食・主菜・副菜を組み合わせて食べることを知らない （強化）健康教育が単発で一貫性がない （実現）健康的な弁当や総菜が手に入らない	（準備）自分の適正体重を維持することのできる食事量を理解している人の増加 （強化）地域と職域が連携した学習の場の増加と参加の促進 （実現）ヘルシーメニューが外食，弁当，給食で増える

3）課題設定の目的と相互の関連

取り上げた改善課題をもとに改善目標の設定を行う前に，課題と目的（目標）の相互の関連について理解する．プリシード・プロシードモデルの項目〔QOL，健康，行動・ライフスタイル（環境），準備・強化・実現要因〕別に抽出した課題は，それぞれの目的（目標）に対応するので，課題としていた内容を目的（目標，以下目標）に置き換える（**表 5-7**）．

A 市の例では，課題として，QOL では「健康意識が低い」としていたものを公衆栄養アセスメントで示された結果を参考にして目標に置き換え，「元気に仕事をし，自己実現が図れる人が増える」とした．健康では，「30 ～ 60 歳代男性の肥満者の増加」としていたものを目標に置き換えると，「30 ～ 60 歳代男性の肥満者の減少」となる．

行動・ライフスタイルでは，課題として「エネルギーの過剰摂取」「食生活のバランスの悪さ」であったものを，目標として「適切な量と質の食事をとる人が増える」「主食・主菜・副菜を組み合わせて食べる人が増える」と設定した．

準備要因では，「自分の適正エネルギー摂取量を知らない」「主食・主菜・副菜を組み合わせて食べることを知らない」「栄養成分表示が分からない」「自分の適正体重を認識していない」としていたものを，目標として「自分の適正体重を維持することのできる食事量を理解している人の増加」「主食・主菜・副菜を組み合わせて食べるとバランスよく食べられることを知っている人の増加」「栄養成分表示を利用する人の増加」「自分の適正体重を認識する人の増加」と設定した．

適切な量と質の食事をとる人が増えるためには，「自分の適正体重を維持することのできる食事量を知っている」ことが，主食・主菜・副菜を組み合わせて食べる人が増えるためには，「主食・主菜・副菜を組み合わせて食べるとバランスよく食べられることを知っている」ことが必要となる．また適切な量と質の食事をとることを実践するために，「栄養成分表示を利用でき

表 5-8 ●改善目標の明確化

誰が： **変化が期待されている人とは誰なのか？**	場 所	●プログラムが実施される地理的な位置，組織および状況
	人	●対象集団（年齢，性別など） ●組織の種類，自治体の規模
いつまでに： **変化が起こると期待される時期はいつなのか？**	時 間	●プログラムの開始から終了までの期間 「例：2021 年から 2030 年までに」
何を： **どのような行動の変化が起こるべきか？** **行動変容のためにどのような活動がなされるべきか？** **どの程度：** **どの状態まで達成されればよいのか？**	変化量	●対象となる行動もしくは実践を行う者の割合の増加または減少 「例：主食・主菜・副菜を組み合わせて食べる者の割合の増加」 ●対象となる行動もしくは要因の平均的な頻度の増加または減少 「例：野菜摂取量の増加」

（Hawe P, et al：ヘルスプロモーションの評価．2003，医学書院／ Green LW, et al：実践ヘルスプロモーション．医学書院，2005 を参考に作成）

表 5-9 ●プリシード・プロシードモデルの項目別の指標

プリシード・プロシードモデル	指 標
QOL	① QOL の変化 ② 死亡率の変化 ③ 健康寿命の変化 ④ 有病率の変化 ⑤ 罹患率の変化
健 康	
行動・ライフスタイル（環境）	① 健診受診率の変化 ② 受療行動の変化 ③ 生活習慣の変化
準備・強化・実現要因	① 身体所見の変化 ② 行動の変化 ③ 意識の変化 ④ 知識の変化

る」スキルをもつことも必要となる．

強化要因は，課題が「健康教育が単発で一貫性がない」としていたものを，目標として「地域と職域が連携した学習の場の増加と参加の促進」と設定した．

実現要因は，課題では「健康的な弁当や総菜が手に入らない」としていたものを，目標として，「ヘルシーメニューが外食，弁当，給食で増える」と設定した．

ヘルシーメニューが外食，弁当，給食で増えることにより，主食・主菜・副菜を揃えて摂取することが可能となる．自分の適正体重を維持することのできる食事量を知っている人が増えて，栄養成分表示を利用できるスキルをもっていても，社会資源としての食品や料理に栄養成分表示がなければエネルギーの適正摂取を実践することはできない．そのためには「栄養成分表示をしている飲食店が増える」ことも必要となる．

4）改善課題に基づく改善目標の設定

改善課題を目標に置き換えたら，さらに解決しようとする健康問題や対象集団の性質を十分理解して，誰が（場所，対象となる人），いつまでに（時間），

表 5-10 ● 目標の指標設定
—A 市における 30 ～ 60 歳代男性への取り組み例

目　標	指　標
健康： 2030 年までに A 市における 30 ～ 60 歳代男性の肥満者の割合を 10％減少	30 ～ 60 歳代男性の肥満者の割合：（計画策定現状値）25％ （中間実績値）30％ （2030 年目標値）15％以下
行動・ライフスタイル： ● 適切な量と質の食事をとる人が増える ● 主食，主菜，副菜を組み合わせて食べる人が増える	主食，主菜，副菜の組み合わせ摂取割合：（計画策定現状値）70％ （中間実績値）65％ （2030 年目標値）80％以上
	1 日当たりの平均野菜摂取量：（計画策定現状値）280 g （中間実績値）270 g （2030 年目標値）350 g 以上
準備・強化・実現要因： （準備）自分の適正体重を維持することのできる食事量を理解している人の増加など （強化）地域と職域が連携した学習の場の増加と参加の促進など （実現）ヘルシーメニューが外食，弁当，給食で増えるなど	理解している人の割合：（計画策定現状値）65％ （中間実績値）70％ （2030 年目標値）80％以上
	学習に参加する人の割合：（計画策定現状値）15％ （中間実績値）15％ （2030 年目標値）30％以上
	ヘルシーメニューを利用する人の割合：（計画策定現状値）30％ （中間実績値）35％ （2030 年目標値）50％以上

何をどの程度〔期待する変化量（目標値）〕を設定し，より明確な目標とする（**表 5-8**）.

また，目標には指標が必要である（**表 5-9**）．これらは，プログラムにおける具体的な数値目標となるもので，期待する変化量（目標値）の設定の際には，疫学アセスメントなどで明らかにされた基準値（現状値）やプログラムなどの実施の効果を推測した予測値（理想値）をもとに検討する．

A 市の例では，目標について各指標が設定されており，健康の目標「2030 年までに A 市における 30 ～ 60 歳代男性の肥満者の割合を 10％減少」では，30 ～ 60 歳代男性の肥満者の割合を指標として，計画策定，中間，2030 年の 3 時点の数値を示すものとしている（**表 5-10**）.

ここまでは，地域における健康・栄養政策としての各種計画（健康増進計画，食育推進計画など）における目標設定について述べてきた．これら各種計画の目標を実際に達成するための活動として，地域における各種事業がある．次に，事業計画の目標設定について述べる．

地域で提供し実施しようとする事業内容についての事業計画の目標を設定する．これまで作成してきた QOL，健康，行動・ライフスタイルなどの目標を達成するために設定する，実際の事業においての目標であり，教育および食環境プログラム，地域における活動を組織することなどがあげられる（**図 5-15**）.

さらに，事業計画における目標を果たすために実際に行う活動として，事業内容を具体的に設定して，プログラムの実行準備へと進める（**図 5-16**）.

健康：
2030年までにA市における30～60歳代男性の肥満者の割合を10%減少

↓

行動・ライフスタイル：
- 適切な量と質の食事をとる人が増える
- 主食，主菜，副菜 を組み合わせて食べる人が増える

↓

準備・強化・実現要因：
- 自分の適正体重を維持することのできる食事量を理解している人の増加など
- 学習の場の増加と参加の促進など
- ヘルシーメニューが外食，弁当，給食で増えるなど

↓

事業計画における目標：
- 対象集団に対して，メタボリックシンドロームのリスクファクターのスクリーニングを実施（特定健康診査），カウンセリングおよび情報提供等のサービスの実施（特定保健指導），サービス提供のためのスタッフの人材育成
- 外食や食品を購入する際に役立つ栄養成分表示の見方，健康的なメニューや弁当の選択に関する教育プログラムの実施
- ヘルシーメニューを提供する飲食店の増加，利用促進のための情報提供

図 5-15 ● 事業計画における目標の作成
—A 市における 30 ～ 60 歳代男性への取り組み例

事業計画における目標：
- 外食や食品を購入する際に役立つ，栄養成分表示の見方，健康的なメニューや弁当の選択に関する教育プログラムの実施

↓

事業内容：
- 栄養成分表示の見方のパンフレットやポスターの作成および提供
- 職域の健診および給食部門と協力して，健康教育プログラムの提供
- 地域や職域において，30～60歳代男性を対象とした料理教室等の開催
- 地域の健康まつりや職域で家族も参加するイベントにおいて，健康メニューの展示，レシピ配布
- 地元のスーパーマーケットなどと連携したお父さんのためのヘルシーメニューコンテストの開催

事業計画における目標：
- ヘルシーメニューを提供する飲食店等の増加，利用促進のための情報提供

↓

事業内容：
- メニューの栄養成分を表示したり，栄養バランスのよいメニューが提供されるように，地域の飲食店等に働きかける
- ホームページやパンフレットなどでヘルシーメニューを提供する飲食店等の紹介をする
- コンビニ弁当のメニュー開発に地元の管理栄養士養成課程の学生が協力し，健康弁当を考案してコンビニで販売する

図 5-16 ● 事業計画における目標と内容
—A 市における 30 ～ 60 歳代男性への取り組み例

4. 公衆栄養プログラムの計画・実施・評価

1）地域社会資源の把握と管理

社会資源には物質的な資源と人的な資源，情報の３つの資源がある．資源には何でもなりうるが，使ってこそ資源となり，活用と資源は表裏一体である．

ここでは，物質的な資源と人的な資源について取り上げる．情報としての資源は，別項（p149「④既存資料の活用方法（留意点）」）を参照のこと．

❶ 物質的資源

たとえば，古い民家を改修して集落の環境づくりとして再生した施設において，食文化の伝承などを目的とした，伝統行事と結びついた食文化の体験（伝統食や行事食を取り入れた料理を作る）を行ったり，地産地消を目的とした野菜の直売所のリストやマップを作成したりするなど，地域にあるものを活用していくことである．

またたとえば，住民アンケート調査結果から，気軽に運動ができる環境整備や取り組みやすい運動についての情報提供や意識啓発のニーズがあげられ，身近な地域を歩くことができるウォーキングマップを作成して活用するためのプログラムを計画する．その際，日常で気軽に実行できるようなコース設定や周辺の名所旧跡を巡るように工夫するなど，問題（この場合，気軽に運動ができる環境整備）と資源（日常的に実行できるようなコースや名所旧跡）の結びつきで新たな資源活用が生まれることもある．

❷ 人的資源

地域におけるプログラムでの担い手となる人材がのことである．また，人々の経験や知識，情報など，人的資源にもさまざまある．

公衆栄養プログラムでは，地域や職域などに存在する人的資源を発掘し，社会を構成するさまざまな人々（地域住民や専門家）や組織の協力のもとに，対象者・対象集団の特性などを考慮して展開する（**表 5-11**）．地域の社会資源である施設，機関，団体などの関係者は，各分野および地域社会の専門家であり，地域の中心的役割を担う組織でもある．

公衆栄養プログラムの実施に当たっては，直接事業に関わる人材が必要となる．学校保健，産業保健をはじめ，医療，福祉，介護，食品衛生，労働衛生，農林水産，環境等の関係機関などにおいて，健康に関連したサービスや情報などが提供されるが，それぞれのプログラムの目的を明確にし，支援する環境を整えるための人材を選出する必要がある．プログラムの内容や規模により人数や職種に違いがあるが，基本的なメンバーは管理栄養士・栄養士のほか，医師，看護師，保健師，臨床検査技師，歯科医師，歯科衛生士など

表 5-11 ● 地域の社会資源把握の視点

1. 保健医療福祉施設の設置状況	● 市町村保健センター ● 保健所 ● 医療機関（病院，診療所） ● 薬局 ● 地域包括支援センター ● 老人福祉センター，高齢者施設，福祉施設，子育て支援センターなど
2. 運動・スポーツ施設の設置状況	● スポーツクラブ，フィットネスクラブ ● 運動場，体育館 ● 運動公園・遊歩道
3. 健康づくりに活用できる施設	● 上記２以外で，ウォーキング，体操などの運動のできる施設や場所 ● 公民館, 自治会館, 集会所, コミュニティセンター ● 上記以外で地域住民が集まる施設
4. 教育機関等	● 大学・短期大学・専門学校 ● 小学校・中学校・高等学校 ● 保育所・幼稚園
5. 関係機関・団体	● 栄養士会，医師会などの専門家の関連組織 ● 国保連合会，健康保険組合などの健康増進事業実施者 ● 社会福祉協議会 ● 食生活改善推進員，母子保健推進員などの地域組織 ● PTA（保護者，教職員） ● 食品製造，小売，外食に携わる食品関連事業者 ● 農・漁業協同組合 ● 町内会，婦人会，老人クラブなど地域活動組織
6. 各種人材	● 健康教育の講師となる人材 ● 管理栄養士・栄養士，医師，歯科医師，薬剤師，保健師，看護師，言語聴覚士，理学療法士，作業療法士，歯科衛生士，公認心理師・臨床心理士，介護福祉士，介護支援専門員など
7. マスメディア	● 新聞社，出版社 ● テレビ，ラジオ局 ● ケーブルテレビ ● ミニコミ誌 ● ソーシャルネットワーキングサービス（SNS）

の保健医療専門家である．

関係機関，組織，専門家と協力関係を構築し，連携をとることが大切であるが，ここでの連携とは，「同じ目的をもつ者が互いに連絡をとり，協力し合って物事を遂行すること」で，主に公衆栄養情報の共有化のことをさす．実際の公衆栄養プログラムでは，保健所や市町村保健センターなどの行政栄養士らにより編成されたチームによって進められるのが一般的であるが，表5-11にあるような関係機関との間に連絡会や協議会などを組織し，計画や実施方法の妥当性，活動の進め方などについて，協議・連携しながら活動を行っていく．これは参画する関係機関側にとってもプラス面があり，双方にとってメリットがある．

2）運営面・政策面のアセスメント

❶ 運営面のアセスメント

前項の公衆栄養プログラムの目標設定で作成した目標を達成するためには，公衆栄養プログラムとして設定した戦略活動などに基づいて介入することが必要である．そこで，実際のプログラム運営に必要な時間，人的資源，予算および利用可能な資源を確認し，実施の障害となる要因を確認して対処する．

a）ステップ1：必要な資源のアセスメント

時間

目標を達成するために必要なプログラム実施の期間や頻度などから時間量を推定し，実際に実施可能な状況と照合して，使える時間の確認を行う．

人的資源

関係者・機関（**表 5-11**）や職種（p228「巻末資料」を参照）についての資料を参考に，どの時期に，どの関係者や職種が何人必要であるかを月単位，週単位，日単位で把握し，どのように確保するのかを検討する．

予算

必要な時間量と人的資源量から人件費を算出する．そのほかに教材費，備品購入費，設備・施設使用料，広報費，交通費，外部委託調査費，雑費などの必要経費も算出する．必要な経費に対して，どのくらいの予算があるかを確認する．年間計画あるいは複数年の予算配分も考慮する．

b）ステップ 2：利用可能な資源のアセスメント

人的資源

必要とするスタッフが確保できない場合は，同じ組織内のほかの部署から人材を探したり，住民からのボランティアを募ったり，同じ対象地域にあるほかの組織，機関に協力を求めたりするなどの調整も必要となる．

予算上の制約

必要とする予算が確保できない場合は，プログラムの一部を取り止める，事業を縮小する，目標を変更する，次年度へ繰り越すなどして対処する．計画を変更する場合は，実施者間で再度計画会議を開催し，目標やプログラム内容に矛盾がないように検討する．

c）ステップ 3：プログラム実施に影響を及ぼす要因のアセスメント

人的資源

プログラム実施者の能力とスキルアップを確認する．

実施担当者が計画の作成に直接携わっていない場合には，実施担当者からコメントや意見を聞く場を設ける．

プログラムの目的

プログラムを実施している際に変更が必要となった場合，新旧の計画の目的の間に矛盾がないか確認する．

❷ 政策面のアセスメント

公衆栄養プログラムは，行政サービスの一環として，主に行政機関により実施されていることが多い．そのため，プログラム策定に当たっては，国や地方自治体による政策，公衆栄養関連法規，関係機関による現行の関連計画，各種制度による保健事業，既存の公衆栄養プログラムとの調整を図る政策面のアセスメントを行う必要がある．

政策，法規，行政機関

国や地方自治体，関係機関では，保健，医療，福祉，介護，環境教育に関するさまざまな政策が実施されている．関連および周辺分野における現行の政策，法規，行政機関などを把握し，それらのなかで計画を推進する要因，または障害となる要因について事前に評価を行う．さらに，その障害を取り除くための方策を考え，現状の変更もしくは計画の修正を行う．

現行関連計画との調整

現在，国，地方レベルを問わず，公衆栄養プログラムに関連の深いさまざ

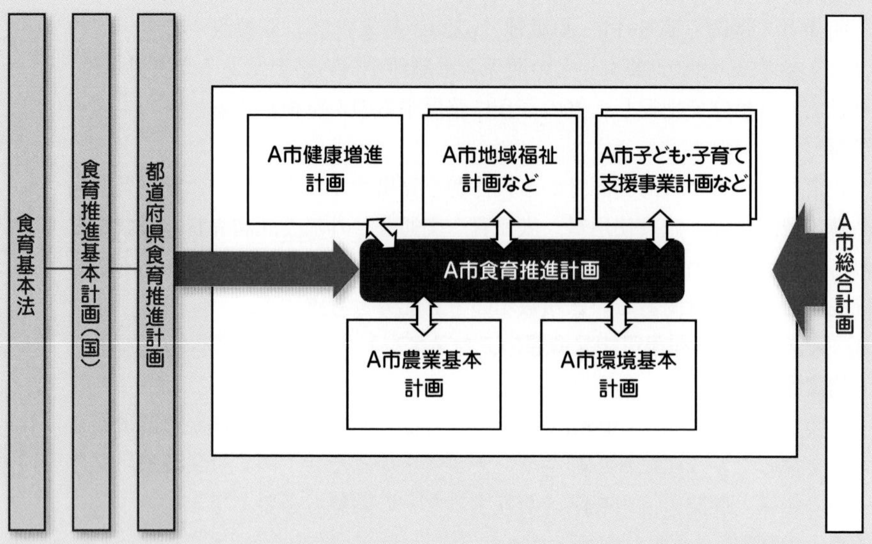

図 5-17 ● 市食育推進計画の位置づけ—他の計画との関連（例）

まな計画が実施されている．プログラム計画の策定に当たっては，これらの関連計画と整合性をもつよう，必要に応じて調整し，より効率的かつ効果的な計画とすることが大切である（**図 5-17**）．

各種制度による保健事業との調整

保健事業については，少子高齢化の急速な進行，要介護高齢者の増加，医療費増大の適正化に向けた生活習慣病予防対策といった多様な問題に対応するためにも，総合的，包括的な施策の必要性が高まっている．現在，地域保健法，健康増進法，食育基本法，高齢者の医療の確保に関する法律，母子保健法などに基づく事業や地方自治体による単独事業など，多くの保健事業が実施されている．

公衆栄養プログラムは，単独で行われる場合もあるが，保健事業の一環として行われる場合も多い．いずれの場合も，ほかの保健事業と連携を保ちながら実施することが，地域全体の健康増進・栄養改善において効果的であり，効率的であると考えられる．計画策定において，この点の調整も大切である．

既存公衆栄養プログラムとの調整

各行政機関において，さまざまな公衆栄養に関する施策が行われていることは前述のとおりである．このなかで新規に公衆栄養プログラム計画を策定する場合には，既存のプログラムとの間で，内容に重複や相反するものがないかなど，調整を図る必要がある．たとえば，対象集団は同じだが，プログラムの実施主体が異なる場合などは，調整が不可欠である．計画の内容によっては，効果や効率を考慮し，連携をとる必要がある．積極的な連携や情報交換が，相互のプログラムの充実につながると考えられる．

表 5-12 ●健康増進計画策定における国・都道府県・市町村の役割

国	全国レベルでの戦略的基本計画策定	●健康課題の領域選定 ●数値目標の提示
	地方計画策定の支援	●都道府県に対する地方計画の策定・推進に関する説明会の開催 ●統計資料等の提供 ●データベースの作成
都道府県	地方特性に応じた計画策定（都道府県計画）	●戦略的基本計画と行動計画 ●地域の現状評価 ●健康課題の選定 ●数値目標の設定
	市町村の計画策定支援	●都道府県計画の周知 ●市町村計画の策定検討会への参加 ●統計資料の提供，統計解析の支援 ●市町村が計画策定のために行う独自調査に対する支援 ●研修等を通じた人材育成 ●相談，支援窓口の設置
市町村	都道府県の計画を参考にした市町村独自の戦略的基本計画と行動計画	●地域の現状把握，評価 ●住民参加による地域特性に応じた計画策定 ●市町村の健康課題の明確化

（厚生省，健康・体力づくり事業財団：地域における健康日本 21 実践の手引き．2000）

3）計画策定

計画には，5 ～ 10 年間の施策の方向性を示す基本計画と呼ばれるものと，この基本計画を踏まえて策定する具体的な事業（活動）の実施計画とがある．ここでは主に基本計画について述べる．基本計画は，健康増進計画（健康日本 21 や地方計画），食育推進計画などがあげられる．

基本計画は，たとえば健康増進計画であれば，健康増進法で定められているとおり，国，都道府県，市町村のそれぞれで作成され，それぞれ栄養行政における役割も異なるため，健康増進計画策定における役割も異なる（**表 5-12**）．

基本計画は，前項目の公衆栄養プログラムの目標設定で作成された目標をもとに計画策定を進める．基本計画に必要な要素として，① QOL 目標，②目標値の設定，③目標達成の時期，④目標達成のための事業実施計画，⑤評価計画，⑥基盤整備（運営）計画があげられる．すべての項目において明確に，分かりやすく設定されることが必要である．

これらの計画策定の体制づくりとして，計画を策定する組織とメンバー構成およびそれぞれの分担を決める．よりよい計画策定をするには，前項の公衆栄養プログラムの目標設定の時から，プログラムの実施者だけでなく対象者（集団）の参加が必要である．そのためには，プログラムを計画する組織や対象者を取り巻く地域の社会関係について，より具体的に再確認しておく必要がある．

計画案が具体的になった段階で計画書の作成を行う．市町村における食育推進計画策定のプロセス（例）を示すが，基本計画は，このようなプロセスに沿って策定されることもある（**図 5-18**）．

4）住民参加の方法

地域におけるプログラムにおいて，住民の参加は重要であり，各地域で住民とともに進める活動が行われている．

近年，住民が直接意見を述べる場として，タウンミーティング[注]，ワークショップ[注]，パブリックコメント[注]などの機会が増えてきている．地域の人々が一定の場所に集まり，地域の問題を討議し，地方自治体の計画策定に関与することは重要である．これにより，地域住民が自分たちの暮らす市町村の政策に興味をもつこととなり，自分の意見が反映されたり，身近な人々の意見が取り入れられれば，参加する意欲も増すからである．

タウンミーティング
一般住民と行政や政治家とによる非公式な討論会のこと．講演形式とは異なり，住民は自由に質問や意見を述べることができ，それに対して，行政担当者や政治家は回答することができる．

ワークショップ
講師の話を参加者（住民）が一方的に聞くのではなく，参加者自身が討論に加わったり，体験したりするなど，参加体験型，双方向性のグループ学習のこと．

パブリックコメント
自治体が法令･政令（健康増進計画等）などの策定にあたり，事前に原案を公表し，住民から意見を公募すること．これらの意見に対して自治体の考えをフィードバックし公表するとともに，法令・政令の最終決定を行う．パブコメともいう．

住民参加は2つの形態に分類される．1つめは行政主導による政策決定の過程に関わる参加方法であり，2つめは地域における自主的な住民活動にみられる住民主導型の参加方法である．

この2つ以外にも，行政と住民が協働する領域の存在もあり，そのあり方は多様である．各活動領域や内容を十分に吟味し，どのようなかたちでの住民参加の方法がもっとも望ましいかを考える必要がある．そして，最適な住民参加の方法によって，多くの住民が地域との関わりをもつことができるように住民を巻き込んでいくことが必要である．いずれにしても，住民参加は市民性を発揮し，それに基づいて行動することによって，地域プログラムのあり方を考えたり，健康な地域づくり，住みやすい地域づくり等に向けた機運を高めていく，公共性に富んだものである．

5）プログラムに関連する関係者・機関の役割

公衆栄養プログラムの実施においては，実施主体となる保健所・保健センターなどの行政機関のほかに，さまざまな関係者･機関が参加して行われる．

関係者・機関の役割の検討として，地域の社会資源把握の視点（表5-11，p160）をもとに，設定した健康課題に対応した事業を実施する際の関係者・機関の役割について，計画段階で整理し，地域社会資源の把握と管理の一部として行う．市町村における例を表5-12に示した．

基本計画は，都道府県および市町村の保健福祉部局およびその他の関連部局，さらに外部の各種組織との間で役割分担を検討しながら進めていく．「○○計画策定委員会」のような担当部局，関連部局，住民代表からなる検討の場を設けて計画策定につなげていくことも一つの方法である．以下，各関係者・機関について述べる．

❶ 保健所

公衆栄養プログラムの実際の活動は，保健所に勤務する管理栄養士などが中心となって実施される．

地域保健法によれば，保健所は地域における公衆衛生の向上と増進を図るために設置されたものであり，疾病の予防や健康増進，環境衛生などに関する指導や必要な事業を行っている．栄養の改善と食品衛生に関する事項も，その役割の一つである．

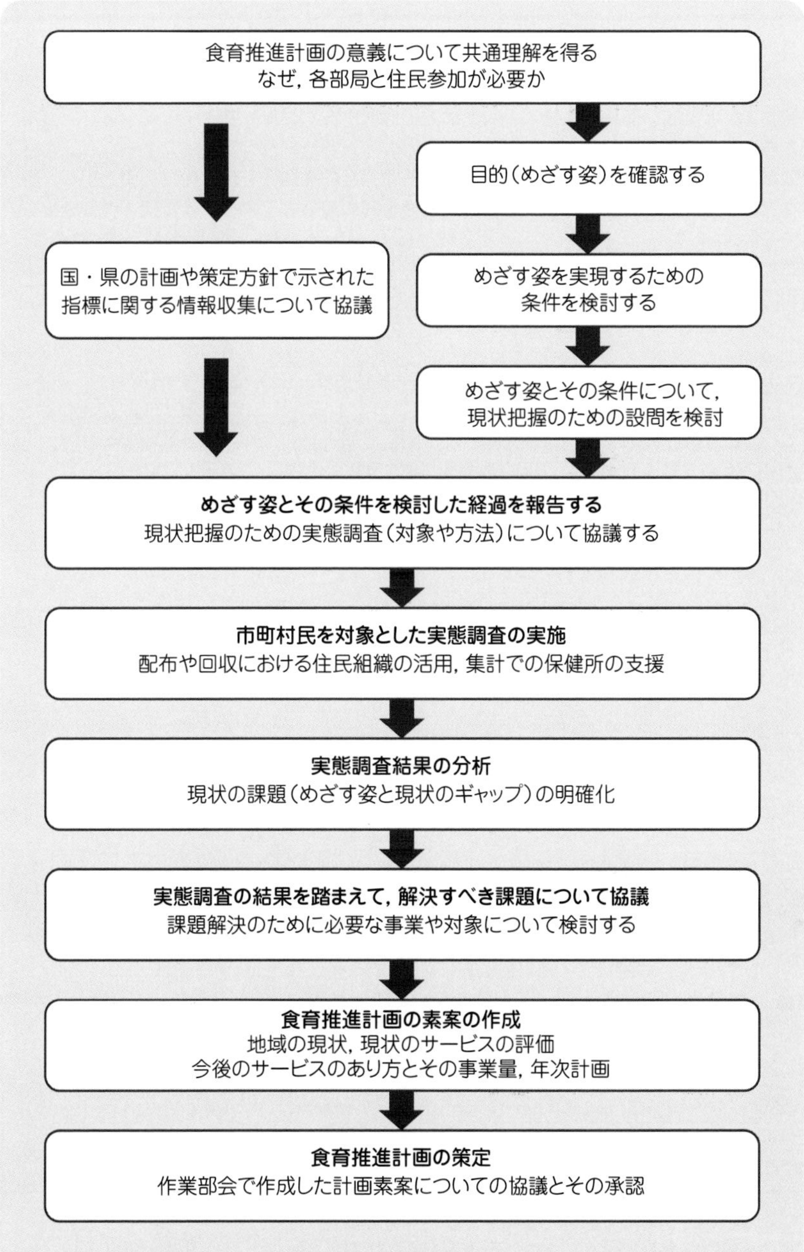

図 5-18 ● 市町村における食育推進計画策定のプロセス（例）

（藤内修二，岩室紳也：新版保健計画策定マニュアル．ライフサイエンスセンター，2001 を参考に作成）

COLUMN

ワークショップ

ワークショップは，「構成員が水平的な関係のもとに経験や意見，情報を分かち合い，身体の動きを伴った作業を積み重ねる過程において，集団の相互作用による主体の意識化がなされ，目標に向かって集団で創造していく方法」と定義される．

一方向の講義方式ではなく，会議でも特定の声の大きい者だけの発言に終わることがなく，全員が参加する形式である．

進め方にはKJ法，グループダイナミクスなどがある．集団内のメンバー相互のコミュニケーションを活発にし，その相互の作用から個人の力を引き出し，全体の創造性を高めるものである．またワークショップの特徴として，① 身体性，② 協働性，③ 創造性，④ 共有性，⑤ 過程，プロセス重視の5つがある．

表●ワークショップの特徴

1．身体性

- 人間の創造性には脳に大きな働きがあるが，手の動きや指先に触れた感覚，歩き回り足の疲れとともに見える心理的影響など，脳の働きは身体状況や動きと密接なつながりがある．
- 左脳ばかりではなく，右脳も働かせて問題に接近すれば，言葉だけで議論しているよりも理解が促進し，問題解決に迫ったり，創造的な提案を導くこともできる．
- 身体丸ごとの知覚と働きを活用する．

2．協働性

- 参加者全員が各自役割分担をして協働作業を行う．
- 作業には，参加者の負担を平等に分ける場合，適材適所に働く場合とがあり，こうした作業での協働性がワークショップでは大切にされる．

3．創造性

- ワークショップは常に前向きに，目標に向かって積み重ねて作っていく過程である．
- グループのメンバーが意見を出し合いながら作り上げていくので集団創造性ともいう．
- 集団創造性とは，他の要素と重なり合って集団内での相互作用が起こり，脳が刺激を受けて発想を豊かに展開するものである．

4．共有性

- それぞれの考えや意見，情報をメンバーで分かち合うことから創造性につなげていく．
- メンバー間は水平的関係であり，個々人の感じ方，考え方などを出し合い，それを共有化して組み立てる．
- ときには価値観の対立があり，最初はかなり重い緊張感を伴うこともある．しかし，やがて対立する考え方の存在に気づき，同じ土俵にのせて議論することから，問題を共有化し，その対立論点を考え，課題解決への創造的な道が開かれる．

5．過程，プロセス重視

- ワークショップでは，結果そのものよりもプロセスが意味をもつ場合が少なくない．これは，ワークショップの根本原理が各人の主体性の発揮にあるためである．
- しかしながら，結果は目的をもって進むために必要であり，その目的に向かってできるだけ多くの参加者が納得する形で，あらゆる可能性や課題を吟味しながら進んでいく．
- 問題の事象は複雑で，関連性を解き明かしながら課題解決の方向性に進みつつも，過程そのものも実際に生きている感覚に満ちあふれたものとしての意味がある．

（木下　勇：ワークショップ　住民主体のまちづくりへの方法論．学芸出版社，2007 より作成）

保健所における行政栄養士の役割は，2013年の厚生労働省通知「地域における行政栄養士による健康づくり及び栄養・食生活の改善の基本方針について」（健が発0329第4号，2013年3月29日）において，都道府県，保健所設置市および特別区の行政栄養士，市町村の行政栄養士とともに明記されている．保健所の管理栄養士は，食を通じた社会環境の整備の促進として，「特定給食施設における栄養管理状況の把握および評価に基づく指導・支援」や「飲食店によるヘルシーメニューなどの促進」を行う．

❷ 市町村保健センター

地域住民に身近な対人保健サービスを総合的に行う拠点として，整備が進められている．保健センターの設置は，地域保健法によって法定化されている．職員は，保健師，管理栄養士等，薬剤師，獣医師，事務員などで構成されるが，そのほか医師，看護師，歯科衛生士，臨床検査技師などが連携して指導や助言を行う．

❸ 保健医療福祉従事者

保健医療福祉従事者とは，管理栄養士等のほか，医師，歯科医師，薬剤師，保健師，看護師，助産師，理学療法士，作業療法士，言語聴覚士，義肢装具士，歯科衛生士，臨床検査技師，介護支援専門員，社会福祉士，介護福祉士，精神保健福祉司，訪問介護員，健康運動指導士，健康運動実践指導者，産業保健指導担当者，産業栄養指導担当者などであり，職種の定義や準拠法等は巻末資料（p228）のとおりである．これらの職種は医療施設，福祉施設，介護施設，薬局，行政機関などさまざまな場で働いており，役割として，地域住民への健康・医療・福祉に関する助言および情報提供など，健康の保持・増進のためのさまざまな政策の推進を行っている．

❹ 地域組織

食生活改善推進員（ヘルスメイト）は，1959年，厚生省の通知「栄養及び食生活改善地区組織の育成について」に基づいて開始された地域組織である．食生活改善推進員は，文字どおり「食生活を改善する人」である．自分自身や家族の健康管理から出発し，豊かな感性と知性を軸に，一人ひとりの力が集結された組織力を生かし，近隣から地域住民へと食生活改善の実践の輪を広げてきた．市町村等で開催される「食生活改善推進員の養成講座」を受け，修了した後「市町村食生活改善推進員協議会」の会員（食生活改善推進員）となり，健康づくりや食生活改善，生活習慣病予防などに関する活動を行っている（**表 5-13**）．

そのほか，母子保健推進員，愛育班員，保健補導員，健康推進員，介護予防サポーターと呼ばれる地域組織もある．

❺ 地域，家庭

地域は日常的な生活の場として位置づけられるが，家庭よりも範囲の広い単位である．特に，地域社会で過ごす時間が長いと思われる，乳幼児や高齢

表 5-13 ●食生活改善推進員（ヘルスメイト）

目　的	食生活の改善その他健康づくりに関する事業を推進することなどにより国民の健康保持増進に寄与すること
事業内容	1. 食生活改善等に関する組織的実践活動の推進 2. 食生活改善等に係る活動を推進する組織の育成強化 3. 食生活改善等に係る指導者の育成および訓練 4. 食生活改善等に関する調査研究，特に栄養資源および食料資源に関する調査研究およびその造成 5. 食生活改善等に関する情報，資料等の提供および広報 6. 食生活改善等に係る関係者の表彰ならびに研究会，講習会，展覧会等の啓発普及事業 7. 前各号の事業に付帯する事業 8. その他目的達成のために必要な事業

（日本食生活協会：組織概要．http:www.shokuseikatsu.or.jp/about/soshikizu.php より）

者，職場が地域社会にある自営業者などの青・中・壮年への地域社会を通じた働きかけは重要である．

家庭は，人が生まれ育ち，生活をする根本となる場所である．家庭は生涯を通じて個人に影響を及ぼし続けるきわめて重要な拠点である．

健康増進法では国民の責務として，健康な生活習慣の重要性に対する関心と理解を深め，生涯にわたり，自らの健康状態を自覚するとともに健康の増進に努めなければならない，と定めている．

❻ 保険者

医療保険制度は，地域（国民健康保険）と職域（被用者保険）とに大別され，地域の加入者は主に自営業者や農業従事者であり，職域の加入者は，主にサラリーマンとその家族である．75 歳以上は後期高齢者医療制度がある．保険者は全国で 5,000 以上存在する．健康増進法では，保険者（健康増進事

COLUMN

ソーシャルマーケティング

公衆栄養プログラムの取り組みにおいても，ソーシャルマーケティングの方法などを応用して，具体的かつ魅力的な事業計画を立てることが求められる．

ソーシャルマーケティングとは，ターゲットとなる対象者と社会の福祉の向上を目的として，彼らの自発的な行動に影響を及ぼすために作られたプログラムの分析，計画，実施，評価へ商業分野のマーケティング技術を応用することである．

ソーシャルマーケティングの重要な特徴は，①対象者の行動が重要，②プログラムにかけたコストに対してできるだけ効果を上げる，③すべての戦略は対象者ニーズから始まる，④介入は「4 つの P」を含む，⑤対象者に対する調査が必要不可欠，⑥対象者は注意深く細分化する，⑦常に競争を認識する，の 7 つである．

ソーシャルマーケティングにおける「4 つの P」とは，① product（製品）：対象者に採用してもらいたい行動や提案のこと，② price（価格）：対象者がその行動を採用するために差し出さなくてはいけないもの，③ place（場所）：対象者がいつどこでその行動を行うのか，④ promotion（宣伝・販売促進）：対象者がその行動を採用することを促進させるためのさまざまな工夫のこと，である．この「4 つの P」がうまく組み合わさると，保健医療従事者が勧める行動を対象者が採用する可能性が高くなると考える．

業実施者）の責務として，健康教育，健康相談その他国民の健康の増進のために必要な事業を積極的に推進するよう努めなければならない，と定めている．

❼ 民間企業，関係団体，非営利団体（NPO）

行政機関に限らず，広い視点で民間企業，関係団体，非営利団体（NPO）などと連携を図り，効率的に活動を進めていく必要がある．また，どの組織と連携を図るにしても，計画段階から共同作業を行う必要がある．

専門関係の団体としては，日本栄養士会，都道府県栄養士会，日本医師会，日本看護協会，日本薬剤師会，健康・体力づくり事業財団，日本食生活協会，日本食品衛生協会などがある．各団体の専門性に沿った活動が行われており，実施する公衆栄養活動の内容に合わせて，連携・協力する．

6）評価の意義と方法

❶ 評価の意義

公衆栄養プログラムにおける評価は，地域社会資源を有効に活用しながら，目標を達成するために行われる．そのため，目標設定および計画策定の段階から評価についても同時に考えていく必要があるが，プログラムにおける評価の位置づけは図 5-3（p132）のとおりである．また，プログラムに応じて評価手法を検討する必要があるが，プリシード・プロシードモデルで示されている評価は，経過（過程）評価，影響評価，結果評価であり，これらは実際によく用いられる（**図 5-19**）．

❷ 評価の種類

評価の種類は，経過（過程）評価，影響評価のほか，経済評価などがある．

目標設定において，プリシード・プロシードモデルの QOL，健康，行動・ライフスタイルなどの目標および事業計画における目標を作成する．設定した目標は，プログラムにおいて対象集団に期待する変化の内容であり，その変化が起きたかどうかが評価の中心である．経過（過程）評価は，事業計画目標を中心にした，どのくらいプログラムが実施されたかを評価する．影響評価は，プログラムの比較的初期の段階で変化がみられる内容であり，その行動・ライフスタイルの目標を達成したかどうかというものである．結果評価はそれに続く，あるいは長期間にわたる効果が中心で，QOL，健康の目標の達成状況である．具体例を図 5-19 に示す．

❸ 評価の方法

公衆栄養プログラムを評価するためには，プログラムの企画立案，計画策定の段階において，どのような手法を用いてどのような項目を評価するのかを，事前に検討しておく必要がある．評価のデザインは，公衆栄養プログラムの対象が集団であるため，疫学研究で分類される研究デザインと同様である．

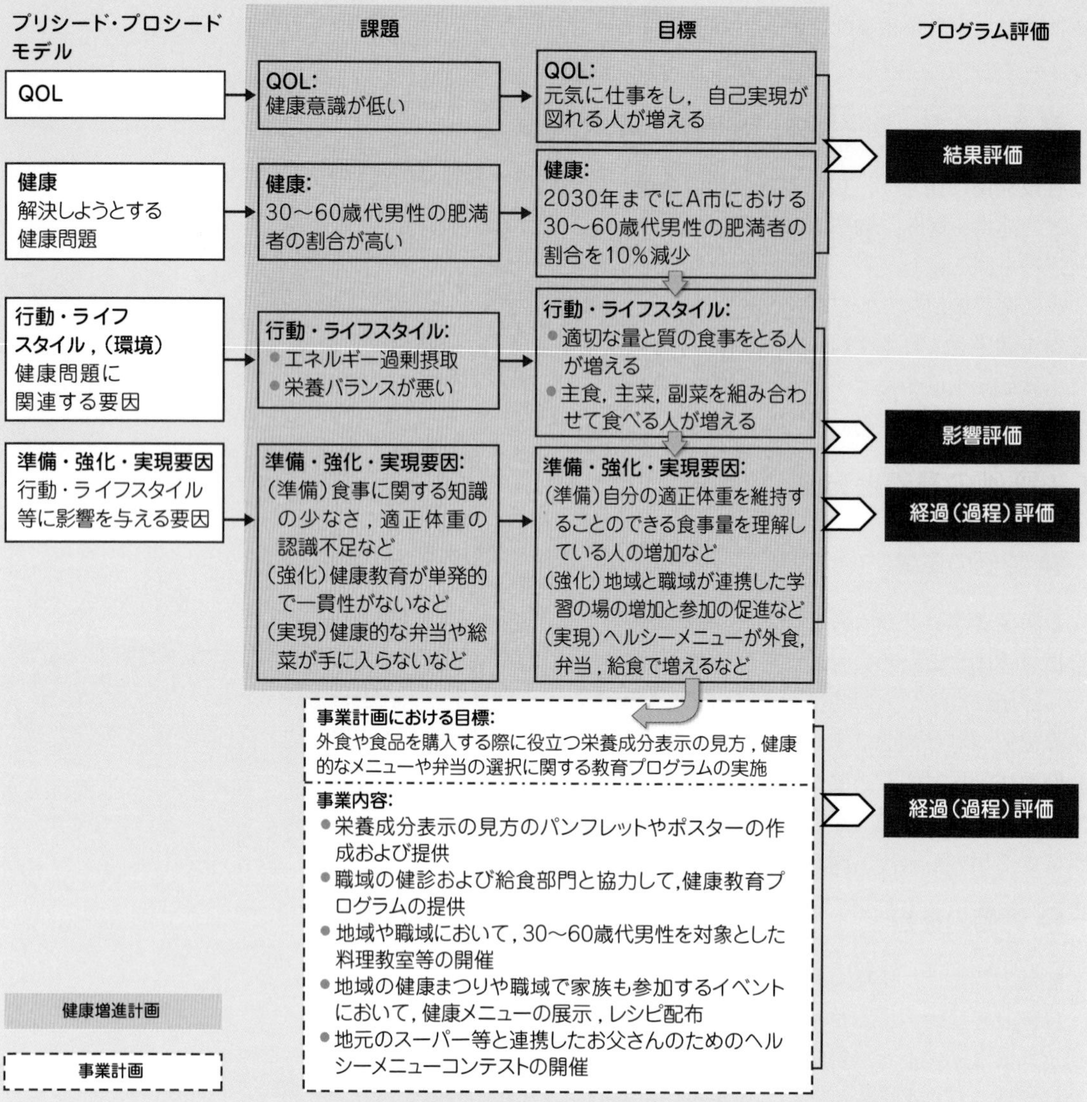

図 5-19 ● プログラム評価と課題・目標との関係
—A 市における 30 ～ 60 歳代男性への取り組み例

疫学研究は，観察研究と介入研究の２つに大別される．観察研究は，原因となる要因と疾病との関連を人為的な操作を加えることなく観察のみによって，頻度，分布，関連を明らかにする研究方法である．介入研究は，人為的に要因を加えたり，除いたりすることにより，その前後の疾病の発生や予後の変化を実験的に確かめる方法である．

7）評価の実際

❶ 経過（過程）評価

経過（過程）とは，行動のプロセスや，行動の進行，または一連の活動のことである．経過（過程）評価は，プログラムがどのように実施されているかを観点としたものであり，プログラムを通じてQOL，健康などの目標を意識しながら，最終目標がどのようにして生み出されるかを理解して，よりよい展開につなぐための評価である．経過（過程）評価をプログラム初期および中期で行う場合は，その後のプログラムの修正に用いられ，プログラムの後期に行う場合は，次のプログラムに活用される．

以下に経過（過程）評価のポイントを示す．

① 計画で実施しようとした方法は予定どおりか．
② 対象集団にプログラムは届いているか．もし届いていなければ，それはどうしてか．
③ 活動に十分な時間をとっているか．
④ 活動機関からの支援は，プログラムにどの程度の影響を与えているか．

公衆栄養プログラムでは，対象とする集団が比較的大きな場合が多い．対象者やスタッフ，地域社会の反応を把握するには，そのためのモニタリングシステムの構築が必要となる場合もある．頻度は一般的に，プログラムの実施期間内に1～数回行われる．集団のサイズが大きければ全数調査の必要はなく，層化無作為抽出法などを用いて，モニタリングのためのサンプルサイズを決める．モニタリングの方法は，個人もしくはフォーカスグループインタビュー，フォーカスグループディスカッション，電話調査，郵送調査などがある．

プログラムの参加者およびスタッフがプログラムの目的などをどの程度理解しているかを確認することは重要である．反応を知るための調査のなかでもっとも一般的な調査方法は，アンケートによるものであるが，面接で把握する場合もある．

プログラムの参加者に対しては，参加者がプログラムの内容に満足しているか，プログラムの内容を理解し知識等が向上しているか，そのほかプログラムの運営に関しての意見（教材は適切であったか，時間はどうか，スタッフの対応はどうかなど）を聞くことである．またプログラムへの参加者の出席状況（複数回実施するプログラムであれば，継続人数もしくは脱落率など）も把握する．

プログラムのスタッフに対しては，プログラムの実施者として，プログラムの目的・内容を十分理解しているか，スタッフの能力が十分であるか，スタッフ間の連携がとれているか，参加者に対して適切に対応していたかなど，プログラム実施前後のカンファレンスやアンケートで自己評価を行うもので

表 5-14 ●影響・結果評価の指標

	プリシード・プロシードモデル	指　標
結果評価	健康	① QOL の変化 ② 死亡率の変化 ③ 健康寿命の変化 ④ 有病率の変化 ⑤ 罹患率の変化
	QOL	
影響評価	準備・強化・実現要因	① 身体所見の変化 ② 行動の変化 ③ 意識の変化 ④ 知識の変化
	行動・ライフスタイル（環境）	① 健診受診率の変化 ② 受療行動の変化 ③ 生活習慣の変化

※本表では，プリシード・プロシードモデルを逆順に示す．

ある．また他者評価として，参加者やプログラム関係者，さらにプログラムに直接関係しない第 3 者による評価を行う場合もある．

A 市における 30 ～ 60 歳代男性への取り組みでの例では，経過（過程）評価は短期目標（＝事業計画における目標）の内容が達成されたかどうかであり，「ヘルシーメニューが外食，弁当，給食で増える」の指標として，ヘルシーメニューを利用する人の割合が増加したか（目標値を達成したか）などである．また，事業計画が予定どおり実施されたか，実施したプログラム参加者の反応（満足度，知識の向上）なども経過（過程）評価に含まれる．

影響・結果評価の指標を（**表 5-14**）に示す．目標設定の段階で評価に使用する指標が決定されていることが望ましいが，実際にはプログラム実施の途中で指標が追加されたり，新たな評価項目が見出されることもある．柔軟な対応と適切な指標の選択が求められる．

❷ 影響評価

影響評価は，公衆栄養プログラム対象者の態度や行動といった生活習慣の変容と，それに影響を与える環境を評価するものである．一般的に，影響評価は短期的なプログラムの目標達成状況を評価するものである．目標設定が明確で，具体的かつ妥当であることが求められる．

A 市における 30 ～ 60 歳代男性への取り組み例では，影響評価は行動・ライフスタイルなどの目標の内容が達成されたかどうかであり，ここでは「適切な量と質の食事をとる人が増える」「主食，主菜，副菜を組み合わせて食べる人が増える」の指標として，主食，主菜，副菜の組み合わせ摂取割合が増加したか（目標値を達成したか）などである．

❸ 結果評価

結果評価の対象となる項目の検討は，プログラムを計画する段階で行われる．内容は，QOL の向上および健康に関する目標である（例：健康寿命の変化，罹患率の変化，有病率の変化，死亡率の変化，生活満足度の変化など）．

しかし，これらのデータが出てくるのは，評価の最終段階であり，かなりの時間を要するものである．

結果評価に利用される罹患率，有病率などは，モニタリングシステムとして確立されており，患者調査等各種の調査，研究によるデータが公表され，死亡届を集計した死亡率は人口動態統計で公表されている．これらをもとに，対象とする地域の状況を把握することができる．プログラムの結果評価における数値目標の達成のためには，健康や食生活に関する行動変容がなされ，影響評価が評価年度まで持続していることが必要となる．影響評価が持続することにより，結果評価として死亡率など疾病構造等の変化が現われる．こうした評価を得るためには，影響評価と結果評価の間における疫学的な関連の確認が必要となる．

A 市における 30 ～ 60 歳代男性への取り組み例では，結果評価は健康などの目標が達成されたかどうかであり，ここでは「2030 年までに A 市における 30 ～ 60 歳代男性の肥満者の割合を 10％減少」の指標として，30 ～ 60 歳代男性の肥満者の割合が減少したか（目標値を達成したか）である．

❹ 経済評価

経済評価は，費用に対してどのくらいの効果があったかを示し，費用効果分析，費用効用分析，費用便益分析の 3 つの分析方法がある．費用効果分析は，複数のプログラムを用いた時に，費用を一定のルールに従って計算し，単位当たりの効果を得るために必要な経費がどの程度異なるかをプログラムごとに比較分析する．費用効用分析は，費用効果分析の効果の代わりに効用を用いるもので，この効用の代表的な指標には，健康余命の指標とされる質を調整した生存年数（quality-adjusted life years; QALY）がある．費用便益分析は，プログラムに要した費用とプログラム実行の結果もたらされた効果をともに金額に換算して表し，比較するものである．両者の差（便益－費用）を用い，プログラムによって利益が生じたかを金銭的に示す．結果を金額で評価するので，種類の異なるプログラムの比較を行うことができる．

8）評価結果のフィードバック

公衆栄養プログラムでの評価の役割の一つが，評価結果のフィードバックである．たとえばプロセスの評価結果やその分析を，よりよいプログラムを実行するためにフィードバックし，プログラムの見直しや修正に反映する．それにより，より効果のあるプログラムとしていくことが大切である．

また評価結果や分析は，公衆栄養プログラムの記録として報告書にまとめたり，口頭による発表などで公表する必要がある．公表する意義として，①類似または関連する公衆栄養プログラムの策定時の資料となる，②プログラムへの関心や周囲の理解が深まる，③プログラムに携わるスタッフや参加者の技術や意欲向上に役立つなどがあげられる．

5. 災害時の栄養対策

災害時の栄養対策も**PDCA サイクル**に基づいて実施する（**図 5-20**）．まずは「避難所食事状況調査票[注]」を用いて，避難者数，災害時要配慮者やライフラインの状況，提供されている食事の回数と内容等を把握する（**図 5-21，5-22**）．**避難所における栄養の参照量**[注]（**表 5-15**）には，異なるフェーズで用いる2種類の値がある．炊き出しや弁当などを提供する場合は，この値を満たすように献立を作成する．市町村栄養士が栄養の参照量を参考に，地域住民の特性に合わせた非常用献立を平常時から準備しておく．その際は，災害時にも入手，運搬，保管がしやすい冷凍・冷蔵不要の食品を使用し，洗浄や調理の手間が少なく，簡単な工程や器材で作れるもの，配布しやすくゴミが少ないものになるようにする．

避難所食事状況調査票
2016年の熊本地震で使用された調査票の記入率分析などの結果を踏まえて作成された日本栄養士会災害支援チーム（JDA-DAT）の様式

避難所における栄養の参照量
対象特性に応じて配慮が必要な栄養素として，カルシウム，ビタミンA，鉄，ナトリウム（食塩相当量）の値も示されている．

災害時の炊き出し
被災者は普段の食事に近い，調理された温かい食事を求める．炊き出しは，アルファ化米などの備蓄食品や支援物資の菓子パンのみでは不足するたんぱく質や野菜の摂取に役立ち，温食による食欲増進効果もある．自衛隊による炊き出しは大きな避難所に偏る傾向があるので，平常時より食生活改善推進員などの調理人材を育成し，訓練しておく．

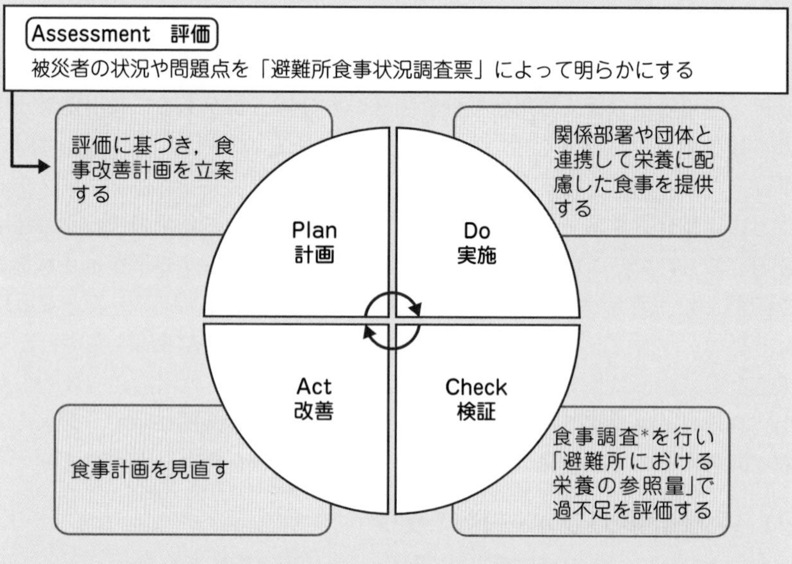

図 5-20 ● PDCA サイクルによる災害時の栄養対策
*食事調査には「避難所食事状況調査票」に別紙として付いている食事記録用紙を用いる．

1/2 頁

調査日 ①	西暦 20XX 年 1 月 18 日（木）	記入者 ②	あなたの所属	☑保健所$_1$ □市町村$_2$ □他自治体$_3$ □栄養士会$_4$ □その他$_5$：
			氏名	○○○○
避難所名 ③	A 小学校	避難所区分 ④	☑指定$_1$ □その他$_2$：	
避難者数 ⑤	避難者：計（ 139 ）人 ？→【□～50 人$_1$ □51～100 人$_2$ ☑101～150 人$_3$ □151～500 人$_4$ □501 人～$_5$】 在宅避難者等，食事だけ取りにくる人の食数：（ 25 ～ ）食			
対応した人 ⑥	氏名：△△△△	お立場	☑避難所責任者$_1$ □食事提供責任者$_2$ □その他$_3$：	
食事提供回数 ⑦	□0 回$_1$ □1 回$_2$ □2 回$_3$ ☑3 回$_4$/日	飲料水 ⑧	□なし$_1$ ☑不足（1 人 1 日 1.5 L 以下）$_2$ □十分$_3$	
避難所にいる要配慮者に☑ 人数把握が難しい場合は☑のみで OK ⑨	☑乳児	4 人	不足しているものに☑	☑乳児用ミルク$_a$ ☑離乳食$_b$ ☑おむつ$_c$ ☑その他$_d$：アレルギー用ミルク
	☑食物アレルギー	4 人		☑7 品目除去食$_a$ □7 品目以外の除去食$_b$（原因食品： ）
	☑高血圧	1 人		☑減塩食$_a$ ☑降圧剤$_b$ □その他$_c$：
	☑糖尿病	3 人		☑エネルギー調整食$_a$ □内服薬$_b$ □インスリン$_c$ □その他$_d$：
	☑腎臓病	3 人		☑低たんぱく食$_a$ ☑低カリウム食$_b$ ☑薬$_c$ □その他$_d$：
	☑摂食嚥下困難者	8 人		☑とろみ調整食品$_a$ ☑嚥下調整食$_b$ □その他$_c$：
	☑妊婦・授乳婦	3 人	●心臓病…2 人（うち一人は酸素ボンベを使用） ●潰瘍性大腸炎…1 人	
	☑その他：			
	□要配慮者はいない			
使える ライフライン ⑩	☑電気		□上水道	
	□ガス（湯を沸かす） 電気ポットで湯沸かし可		□下水道 不明のため使用不可にしている	
	☑車による人や物のアクセス		☑プールの水	

避難所で提供している一般の食事について					左の食事への以下の団体・職種の関与（該当に☑）
区分	メニュー	量	食事区分（あったものに☑）	食事提供方法（該当に☑）	
朝 ⑪ ☑足りている$_1$ □足りていない$_2$ □提供なし$_3$ □不明$_4$	カロリーメイト ペットボトルの水	1 箱 250 mL	☑主食（ご飯/パン/麺）$_a$ □主菜（肉/魚/卵/大豆）$_b$ □副菜（野菜/きのこ/芋/海藻）（野菜ジュース等含む）$_c$ □牛乳・乳製品$_d$ □果物$_e$	□炊き出し$_a$ □弁当$_b$ □支援物資（調理不要）$_c$ ☑備蓄品（調理不要）$_d$ □その他$_e$：	□自衛隊$_a$ □栄養士$_b$ □その他$_c$： □いずれも関与せず$_d$ ☑不明$_e$
昼 ⑫ □足りている$_1$ ☑足りていない$_2$ □提供なし$_3$ □不明$_4$	カルピス 蒸しパン シーチキンマイルド ペットボトルの水	1 個 1 缶 250 mL	☑主食（ご飯/パン/麺）$_a$ ☑主菜（肉/魚/卵/大豆）$_b$ □副菜（野菜/きのこ/芋/海藻）（野菜ジュース等含む）$_c$ □牛乳・乳製品$_d$ □果物$_e$	□炊き出し$_a$ □弁当$_b$ ☑支援物資（調理不要）$_c$ ☑備蓄品（調理不要）$_d$ □その他$_e$：	□自衛隊$_a$ □栄養士$_b$ □その他$_c$： □いずれも関与せず$_d$ ☑不明$_e$
夜 ⑬ ☑足りている$_1$ □足りていない$_2$ □提供なし$_3$ □不明$_4$	弁当 味噌汁	1 個 1 杯	☑主食（ご飯/パン/麺）$_a$ ☑主菜（肉/魚/卵/大豆）$_b$ ☑副菜（野菜/きのこ/芋/海藻）（野菜ジュース等含む）$_c$ □牛乳・乳製品$_d$ □果物$_e$	☑炊き出し$_a$ ☑弁当$_b$ □支援物資（調理不要）$_c$ □備蓄品（調理不要）$_d$ □その他$_e$：	□自衛隊$_a$ □栄養士$_b$ □その他$_c$： □いずれも関与せず$_d$ ☑不明$_e$
間食，菓子類 アルコール等 ⑭	総合ビタミン剤・野菜ジュース お菓子は自由にとって食べることができる．				

図 5-21 ● 避難所食事状況調査票（全 2 頁の 1 頁目）（記入例）

〈チェックボックス（□）の下付き文字〉

アルファベットの小文字：複数回答可の選択肢．

数字：択一式の選択肢．

このほかに別紙として，栄養価計算をするための食事記録用紙が付いている．

（麻生千尋・他：避難所食事状況調査票の開発と「避難所の食事アセスメント版 HUG（避難所運営ゲーム）」を用いた記入者による評価．日本災害食学会誌 6：19-33，2019 より一部改変）

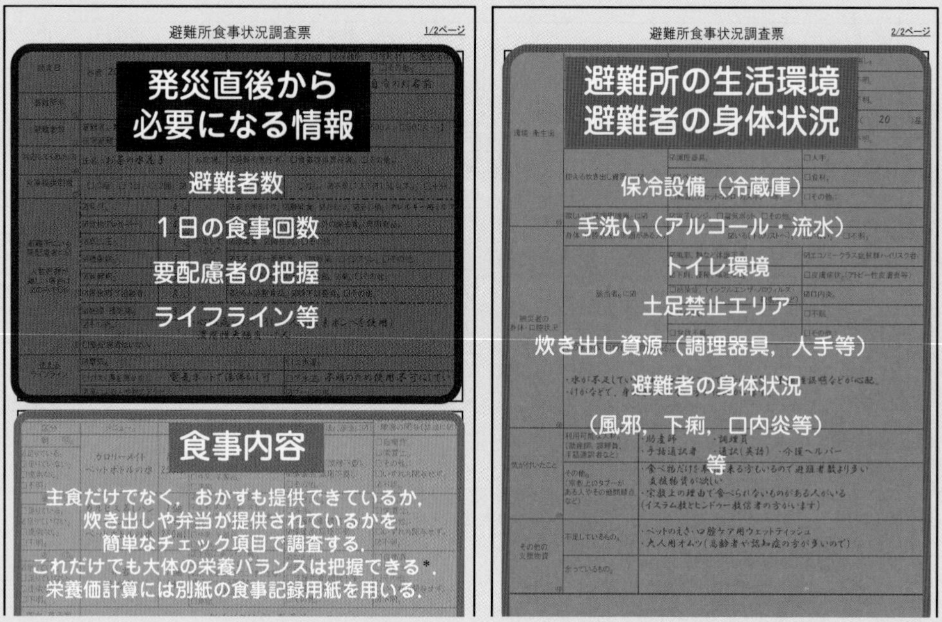

図 5-22 ● 避難所食事状況調査票の構成（左：1頁目（図 5-21），右：2頁目）

最後までに記入する時間がないときのために，重要な情報は1頁目の上半分に配置されている．

*Hirano A et al: Usefulness of simple meal screening using Dietary Assessment Sheets for evacuation shelters. J Am Nutr Assoc 41, 2022.

表 5-15 ● 避難所における栄養の参照量

1歳以上，1人1日当たり

エネルギー・栄養素	避難所における食事提供の計画・評価のために当面の目標とする栄養の参照量	避難所における食事提供の評価・計画のための栄養の参照量
エネルギー	2,000 kcal	1,800 ～ 2,200 kcal
たんぱく質	55 g	55 g 以上
ビタミン B_1	1.1 mg	0.9 mg 以上
ビタミン B_2	1.2 mg	1.0 mg 以上
ビタミン C	100 mg	80 mg 以上
	2011 年厚生労働省健康局総務課発出	2018 年 8 月 1 日厚生労働省健康局健康課発出

被災後約3カ月までの間における必要な栄養量の確保

避難所生活が長期化する中で栄養素の摂取不足と生活習慣病を予防

Chapter

6

公衆栄養プログラムの展開

学修到達ポイント

- ●健康づくり，食育，在宅医療・介護，地域包括ケアシステム，健康・食生活の危機管理と食支援について学修し，地域特性に対応したプログラム展開を理解する．
- ●食物・食情報へのアクセスと食環境整備，栄養成分表示や特別用途食品の活用，「健康な食事」について学修し，食環境整備のためのプログラム展開を理解する．
- ●地域集団の特性に応じたプログラム展開を理解する．

Chapter 5 で学修した公衆栄養マネジメントの理論を応用し，現場でどのように活用することができるのか，事例を中心に示す．地域の栄養改善は，対象者，地域の健康状態，食環境状態などを総合的に考慮しながら進める必要がある．ここでは，地域特性に対応したプログラム，食環境整備のためのプログラム，地域集団の特性別プログラムに大別し解説する．

1. 地域特性に対応したプログラムの展開

1）健康づくり

2012 年に国民の健康増進の総合的な推進を図るための基本的な方針（平成 24 年 7 月 10 日厚生労働大臣告示）が示され，健康づくり政策の基本となる「健康日本 21（第二次）」を踏まえ，各自治体では**健康寿命の延伸**に向け，医療費の適正化など成果のみえる健康づくりおよび栄養・食生活改善施策を推進することが求められている．

また，健康日本 21（第二次）の推進に当たり，行政栄養士による健康づくりおよび栄養・食生活の改善の一層の推進が図られるよう，「地域における行政栄養士による健康づくり及び栄養・食生活の改善の基本指針」（平成 25 年 3 月 29 日厚生労働省）では，健康づくりや栄養・食生活改善に取り組むための基本的な考え方とその具体的な内容が示されている．

これらを踏まえ，地域における健康づくりを成果がみえる施策とするためには，社会や自治体の情勢も考慮のうえ，① 優先すべき健康課題の総合的な分析と明確化，② 明確にした優先すべき健康課題の背景にある要因（栄養・食生活に関連する）を特定することが必要である（**表 6-1**）．その後，ターゲッ

表 6-1 ● 健康課題の総合分析―優先的な健康課題とその要因の特定

	データ	出典
1. 優先すべき社会・健康課題	人口構造の推移（将来推計含む） 高齢者人口と高齢化率	日本の地域別将来推計人口 国勢調査
	平均寿命・健康寿命 健康格差	都道府県別生命表 厚生労働省科学研究
	死亡状況（粗死亡率，年齢調整，標準化死亡比）	人口動態統計
	医療費	国民健康保険事業年報
	社会保障給付費	介護保険事業状況報告（年報）
2. 健康課題の要因の特定	健康状態（身体の状況） ● 血圧の状況　● 糖尿病の状況 ● 栄養状態（BMI 判定）の状況	国民健康・栄養調査 県民健康・栄養調査
	身体活動の状況 ● 運動習慣の状況　● 歩数の状況	
	食物（栄養）摂取状況 ● 食塩摂取量　● 野菜摂取量	
	生活習慣の状況 ● 歯・口腔の状況　● 飲酒・喫煙の状況	

表 6-2 ● 施策の構築―プロセス別のポイント

プロセス	ポイント
0. 実践体制の整備	● 持続的に実施できる体制 ● 多職種との協働体制
1. 健康課題の総合的な分析	● 社会や組織の情勢を踏まえた優先課題に対し，健康づくり施策（栄養・食生活改善施策）で改善することを目的とした地域診断と評価指標
2. 健康課題の優先順位の検討	
3. 優先的健康課題の背景にある要因分析	● 焦点化した健康課題の背景にある生活習慣や食習慣などの特徴の明確化（有効な実態把握方法の選択）
4. 対策の企画・実施	● ターゲットの焦点化 ● 既存事業の見直し ● 対策と評価計画の作成
5. 評価・検証	● 階層別（重層的）評価
6. モニタリング	● モニタリング体制 ● 結果や進捗状況の周知・共有

トとする対象や課題を明確にし，既存事業の見直しや新規事業の計画に取り組むために，課題解決に向けた対策および施策の立案・実施・評価を行い，効果的かつ効率的なプロセスを構築することが重要となる（**表 6-2**）.

地域の実践例：群馬県の健康づくり対策の強化

群馬県の総合的な分析結果から，**優先的健康課題**は「脳血管疾患・脳梗塞」であることが明らかになり，リスクファクターである高血圧と糖尿病の発症および重症化予防対策が重要であることが明らかとなった．特に，本県は新規透析導入患者に占める糖尿病性腎症の割合が全国でも高いことから，生活の質（QOL）の向上と医療費の適正化としての対策の強化が必要である．

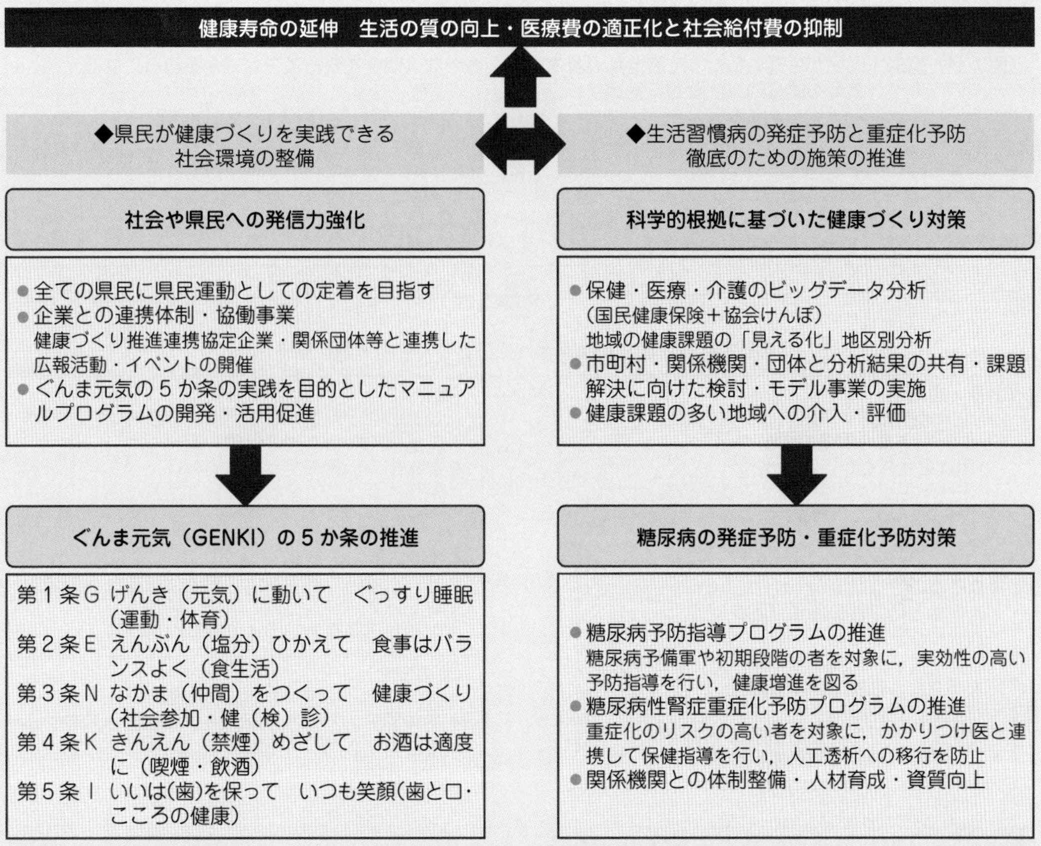

図 6-1 ● 群馬県の健康づくり対策

〈社会や県民への発信力強化〉
県民に優先すべき健康課題とその背景にある要因を周知し，生活習慣として実践してほしい事項を「ぐんま元気（GENKI）の5か条」〔平成28（2016）年9月制定〕として推進.

〈科学的根拠に基づく健康づくり対策〉
増加している糖尿病の背景の詳細を分析し，課題抽出等を見える化し，保健事業の実効性を高めるためのプログラムの開発など，その検証と評価.

さらに，健康課題の背景にある**要因分析**から，「高食塩摂取」「野菜摂取不足」「運動不足」が課題となっている．そこで，対策の柱を「社会や県民への発信力の強化」と「科学的根拠に基づく健康づくり対策」とし，健康づくり対策の強化を図っている（**図 6-1**）.

2）食育

食育は，食育基本法による食育推進基本計画に基づき，健康・食生活分野から，食の安全，教育，農業，食文化，環境分野まで多岐にわたる取り組みの中で着実に推進されている．2016 年からの第 3 次食育推進基本計画では，「生涯にわたる食の営み」や「生産から食卓までの食べ物の循環」にもあらためて目を向け，それぞれの環（わ）をつなぎ，広げていくことを目指している.

食育基本法

（第 1 条）目的　国民が**生涯にわたって健全な心身を培い，豊かな人間性を育む**ことができるようにするため，食育を総合的，計画的に推進する．

↓

生活環境 ●家族形態の多様化
●一人親世帯・共働き世帯・生活困窮者世帯等・一人暮らし高齢者
社会環境 ●外食や中食に関する食品事業者の多様化・健康産業の育成

↓

「食」を巡るさまざまな問題が依然として，各分野に顕在化

〈健康・食生活〉
- 食塩の過剰摂取や栄養バランスの偏り
- 若い世代の食の問題の増加
  朝食を食べないことがある
  主食・主菜・副菜を揃えて食べる割合が低い
  自らが調理し，食事をつくる頻度が低い
- 食生活に起因する生活習慣病の増加

栄養不良の二重負荷
- 過栄養と低栄養の問題が混在する
  過栄養が懸念されている人（肥満や生活習慣病と，その予備群），栄養不良が心配される人（やせ，拒食，低栄養など）
- 若い女性のやせ
- 壮年期，中年期は生活習慣病や肥満症
- フレイル（虚弱）や低栄養状態

〈食文化〉
- 地域の郷土料理や伝統料理，行事食など，日本の伝統的な食文化の保護・継承
- 食文化の伝承を担う人材の育成
- 栄養バランスに優れた「日本型食生活」の普及

〈食料・農業〉
- 食料自給率の低迷
- 農林水産物の利用拡大や農業の重要性への理解
- 食品廃棄や食料資源のロスの増加
- 生産から消費までの食の循環への理解

〈食の安全〉
- 食の安全・安心への関心の高まり
- マスメディアなどの食に関する情報が氾濫
- 食に関する正しい情報を適切に判断する力

図 6-2 ● 「食」を巡る環境とさまざまな問題

しかし，社会経済構造や食に関する価値観などの変化とともに，「食」を巡るさまざまな問題が各分野に存在する（**図 6-2**）．さらに，健康寿命の延伸のために，国民一人ひとりが健康づくりや生活習慣病の発症・重症化の予防や改善に向けて健全な食生活を実践できるよう，ますます積極的な食育の取り組みが求められている．

また，2013 年に，「**和食；日本の伝統的な食文化**」が未来に残すべき財産としてユネスコ無形文化遺産に登録された．わが国の食文化には，料理はもとより，多様な食材と調理法，季節や年中行事との関わり，栄養バランスなど，さまざまな要素が含まれており，世界が認めた価値のある誇れる食文化を守り，その魅力を次世代に伝えることが期待されている．

群馬県では，2006 年に策定した「ぐんま食育こころプラン」（群馬県食育推進計画）を 2011 年に第 2 次計画として継承し，食育を「周知」から「実践」，2016 年の第 3 次計画では「実践」から「継続」へと推進してきた．2021 年からの第 4 次計画では，これまでの食育推進の現状と課題を踏まえ，基本方針を「県民の心身の健康を守り，健康寿命の延伸と幸せにつながる食育の推進」とし，市町村，関係機関・団体など，多様な関係者とともに推進している．

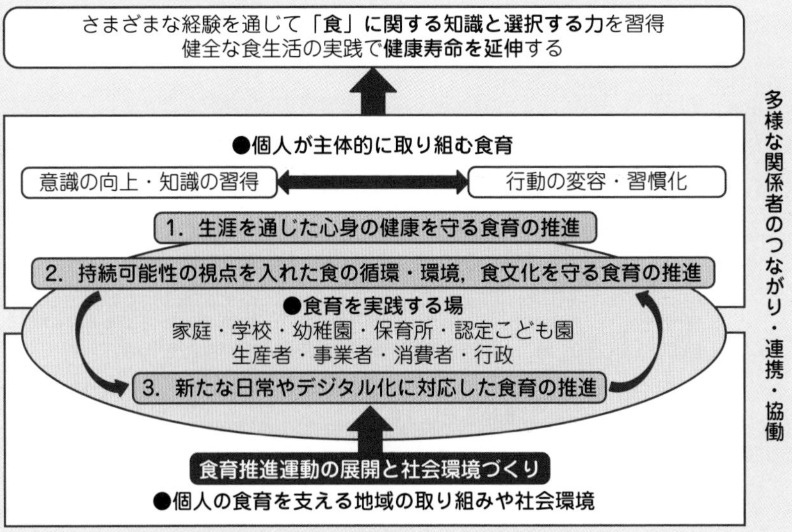

図 6-3 ●3 つの基本方針【重点課題】の構造化

地域の実践例：ぐんま食育こころプランの推進

食育推進計画の実現に向けて，県民，関係者，行政などの多様な実践主体がそれぞれの役割と責務を担い，本計画がめざす基本方針や目標を理解し，相互に協力しながら一体となって取り組むことが必要である．そのため，食育推進関係団体で構成する食育推進会議や地域食育推進ネットワーク会議，地区地域・職域連携推進協議会などを通じて，県民をはじめ，市町村，生産者，食品関連事業者，ボランティアなどが幅広く連携し，総合的かつ効果的に施策を推進している．さらに，基本方針（3 つの重点課題）に対応するため，若い世代食育推進協議会，ぐんま食育応援企業，食育推進リーダーなどとの新たな協力体制の充実を図っている（**図 6-3**）．また，県民が生涯にわたり身近な地域で食育を実践するためには，県民に最も身近な存在である市町村が中心となって取り組むことが重要である．市町村が，地域の特性を活かした**市町村食育推進計画**を策定し，計画的な取り組みを実施することができるよう，県は市町村との連携・協力体制を積極的に進めている．

3）在宅医療，介護支援

在宅医療とは，病院に入院することなく，自宅にいながら行う医療のことであり，外来・入院に次いで第三の医療として捉えられている．在宅医療は通院が困難な患者や，容態により自宅での療養を望む場合に行われるが，厚生労働省が発表した「在宅医療・介護の推進について」（2013 年）の資料によると，国民の約 60%が自宅での療養を望んでおり，安心して自分らしい生活をしたいと考えている．

今後，わが国では，在宅医療の推進とともに，在宅療養者や居宅要介護者

表 6-3 ● 在宅で受けられる主なサービスと在宅医療に関わる職種

訪問診療	医師が定期的・計画的な訪問診療（多くは月に 2 ～ 4 回）により，在宅患者の病状管理を行う．容態悪化時には随時訪問し診療も行う．
訪問歯科診療・訪問歯科衛生指導	歯科医師・歯科衛生士が訪問し，歯の治療や義歯の調整などを通じて，食事を噛んで飲み込めるよう支援を行う．
訪問看護*	看護師などが自宅に定期的・計画的に訪問し，安心感のある生活を営めるよう主に医療的処置や療養中の世話などを行う．
訪問薬剤管理指導*	薬剤師が訪問し，薬の飲み方や飲み合わせなどの確認・管理・説明などを行う．また，残薬整理や副作用の状況，服薬支援法の提案や医師・他職種へのフィードバックを行う．
訪問によるリハビリテーション*	理学療法士・作業療法士・言語聴覚士が訪問し，運動機能や日常生活で必要な動作を行えるように，訓練や家屋の適切な改造の指導などを行う．
訪問栄養食事指導*	管理栄養士が自宅に訪問し，病状や食事の状況，栄養状態や生活習慣に適した食事のとり方など栄養管理指導を行う．

かかりつけ医などが自宅などでの療養が必要だと判断したときに，通院が困難な方の自宅に訪問し，上のサービスが受けられる．
*医師の指示のもとで実施．

が増加し，在宅での栄養ケアサービスの需要も増大すると予想されている．このような在宅療養者に対し，在宅医療に関わる他職種（**表 6-3**）と連携をとり，かつ在宅療養者の疾患・病状・栄養状態に適した栄養食事指導（支援）ができる管理栄養士（在宅訪問管理栄養士）は全国的にもまだ少ない状況にある．在宅訪問管理栄養士には，療養者・家族（介護者）が悔いを残さない療養生活を送るため，療養者・家族の立場や思いを理解し，最期まで口から食べられることを支援する力が求められており，在宅療養者への栄養・食生活支援の展開が期待される．

また，地域や高齢者施設における**栄養ケアマネジメント**を基本とした栄養管理や，個々の高齢者の特性に応じた生活の質（QOL）の向上が図られるよう健康管理支援を進めるとともに，高齢者の共食と社会参加を促進するため，地域の通いの場での**健康支援型配食サービス**[注]の普及など，地域における栄養ケアサービスの需要も増大している．

健康支援型配食サービス

適切な栄養管理に基づく配食サービスを地域の共食の場に活用し，地域高齢者の低栄養・フレイル予防を推進するサービス．

地域の実践例：訪問栄養食事指導の実際─療養者・家族の気持ちに寄り添い，経口摂取量の増加により QOL 改善につなげたケース

誤嚥性肺炎を繰り返し，胃瘻を増設した療養者と介護者の経口摂取を継続したいという強い気持ちに寄り添い，**多職種連携**による支援をすることにより，経口摂取量が増加し，QOL の改善につながった事例．

【症例】

63 歳，男性．妹と 2 人暮らし．母の死去後，右大腿骨肉腫をはじめ複数疾患に罹患し，精神的に不安定となった．統合失調症との診断を受け，服薬治療を開始．2015 年夏以降，誤嚥性肺炎を繰り返し，胃瘻を増設した．食べることが唯一の楽しみであり，経口摂取継続のための栄養ケアの依頼を受け，2016 年 2 月から訪問栄養食事指導を開始した．

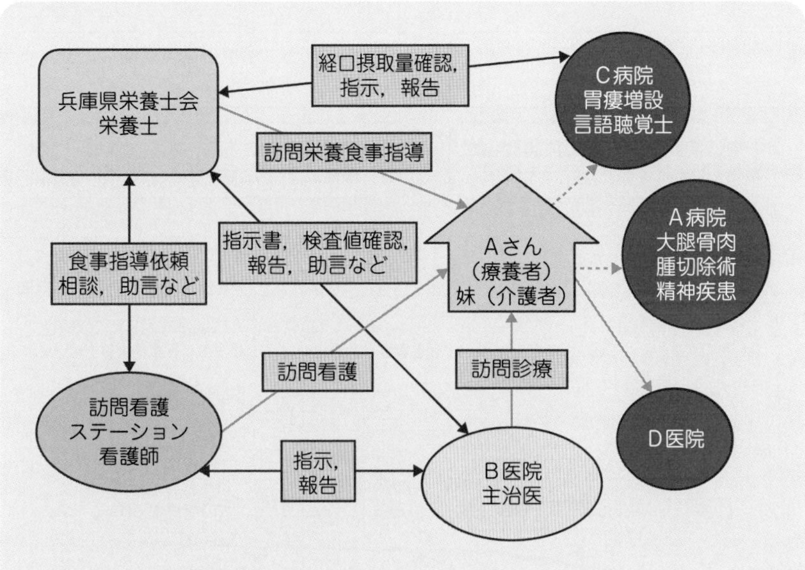

図 6-4 ● 訪問栄養食事指導の依頼

（兵庫県栄養士会：平成 29 年度カンガルーお食事ポッケプロジェクト報告書．兵庫県栄養士会，2017）

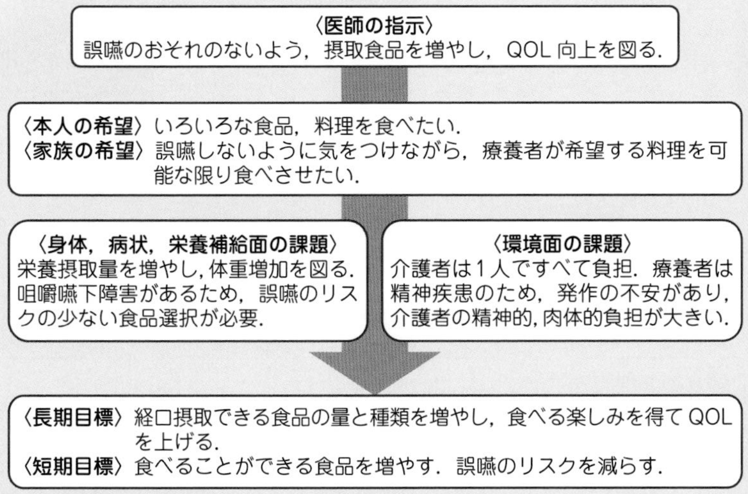

図 6-5 ● 栄養ケア計画

（兵庫県栄養士会：平成 29 年度カンガルーお食事ポッケプロジェクト報告書．兵庫県栄養士会，2017）

【経過】（**図 6-4 ～ 7**）

初回訪問時は身長 167 cm，体重 44.5 kg，BMI 16.0 kg/m^2．胃瘻による経腸栄養で 1 日当たり経腸栄養剤 1,200 kcal（400 mL×3）を摂取．その他に 1 日 2 回，ヨーグルトととろみつきジュースを経口摂取していた．まずは，ジュースのとろみを調整し，嚥下体操を勧め，喫食の様子をみながら適切な栄養補助食品を提供した．また，介護者の負担軽減のため，半固形栄養剤への変更を主治医に依頼したところ，栄養剤注入時間の短縮と療養者の精神的負担軽減につながった．さらに，経口摂取食品の種類と量が増加し，精神状不足栄養量を経口摂取できるよう，適応食品の選択，摂取方法指導．

上半身の体操，嚥下体操の実施．介護者や看護師にも声かけを依頼．

訪問看護師訪問日（午後）の午前に訪問し，午後に体調変化がないか確認依頼．食事内容の報告（My お食事ノート*を使用）．

言語聴覚士からの指示形態をもとに，咀嚼・嚥下機能にあった食品選択，とろみ調整．

図 6-6 ● 具体的な指導，支援の内容

*My お食事ノート：療養者の栄養状態や食事に関する情報や療養経過の記録．療養者本人や家族，医療・介護職の情報共有のツールとしても活用．

（兵庫県栄養士会：平成 29 年度カンガルーお食事ポッケプロジェクト報告書．兵庫県栄養士会，2017）

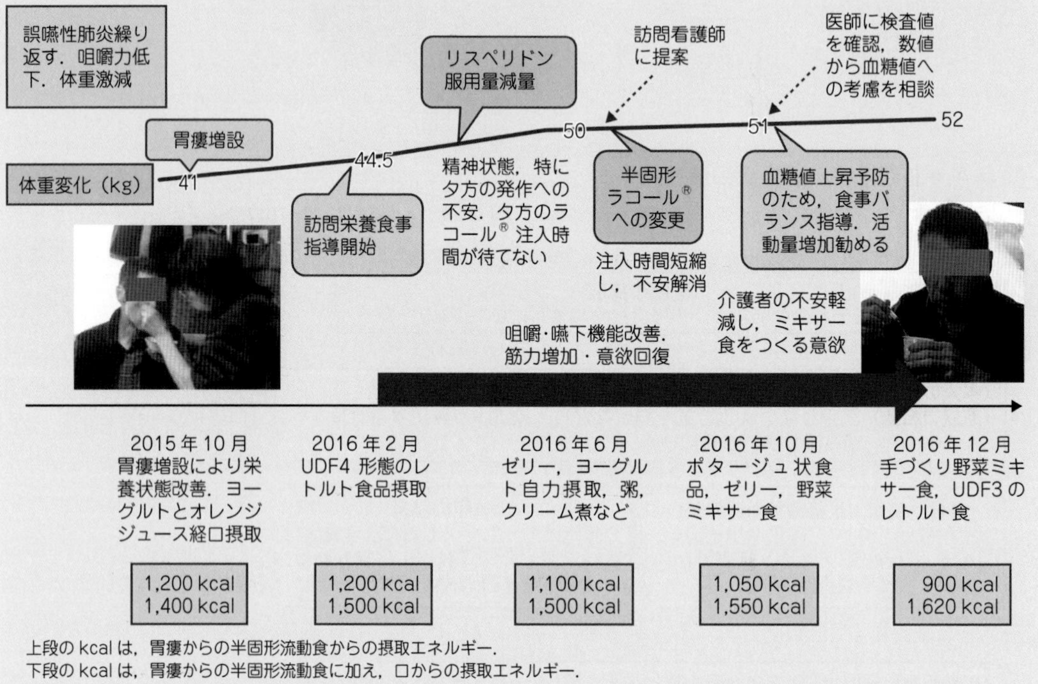

図 6-7 ● 指導の経過

（兵庫県栄養士会：平成 29 年度カンガルーお食事ポッケプロジェクト報告書．兵庫県栄養士会，2017）

態も安定して服薬量も減量でき，薬の副作用による筋力や嚥下機能の低下も改善し，体重が増加（44.5 kg → 52 kg）した．100 m 程度の歩行も可能になるなど活動量も増え，意欲的に日々を過ごすようになった．

【考察】

管理栄養士の介入により，療養者は最期まで食べる楽しみを感じ続けられた．介護者の悩みを傾聴し，その解決策の提案を主治医や看護師が承諾し，使用栄養剤や食品選択，食事介助などのノウハウを多職種で共有することにより，介護者の負担軽減と療養者の QOL 改善につながった．

4）地域包括ケアシステムの構築

健康寿命[注]**の延伸**に向け，高齢者においては生活習慣病などの予防・重症化抑制と**介護予防・フレイル**[注]**対策**を一体的に実施することが重要である．

いわゆる団塊の世代が75歳以上となる2025年を目途に，誰もが住み慣れた地域で継続して生活できる社会，すなわち「**地域包括ケアシステム**[注]」の効果的な推進に向けて，自治体栄養士は地域の特性や実情から優先すべき栄養・食生活の課題を抽出し，医療・介護関係者や地域団体などにもわかりやすい形で課題を“見える化”し，連携と協働による推進体制の整備が求められている．

「地域包括ケアの推進に向けた栄養・食生活支援体制」（**図 6-8**）は，厚生労働省が示す「地域包括ケアシステムの姿」を踏まえ，住民（住まい）を中心に栄養・食生活支援の視点から整理したものであり，保健・医療・福祉のあらゆる分野での活用が期待される．

また，厚生労働省では，地域高齢者などの健康支援を推進するため，高齢者やその家族，行政関係者などが，「日本人の食事摂取基準（2020年版）」を活用し，フレイル予防に役立てることができる普及啓発ツール（https://www.mhlw.go.jp/content/000620854.pdf）を作成するとともに，健康・栄養状態を適切に保つための食環境整備に資するため，配食事業者の栄養管理に関するガイドライン[注]を作成し，事業者および地方自治体において同ガイドラインを活用した先行事例を取集し，情報発信をしている．

地域の実践例として，関係団体や配食事業者と連携し，地域高齢者の通いの場でのフレイル対策を進めるためのプログラムを作成した自治体事例を紹介する．

地域の実践例：地域高齢者の“通いの場”でのフレイル対策—兵庫県版フレイル予防・改善プログラムの活用

兵庫県では,「フレイル予防の3カ条」として,①体重減少に要注意,②しっかり嚙める口をつくる，③1日3回，3つの皿を揃えて食べる，を柱とし，医師会，歯科医師会，栄養士会，歯科衛生士会などの関係団体や配食事業者，市町介護予防部局と協働で,「兵庫県版フレイル予防・改善プログラム」(2019年3月）を作成した．

このプログラムには，通いの場やサロンなど高齢者が集う場におけるフレイル予防・改善プログラムの実践メニューとして，フレイル予防教室「はじめて編」「ちょこっと編」「しっかり編」「個別相談編」の4パターン（**図 6-9**）がある．その中では，高齢者が自らフレイル予防に取り組めるよう，①栄養と口腔についてクイズ形式で解説する動画の活用，②地域高齢者が集まり交流する通いの場において，配食事業者を活用したフレイル予防・改善食の会食と，管理栄養士，歯科衛生士による栄養・健康教育の実施，③フレイルが疑われた場合の医療・介護サービスへの連絡などを行うこととなっている．

市町での活用事例として，兵庫県洲本市では，市内の通いの場において，適切に栄養管理された配食弁当を教材に栄養状態の改善や口腔機能の向上に

健康寿命
健康上の問題で日常生活が制限されることなく生活できる期間のこと．

フレイル
加齢により体力や気力の余力が減り，心や体，社会的な機能が低下した状態のこと．長時間放っておくと要介護状態になる危険性が高まる．

地域包括ケアシステム
高齢者が可能な限り住み慣れた地域で自分らしい生活を営むことができるよう，医療，介護，介護予防，住まいおよび自立した日常生活の支援が包括的に確保される体制．地域特性に応じて，医療介護サービス保障を強化し,「自助」「互助」「共助」「公助」で支え合う一体的な仕組みづくりが行われている．

配食事業者の栄養管理に関するガイドライン
地域高齢者などの健康支援を推進するため，配食事業において望まれる栄養管理について事業者向けに作成されたもの．

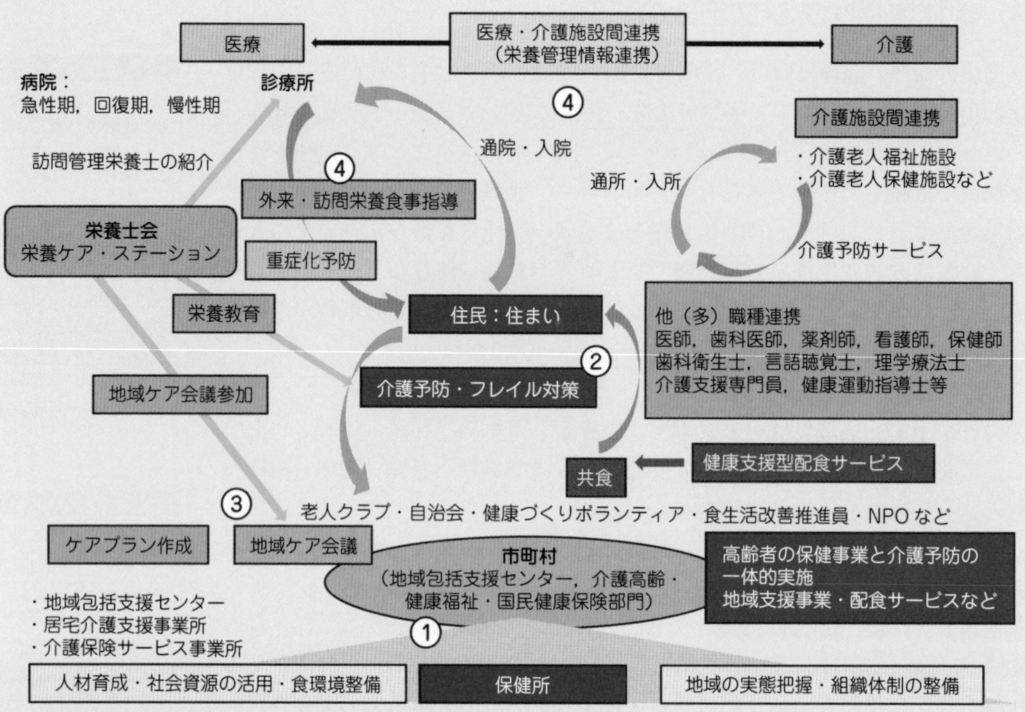

図 6-8 ● 地域包括ケアの推進に向けた栄養・食生活支援体制

次の①～④は，図中の番号①～④の説明記述に該当する．

① 都道府県は広域自治体として，市町村が住民主体の取り組みなどを積極的に活用しながら，柔軟かつ効率的なサービスを提供できるよう支援体制を整備する．

② 高齢者の介護予防やフレイル対策のため，通いの場などを活用した栄養教育や共食など多様な生活支援サービスを充実強化する．

③ 地域ケア会議などに管理栄養士が参画し，自立に向けた栄養・食生活支援方法への助言を行う．

④ 都道府県栄養士会栄養ケア・ステーションと連携した外来・訪問栄養食事指導，配食事業者による栄養管理支援，医療・介護施設間における栄養管理情報連携などに取り組む（下記コラム参照）．

（磯部澄枝・他：地域包括ケアシステムの構築における行政管理栄養士等の役割に関する研究報告書．日本公衆衛生協会，2018 より一部改変）

COLUMN

栄養管理連携パスの構築
―医療から介護までシームレスな栄養管理を目指して

施設機能の細分化や在宅ケアの進展により，療養者が病院・施設間を移動したり，在宅療養へ移行したりするとき，「栄養管理情報は本人や移動先の管理栄養士に的確に伝わっているのか」「低栄養や摂食嚥下障害など栄養・食生活支援を必要とする高齢者の栄養管理情報が在宅療養支援者へスムーズに伝わっているのか」といった疑問が，2013 年に着手した「栄養管理連携パス事業」発案のきっかけである．

事業では，病院・介護施設を中心に，食形態や栄養管理情報を伝達する「栄養管理ファイル」と「食形態基準図表」を作成し，運用した．その結果，療養者・家族の安心確保，移動先施設の受け入れ体制の早期整備，ショートステイや配食サービス利用時の適切な情報提供などにつながった．作業量が多く，苦労もあったが，管内病院・施設栄養士の積極的な姿勢により，やり甲斐が大きい事業であった．

2020 年の診療報酬改定においては，入院医療機関と在宅担当医療機関などとの切れめのない栄養連携を図る観点から，退院後も栄養管理に留意が必要な患者について，入院中の栄養管理などに関する情報を在宅担当医療機関などに提供した場合の評価が新設されている．

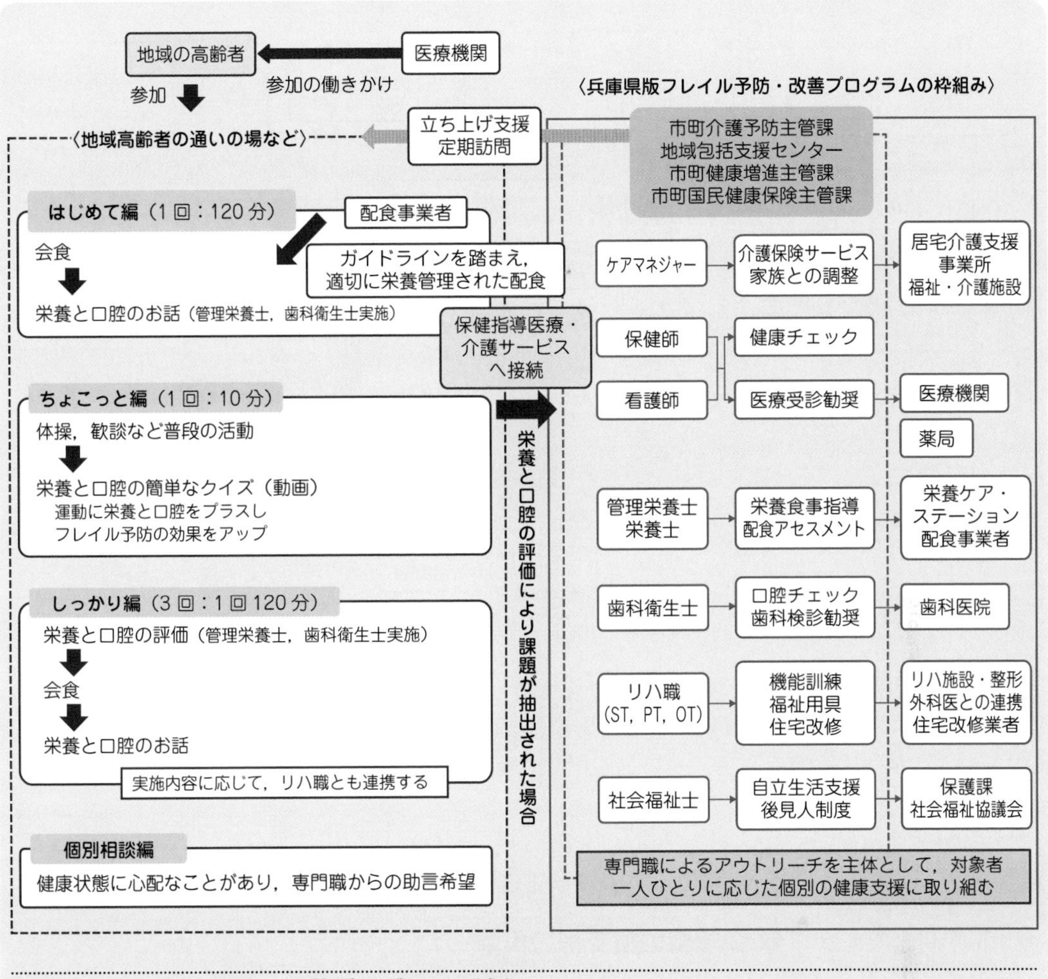

図 6-9 ● フレイル予防・改善プログラムの流れ

（諸岡　歩：第 3 章　地域における食育の推進．令和元年度食育白書，農林水産省，2020，p88 より一部改変）

一体的に取り組むための「はじめて編」が実施されており，「フレイル予防のための自己点検表」（以下，自己点検表）を用いてアセスメントした結果，訪問指導や適切な医療サービスにつながった事例もあった．さらに，ショッピングセンターなどの生活拠点の場においても，自己点検表を用いて自分のフレイル状態をチェックするなど，日常的に健康づくりを意識できる魅力的な取り組みが拡充された．

5）健康・食生活の危機管理と食支援

災害救助対策の実施責任者は市町村であり（災害対策基本法[注]第 5 条），都道府県は，市町村が実施する応急措置が的確かつ円滑に行われるための調整（同法第 4 条）や，市町村長からの応急措置実施の応援要求または実施要請を受けなければならない（同法第 68 条）．その中で，公衆栄養分野における行政管理栄養士・栄養士は，被災者の健康状態に合った食支援を関係者と

災害対策基本法
災害対策を総合的かつ計画的な防災行政の整備および推進を図ることを目的として，1961 年に制定された法律．

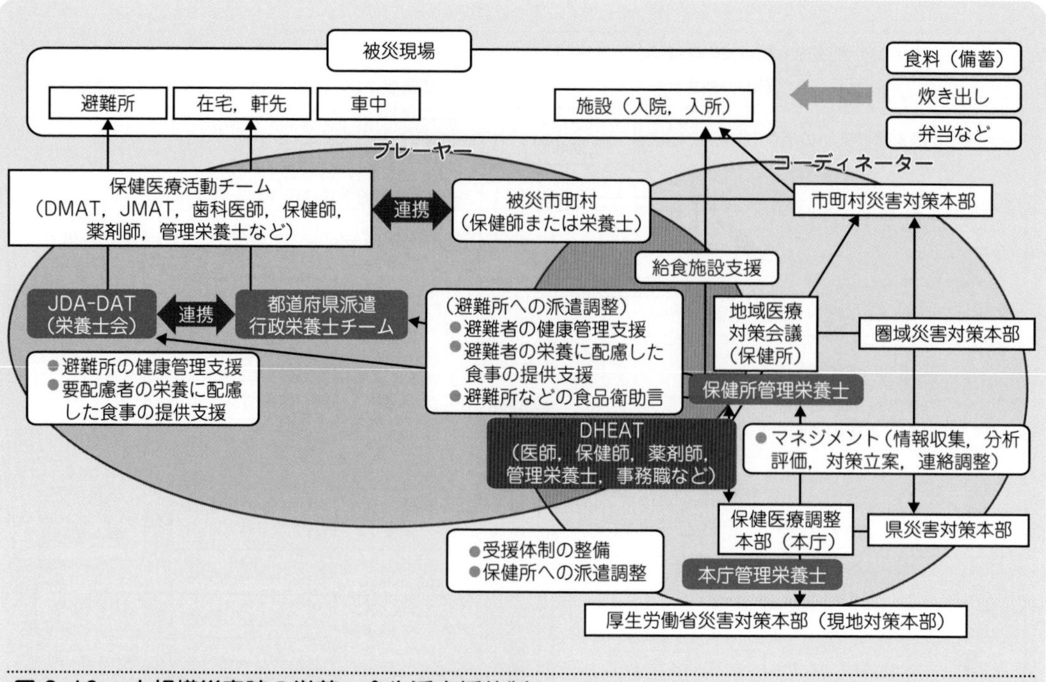

図 6-10 ● 大規模災害時の栄養・食生活支援体制

（久保彰子・他：大規模災害時の栄養・食生活支援活動ガイドライン．日本公衆衛生協会，2019，p13）

の連携のもと，的確かつ迅速に行うことが求められる．

❶ 災害時の食支援の実際

a）食生活支援体制における役割

行政管理栄養士の大規模災害発生時の被災地での食支援は，地域保健従事職種の一員として派遣され，避難所や被災市町村などで専門的な活動を行う派遣チーム（プレーヤー）と，DHEAT[注]の一員として活動する派遣チーム（コーディネーター）の2種類のチームでの活動がある．

また，JDA-DAT[注]や食生活改善推進員などの地区組織による活動も求められ，連携と分担による効果的な支援活動が必要である（**図 6-10**）．

b）食支援活動の実際

避難者の健康管理は，①被災した市町村の保健師や管理栄養士・栄養士，②避難所の支援として派遣された管理栄養士の①，②両者が個別および集団的な直接支援を行う．特に，避難者の中で，**要配慮者**（乳幼児や妊産婦，高齢者，疾病や食物アレルギーなどで食事制限がある者）で個別に食生活支援が必要となる者は，JDA-DAT の派遣要請をすることが効果的である．また，管轄保健所の管理栄養士や DHEAT として派遣された保健従事者（管理栄養士を含む）は，これらの支援が円滑に行われるよう後方支援を行う．

DHEAT

災害時健康危機管理支援チーム（Disaster Health Emergency Assistance Team；DHEAT）は，大規模自然災害時に被災地の保健所，市町村，都道府県庁などの一員として溶け込んで，公衆衛生マネジメント活動（指揮調整業務）を支援するチームである．

JDA-DAT

日本栄養士会災害支援チーム（The Japan Dietetic Association-Disaster Assistance Team）は，日本栄養士会と各都道府県の栄養士会が，大規模災害発生時，迅速に被災地での栄養・食生活支援活動を行うために組織したチームである．

表 6-4 ● 災害発生後に想定される健康・栄養課題（時系列）

フェイズ	0 概ね発災後24時間以内	1 概ね発災後72時間以内	2 避難所対策が中心の時期	3 避難所から概ね仮設住宅入居までの期間	4 復旧・復興期
想定される健康・栄養課題	ストレス関連障害（高血糖，高血圧）	→	→	→	→
	感染症・食中毒	→	→	→	
	エコノミークラス症候群（水分摂取不足）	→	→	→	
		食欲不振	→	→	
		エネルギー摂取量不足	→	→	
			エネルギー摂取量過剰	→	
			便秘，下痢，口内炎，微量栄養素摂取量不足	→	
				栄養素摂取量不足，欠乏症，慢性疾患の悪化	→
			アルコール依存，生活不活発	→	→
					調理意欲減退

（久保彰子・他：大規模災害時の栄養・食生活支援活動ガイドライン．日本公衆衛生協会，2019，p17より改変）

c）避難生活で生じる健康課題

災害時には，**時間経過（フェイズ）**で想定される健康・栄養課題が異なり，これらの課題を迅速かつ的確に見極め，行政管理栄養士がさまざまな関係機関と調整を図ることが求められる（**表 6-4**）．

ストレスからの不眠や，不安症状からの血圧や血糖値の上昇がみられたり，配給の飲食物が限られ，トイレ環境の制限から，水分摂取を控えることを原因とした脱水症やエコノミークラス症候群がみられる．

また，配給される食料は，発災直後は，パンやカップ麺などの炭水化物が中心となり，肉や魚，野菜などの生鮮食品を使った食事が少なくなるため，たんぱく質やビタミン，ミネラル，食物繊維といった栄養素の摂取不足が1カ月程度続くことにより，便秘や下痢，口内炎，貧血などといった各栄養素の欠乏症状がみられるようになる．特に，食事療養が必要な避難者では疾患

表 6-5 ● 平常時の備え

区分		災害発生前の備え（Plan・Action）
必要な活動支援計画（Plan）		**1．支援体制の整備** ● 管理栄養士・栄養士の適正配置 ● 栄養・食生活支援活動に係る共通理解 ● 栄養・食生活支援活動の要請 **2．地域防災計画またはマニュアルなどの整備，教育研修** ● 地域防災計画へ栄養・食生活支援に係る内容を記載 ● 栄養・食生活支援に係るマニュアルなどの整備 ● ボランティアなどの地区組織との協力体制の整備 ● 栄養・食生活支援に係る研修の開催または受講
アセスメント（Do・Check）	提供食の把握	**3．提供食の把握** ● 被災者へ提供する食事内容を把握 ● 食事提供に係る担当部署の把握 ● 食事調査の方法の設定
	要配慮者の把握（摂食嚥下困難者，疾病による食事制限がある者，食物アレルギーをもつ者，乳幼児・妊産婦）	**4．要配慮者の把握** ● 栄養・食生活支援が必要な要配慮者の対象者の選定 ● 栄養・食生活支援が必要な要配慮者数の推定 ● 栄養・食生活支援が必要な要配慮者の把握方法の決定
生活の場に合わせた被災者支援（Do）	避難所など	**6．被災者支援** ● 避難者への食事提供方法の検討 ● 食事提供担当部署との連携体制の整備 ● 避難者へ自助による食料調達のための啓発資料の作成 ● 食品衛生担当部署との連携および役割分担 ● 福祉避難所での食事提供支援の整備 ● 仮設住宅での支援体制の整備
	特定給食施設に対する支援（保健所）	**5．特定給食施設などの支援** ● 給食施設の非常食の備蓄状況の把握 ● 給食施設内に災害時対応マニュアルなどが整備されているかを把握 ● 他施設との連携体制整備状況を把握
健康な食に関する普及啓発，健康教育（Do）		**7．健康な食に関する普及啓発・健康教育** ● 家庭での非常食備蓄や災害時の調理工夫などの普及啓発

（久保彰子・他：大規模災害時の栄養・食生活支援活動ガイドライン，日本公衆衛生協会，2019）

が悪化しやすいことから注意が必要である．さらに，避難所生活の継続により，ストレスや活動量低下に伴う食欲不振もみられ，温かい食事や汁物の提供など，食事による安らぎの提供が求められる．

❷ 平常時の食支援の準備（表 6-5）

a）支援体制の整備

災害時に地域住民の命を守るためには，単に備蓄食品を確保しておくだけではなく，平常時から要配慮者の把握や，市町村や関係団体と連携した訓練を実施するなど，平常時からの備えが必要である．また，都道府県や市町村が作成する**地域防災計画**[注]への記載が有効であり，これらの計画などに基づき実施される教育研修会などで関係者へ周知することも必要である．

地域防災計画
災害対策基本法に基づき，都道府県および市町村の防災会議が，地域の実情に即して作成する災害対策全般にわたる基本的な計画である．

b）避難所における食事の提供体制の構築

被災者への食事の提供については，事前に食事提供の担当部署と連携を図り，健康を維持するために必要な栄養を確保できる献立を準備しておくほか，

表 6-6 ● 避難所における食事提供の評価・計画のための栄養の参照量

A. エネルギーおよび主な栄養素について

目的	エネルギー・栄養素	1 歳以上，1 人 1 日当たり
エネルギー摂取の過不足の回避	**エネルギー**	1,800 ～ 2,200 kcal
栄養素の摂取不足の回避	**たんぱく質**	55 g 以上
	ビタミン B_1	0.9 mg 以上
	ビタミン B_2	1.0 mg 以上
	ビタミン C	80 mg 以上

※日本人の食事摂取基準 2015 年版で示されているエネルギーおよび各栄養素の値を基に，平成 27（2015）年国勢調査結果（岡山県）で得られた性・年齢階級別の人口構成を用いて加重平均により算出．

B. 対象特性に応じて配慮が必要な栄養素について

目的	栄養素	配慮事項
栄養素の摂取不足の回避	**カルシウム**	骨量が最も蓄積される思春期に十分な摂取量を確保する観点から，特に，6 ～ 14 歳においては，600 mg/ 日を目安とし，牛乳・乳製品，豆類，緑黄色野菜，小魚など多様な食品の摂取に留意すること
	ビタミン A	欠乏による成長阻害や骨および神経系の発達抑制を回避する観点から，成長期の子ども，特に 1 ～ 5 歳においては，300 μgRE/ 日を下回らないよう主菜や副菜（緑黄色野菜）の摂取に留意すること
	鉄	月経がある場合には，十分な摂取に留意するとともに，特に貧血の既往があるなど個別の配慮を要する場合は，医師・管理栄養士などによる専門的評価を受けること
生活習慣病の予防	**ナトリウム（食塩）**	高血圧の予防の観点から，成人においては，目標量（食塩相当量）として，男性 8.0 g 未満 / 日，女性 7.0 g 未満 / 日を参考に，過剰摂取を避けること

〈参考：避難所における食事の提供の評価・計画のために栄養参照量について〉

1. 本参照量は，避難所生活が長期化する中で，栄養素の摂取不足を防ぎ，かつ生活習慣病を予防するため，栄養バランスのとれた適正量を安定的に確保する観点から，食事提供の評価を踏まえた計画の決定のための目安となる量として提示するものである．
2. 本参照量は，平時において給食管理を目的として日本人の食事摂取基準（2015 年版）を用いる場合の概念をもとに，以下の（1）～（3）の基本的考えとして設定することとした．

(1) エネルギー摂取の過不足については，利用者の体重の変化で評価することとなるが，参照量については，避難所ごとで利用者の年齢構成や活動量が異なることを勘案して，身体活動レベルⅠとⅡの推定エネルギー必要量を用いて算出し，幅を持たせて示すこととした（表 A）．

(2) たんぱく質，ビタミン B_1，ビタミン B_2 およびビタミン C については，栄養素の摂取不足を防ぐため，推定平均必要量を下回る者の割合をできるだけ少なくすることを目的とする．特に，たんぱく質については，体たんぱく質量の維持に十分な量を考慮して，参照量を設定することとした（表 A）．

(3) このほか，特定の対象集団について，栄養素の摂取不足を防ぐため配慮を要するものとしてカルシウム，ビタミン A および鉄について，また，生活習慣病の予防のための配慮を要するものとしてナトリウム（食塩）について，それぞれ配慮すべき事項を設けることとした（表 B）．

なお，利用者の年齢構成等が把握できる場合は，平時と同様，食事摂取基準を活用することになるので，対象特性別の参照量は示さないこととした．

（厚生労働省：避難所における食事の提供に係る適切な栄養管理の実施について（2018 年 8 月 1 日），厚生労働省事務連絡，2018）

要配慮者へ円滑に食事が提供できる体制を構築しておく．

避難所で炊き出しが行われる場合，事前に炊き出しに必要な人員や食材の確保，献立作成基準を準備しておく（**表 6-6**）．また，食中毒の予防の観点から，食品衛生部署と連携して衛生管理の指導などを行う．

c）特定給食施設などの支援

保健所の管理栄養士は，平常時から特定給食施設指導を実施していることから，災害時を想定した備蓄食品や給食従事職員の確保といった体制整備の助言を行う．災害時には，施設の給食部門関係職員だけで継続して食事を提供し続けることは難しいことから，施設内においては，災害時対応マニュアル作成の助言や，管内給食施設におけるマニュアルの作成状況を把握し，未作成の施設へ必要な支援を行う．

また，自施設だけで対応することが困難な災害も想定されることから，近隣の施設が相互に支援できる連携体制を整備することも必要である．

2. 食環境整備のためのプログラムの展開

1）食物・食情報へのアクセスと食環境整備

❶ わが国における食環境整備の展開

健康づくりにおける環境整備の必要性と意義は，世界保健機関（WHO）が1986年に提唱したヘルスプロモーションのためのオタワ憲章[注]の中で明確に示され，国内外において法的整備を含めた健康的な環境整備が重要視されるようになった．わが国では，2000～2012年に展開された「健康日本21（第一次）」の栄養・食生活分野における目標の1つとして，個人の行動変容を支援するための「環境づくり」が設定され，さらに，2004年には厚生労働省において「健康づくりのための食環境整備に関する検討会」が開催され，健康づくりを支援するための栄養･食生活に関する環境づくり（食環境整備）の推進方策がまとめられた．それらの中で，「食環境」とは「食物へのアクセス」と「情報へのアクセス」，ならびにその両者の統合であり，これらを統合した整備を進めることが栄養・食生活分野における食環境整備であるとされた．また，2013年から展開されている健康日本21（第二次）の栄養・

ヘルスプロモーションのためのオタワ憲章
1986年にWHOによって作成された，健康づくりについての憲章．

COLUMN

東京栄養サミットを契機とした食環境づくり等の推進

世界の栄養課題の解決に向けて，東京栄養サミット2021が2021（令和3）年12月に開催された[1]．サミットでは，先進国，途上国を問わず，成長を妨げる低栄養と，生活習慣病を引き起こす過栄養の「栄養不良の二重負荷」が問題となっていることや，新型コロナ感染症による世界的な栄養状況の悪化を踏まえ，①健康，②食，③強靱性，④説明責任，⑤財源確保に焦点を当てて議論された．また，厚生労働省が国の施策の一つとして推進する食環境づくりについても言及され，開会式では岸田文雄総理大臣から栄養と環境に配慮した食生活を推進する旨の発言があった．さらに，栄養改善に向けて国際社会が取り組むべき方向性をまとめた成果文書として，65カ国の政府，11国際機関，60社の民間企業，58市民社会を含む，215のステークホルダーからのエンドースを得て東京栄養宣言が発出された．成果文書の日本政府コミットメント（誓約）の1番目に，健康的で持続可能な食環境を推進し，食塩の過剰摂取，若年女性のやせ，経済格差に伴う栄養格差等の栄養課題に取り組んでいくことが記載された．

1）外務省：東京栄養サミット2021の結果概要．2022．https://www.mofa.go.jp/mofaj/ic/ghp/page6_000636_00001.html

表 6-7 ●従業員食堂を対象とした食環境整備の事例

事業名：従業員食堂における長期間の食環境介入	
実施機関	A 事業所健康管理部門・給食部門，B 研究班
対象者	593 名（最終解析対象者）
目的	従業員食堂における 3 年間の食環境介入が，従業員の野菜類の摂取量に及ぼす効果を検証する.
事前アセスメント	栄養士が管理するカフェテリア方式の従業員食堂が 1 カ所設置されており，提供されていた献立の種類，その個々のエネルギーや栄養素量はおおむね良好であった．提供カウンターに設置された個別の献立表示には，献立名，1 食当たりのエネルギー量（kcal），価格が示されていた. しかし，どのように食事を組み合わせてとればよいかを十分に理解できていない者が相当数存在していると予測された.
評価方法	食生活質問票による介入前と介入後の調査により，習慣的な摂取頻度と 1 日当たりの目安量について回答を得て，比較検討した.
内容	従業員食堂利用者の野菜摂取量を効率的に増加させるために，特に昼食時に積極的な摂取を実践してもらうこととした．食行動の目標を「バランスのとれた食事をとるために 3 色（3 つの要素）を揃えましょう」とし，3 つの要素を自ら選択できるスキルを高められるように，従業員食堂の食環境整備を行った．具体的には，提供されているすべての献立について，利用者が 3 つの要素をひと目で理解できるように，各献立を要素別に 3 色のイメージ色で表示した．3 色を揃えて選択するように推進し，継続的な情報提供や栄養教育とモニタリング，および個別健康教育（ハイリスクアプローチ）も合わせて実施した.
評価	モニタリング結果において，3 要素を適切に揃え，選択した者の割合が有意に増加した．また，1 人 1 日当たりの野菜類の摂取量，基準量に対する摂取比率の平均値が有意に増加した.
課題・改善	従業員食堂を対象とした 3 年間の食環境介入が野菜類の摂取量に関する望ましい効果が示された．今後，従業員の健康状態の改善や医療費削減などにどのようにつながるのか，さらに検証が必要である.

食生活分野においても，健康日本 21（第一次）からの考え方を踏襲しつつ，「食を通した社会参加の増加」「健康のための資源へのアクセスの改善と公平性の確保」など，社会環境の質の向上のためのより広い枠組みで栄養・食生活関連の環境整備をとらえ，目標設定された．2021 年 6 月には厚生労働省が「自然に健康になれる持続可能な食環境づくりの推進に向けた検討会報告書」を公表し，優先して取り組むべき課題として「食塩の過剰摂取」「経済格差に伴う栄養格差」「若年女性のやせ」などを取り上げ，少なくとも持続可能な開発目標（SDGs）の期限である 2030 年まで取り組みを継続し，それ以降も関係省庁の協力を得て発展させていくことが望まれる，としている．

さらに，本報告書や 2021（令和 3）年 12 月に開催された東京栄養サミット 2021 を踏まえ，厚生労働省は産学官等連携による推進体制として 2022 年 3 月に「健康的で持続可能な食環境戦略イニシアチブ」を設立した．日本はもとより，世界の人々の健康寿命の延伸，活力ある持続可能な社会の実現を目指し，栄養面を軸としながら，環境面にも配慮した産官学等の連携のあり方を整理し，健康無関心層も含め，誰もが自然に健康になれる食環境づくりを展開するとしている．

❷ 食環境整備の推進

適切な食環境整備を展開することが，人々の健康づくりならびに QOL の向上に寄与すると考えられるが，食環境整備の推進はポピュレーションアプローチ[注]であり，地域の実態把握・健康課題の分析を踏まえ，目的や課題を明確にした取り組みが必要である．わが国ではこれまでに，保健所を中心に

ポピュレーションアプローチとハイリスクアプローチ

健康状態や生活環境にかかわらず，集団全体に対してアプローチすることで少しずつリスクを軽減していく方法．これに対して，疾病リスクを有する人などに対して個別にアプローチしていく方法は，ハイリスクアプローチと呼ばれる．

地域版の「食生活指針」「食事バランスガイド」の策定・活用や，「栄養成分表示の店」や「健康づくり協力店」などの施策が実施されており，住民の食生活に関する正しい知識の普及と適切な食品選択のための情報提供，および食品を生産・供給・流通する食品事業者などと連携・協働した食環境整備が推進されている．さらに，栄養成分表示の活用や「健康な食事」の普及啓発，ナッジ理論[注]といった新たな行動変容のための仕掛けの導入などを通じて，本質的なポピュレーションアプローチとしての食環境整備の実施と拡充が求められる．

ナッジ理論
ナッジ(nudge)は「そっと後押しする」「肘で軽く突く」との意の英語．本理論を生んだ行動経済学者リチャード・セイラーの2017年ノーベル経済学賞受賞を機に，実社会で多く活用されている．

参考として，長期的な食環境介入が対象者の食事摂取量へ及ぼす効果を検討した具体的な事例を**表 6-7** に示す．従業員食堂を対象に3年間の食環境介入（食環境の整備，栄養教育，モニタリング）を実施し，並行して，ハイリスクアプローチ[注]として個別健康教育（個別指導）も実施した例であるが，野菜摂取状況に着目して検証した結果，野菜類の推定摂取量の増加など望ましい効果が示された．今後はさらに，食環境整備による対象者の健康状態や医療費削減などへの効果について具体的なエビデンスとして示していく必要があると考えられる．

2）栄養成分表示の活用

❶ 食品の表示に関するルールの一元化の流れ

私たちの身の回りには多くの食品が溢れている．その食品が飲食するうえで安全かどうか，品質に問題はないか，どのような栄養素をどのくらい含んでいるかといった情報を知ることは，消費者である私たちにとって重要なことである．

食品の表示については食品の品質，衛生上の危害発生防止，国民の健康増進という観点から，それぞれ日本農林規格等に関する法律（JAS法）[注]，**食品衛生法**，**健康増進法**（p42 ～参照）という3つの法律によって定められていた．しかし，目的の異なる3つの法律に表示ルールがそれぞれ定められ，制度が複雑であったことから，食品の表示に関するルールを統合し，包括的かつ一元的な制度として「**食品表示法**」が創設され，2015年4月1日から施行された．食品表示法は，品質事項[注]，衛生事項[注]，保健事項[注]の3つの事項があり，**栄養成分表示**は保健事項に該当する内容となっている（**図 6-11**）．

日本農林規格等に関する法律（JAS法）
日本農林規格の制定，普及や，飲食料品以外の農林物資の品質表示等について定める法律．

品質事項
名称，原材料名，原料原産地名，遺伝子組み換え食品に関する表示等．

衛生事項
加工食品などの賞味・消費期限，保存方法，食品添加物などの表示，アレルゲンを含む食品，遺伝子組み換え食品の表示など．

保健事項
栄養表示（栄養成分表示，栄養強調表示），特別用途食品（特定保健用食品など）の表示，栄養機能食品の表示，機能性表示食品の表示など．

❷ 食品表示基準・栄養成分表示基準

食品表示法に基づき，事業者にも消費者にもわかりやすい食品表示をめざした具体的なルールである「食品表示基準」（2015年内閣府令第10号）が定められている．食品表示基準は，原則としてすべての包装された加工食品，生鮮食品，添加物に適用される．しかし，食品表示法施行に伴い，一般消費者を販売対象とする「一般用加工食品」と「一般用添加物」に関しては栄養成分表示が義務づけられ，食品区分によって栄養成分表示に関する対応が異なる（**表 6-8**）．

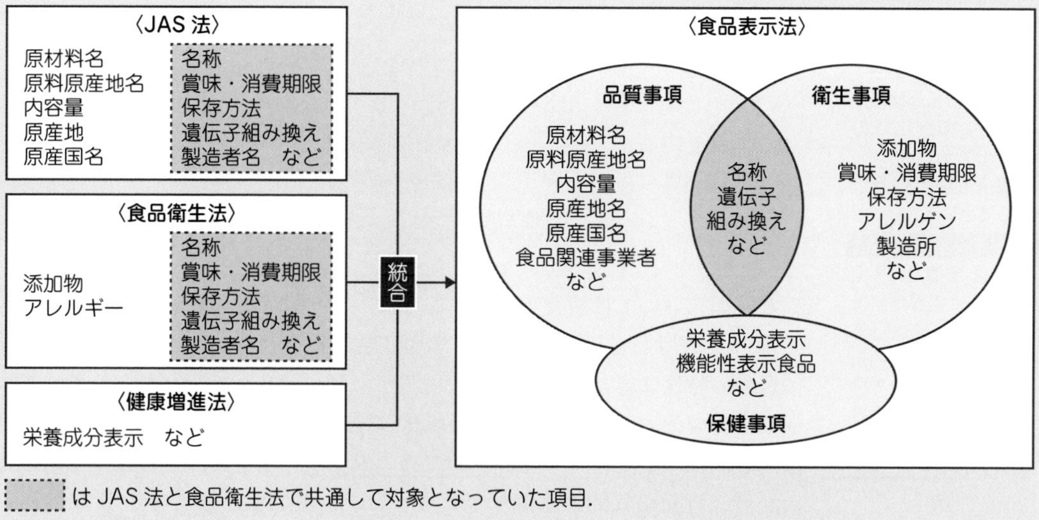

図 6-11 ●食品表示に関する法律の一元化と食品表示法における 3 つの事項

〔消費者庁：食品表示法等（法令及び一元化情報）. https://www.caa.go.jp/policies/policy/food_labeling/food_labeling_act/〕

表 6-8 ●栄養成分表示をする際の表示区分（義務表示・推奨表示・任意表示）と各対象成分

対象となる栄養成分など		加工食品		生鮮食品		添加物	
		一般	業務	一般	業務	一般	業務
「基本 5 項目」： **栄養成分表示をする場合，必ず表示しなければならない栄養成分**	熱量，たんぱく質，脂質，炭水化物，食塩相当量（ナトリウム）	**義務**	任意	任意	任意	**義務**	任意
「基本 5 項目」以外： **必ずではないが，食品表示基準に規定する栄養成分**	飽和脂肪酸，食物繊維	推奨（任意）	任意	任意	任意	任意	任意
	n-3 系脂肪酸，n-6 系脂肪酸，コレステロール，糖質，糖類，ミネラル，ビタミン類	任意					

（東京都福祉保健局：栄養成分表示ハンドブック. https://www.fukushihoken.metro.tokyo.lg.jp/shokuhin/jourei/2020/files/1shingikai/sankou3.pdf）

食品表示基準では，栄養成分および熱量を，義務表示[注]，推奨表示[注]，任意表示[注]の 3 つの対象成分に区分している（表 6-8）．食品表示基準のうち栄養成分表示のように保健事項に関連する表示項目は，わが国の健康づくりに関する施策やコーデックス委員会[注]（p112 参照）などの国際的な基準との整合性を図りながら定められている．

義務表示
栄養成分表示をする場合に，必ず表示しなければならない 5 つの項目（基本 5 項目）．

推奨表示
義務表示ではないが，積極的に表示を推進するよう努めなければならない項目．日本人の摂取状況や生活習慣病予防との関連から表示することが推奨される成分．

取り組み事例：消費者向けの栄養成分表示の活用に関連した普及啓発活動と消費者教育

このように一定のルールに基づいた栄養成分表示が行われることによって，消費者が正しく理解できれば，商品選択の際に役立て，健康で栄養バランスがとれた食生活を営むことにつなげることができる．

任意表示

義務表示対象成分以外の表示対象となる項目．任意表示であっても，食品表示基準に規定する栄養成分などの表示を行う場合には必ず基本 5 項目の表示が必要となる．

コーデックス委員会

国連食糧農業機関（FAO）と世界保健機関（WHO）により策定された食品の国際規格．この規格の実施機関を国際食品規格委員会（Codex Alimentarius Commission; CAC）と呼ぶ．

表 6-9 ● 基本 5 項目の栄養成分表示例

栄養成分表示 1 袋（14 g）当たり	
エネルギー	42 kcal
たんぱく質	0.6 g
脂　　質	0.3 g
炭 水 化 物	9.4 g
食塩相当量	1.9 g

（推定値）

栄養成分表示　10 粒当たり
熱量 26kcal　蛋白質 0.1 g　脂質 0 g 炭水化物 11.1g（糖類 0 g）　食塩相当量 0.002 g

キシリトール 3.0 g〈シュガーレス〉　国産

わが国においては消費者庁が中心となって，栄養成分表示を消費者が正しく理解し活用していけるように普及啓発活動を行っている．2018 年には，消費者の特性に応じた栄養成分表示活用のためのリーフレットとして，基本的な栄養成分表示の活用に関する媒体のほか，若年女性向け，中高年者向け，高齢者向けの食・健康課題解決のための媒体が作成され，その媒体を用いた消費者教育効果に関する調査が実施されている．また 2019 年には栄養成分表示の活用の全国展開を目指し，その消費者教育推進プログラムや実践マニュアルが作成されている．さらに 2020 年には，約 7 割を超える地方公共団体が消費者への普及啓発活動を行っていることが報告され，栄養成分表示活用の普及啓発活動が地方公共団体で盛んに行われている．このような地方公共団体による動きに合わせて，栄養士会に所属する管理栄養士や栄養学を専攻する学生などが主体となり，地域で消費者教育の取り組みが行われている．2021 年には，栄養成分表示等の活用に向けた消費者教育をさらに進めるために，消費者庁による普及啓発動画[注]が公開されている．消費者の栄養成分表示に関する知識の度合いや課題に感じる健康問題に応じて，消費者が視聴動画を選択できるようになっている．このようにライフスタイルに合わせて一人ひとりの消費者がいつでも学習することができるような機会を設けることによって，消費者教育をさらに進めるための環境が整備されてきている．

消費者庁による栄養成分表示の普及啓発に関する動画

https://www.caa.go.jp/policies/policy/food_labeling/nutrient_declearation/consumers/movie/

実際に，栄養成分表示活用に向けた消費者教育の取り組み事例を 2 つ紹介する．

栄養成分表示が義務づけられている栄養素って？

食品表示基準では，すべての消費者向け加工食品に栄養成分を表示することが原則として義務づけられている．特に，栄養成分表示をする場合に，必ず表示しなければならない基本 5 項目とされる熱量，たんぱく質，脂質，炭水化物，食塩相当量については，**表 6-9** で示す順序で食品中の含有量を記載することが定められている．

a）事例 1：高齢者を対象とした消費者教育の取り組み（徳島県徳島市）

徳島県栄養士会の管理栄養士が主体となり，県内の高齢者向け地域生涯大学校の学生とその卒業生（約 200 名）を対象に，一般的な栄養成分表示の活用方法に加え，高齢期に課題となる「低栄養」の予防のための栄養成分表示の活用法などに関するセミナーを実施した．リーフレットを用いながら日常生活に活かせる具体的なアイデアを学ぶ機会を提供した．

b）事例 2：一般消費者を対象とした消費者教育の取り組み（徳島県牟岐町）

徳島県内の栄養学専攻学生が主体となり，地域イベントにおいて，来場者を対象に「栄養成分表示の賢い活用方法」に関する講座を開催した．消費者の特性に応じた栄養成分表示活用のためのリーフレットを用いるほか，クイズを盛り込むことで参加者に興味・関心をもってもらえる参加型の講座を展開した．

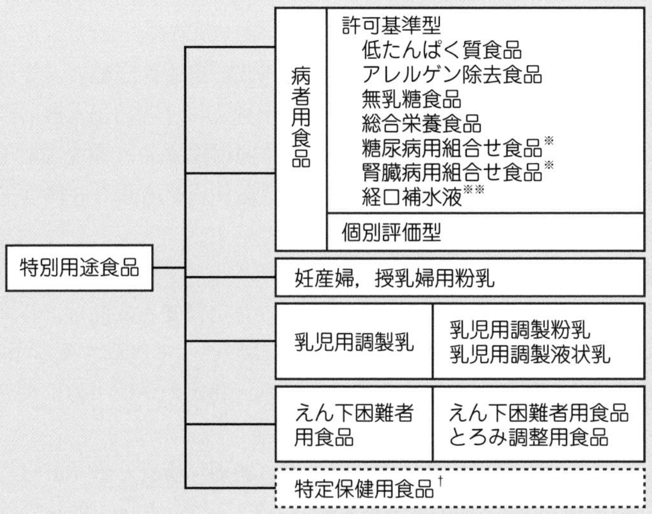

図 6-12 ● 特別用途食品
※2019 年 9 月 9 日から追加．
※※2023 年 5 月 19 日から追加．
†特定保健用食品の証票は，特別用途食品とは異なるマークで区別されている．

（消費者庁：特別用途食品について（https://www.caa.go.jp/policies/policy/food_labeling/foods_for_special_dietary_uses/）より作成）

3）特別用途食品の活用

近年，健康志向が高まり，健康飲料や栄養補助食品，栄養強化食品，サプリメントなど，数多くの健康関連食品が流通している．食品に関する情報を明記する法律として，食品衛生法やJAS法，健康増進法があるが，2009年の**消費者庁**の設置に伴い，食品表示に関する規定が一元化され，2013年に食品表示法が制定された（2015年より一部施行）．健康食品とよばれる食品の中には，いわゆる健康食品のほかに保健機能食品がある．その保健機能食品の中には，機能性表示食品，栄養機能食品（p84参照），特定保健用食品がある．保健機能食品のほかに特別用途食品も加え，食品の用途に関する表示には許可申請が必要なものや自己認証制のものがある．それぞれの食品について正しく理解して活用することが必要となる．

❶ 特別用途食品と特定保健用食品

a）特別用途食品（図 6-12）

特別用途食品とは，病者用[注]，妊産婦用，授乳婦用，乳児用，えん下困難者用などの特別の用途として，健康の保持や回復，発育などに適する用途について表示されている．これらは健康増進法に基づき，消費者庁の許可を受けて適する旨の表示と許可証票がつけられている．病者用の中には許可基準型と個別評価型がある．許可基準型は，低たんぱく質食品やアレルゲン除去食，無乳糖食品，総合栄養食品といった区分に分けられる．

さらに，『「特別用途食品の表示許可等について」の全部改正について』〔令

病者用食品（個別評価型）
医学・栄養学的に特定疾病の食事療法上期待できる効果の根拠が明らかにされているものとして許可された食品．

和元（2019）年9月9日消食表第296号〕により，2019年9月より特別用途食品に「糖尿病用組合せ食品」および「腎臓病用組合せ食品」が追加された．さらには，2023（令和5）年5月には「特別用途食品の表示許可等について」の一部改正により，許可基準型病者用食品に「経口補水液」の区分が新設された．2023（令和5）年8月現在，特別用途食品（特定保健用食品を除く）として許可されている品数は87件であり，そのうち3件はアレルゲン除去食および無乳糖食品として許可されている．

b）特定保健用食品（トクホ）

健康増進法と**食品衛生法**で規定されている**特定保健用食品**は，特別用途食品の中でも，健康の維持増進や特定の保健目的として摂取することにより，生理学的機能などに影響を与える成分を含み，特定の保健用途に役立つものとされている．

これまで，特定保健用食品は個別許可型（個別に審査，表示許可）の食品があったが，2005年に許可基準が緩和されたことにより，食品の種類が増えた．特定保健用食品（規格基準型）は，科学的根拠が蓄積されたものについて規格基準が定められ，消費者委員会の個別審査ではなく，消費者庁の規格基準の適合の可否により許可される食品である．また特定保健用食品（疾病リスク低減表示）は，疾病リスク低減効果が医学的・栄養学的に確立されている場合に限り，疾病リスク低減表示が容認される食品である．さらには，条件付き特定保健用食品とは，科学的根拠が審査で求められるレベルに届かないものの，一定の有効性が認められる食品を，限定的な科学的根拠である旨を表示することを条件として許可された食品である．

災害時の活用

地震や台風などの自然災害の際に，ライフラインが止まり，水や電気などの供給が滞り，安全な授乳の環境の確保が難しくなる場合が想定される．そうした時，乳児用液体ミルクは長期間の常温保存が可能で，さらに調乳時のお湯を必要とせず，そのまま飲むことができるので，簡便・安全に授乳を行うことができる．

❷ 特別用途食品の活用—乳児用液体ミルクととろみ調整用食品

a）乳児用液体ミルク

乳児用液体ミルクは名称を「乳児用調製液状乳」とし，乳児にとって母乳が最良である旨を記載したうえで，母乳の代替食品として使用できる旨が記載されている．液状の人工乳が容器に密閉され，長期間の常温保存が可能なため，簡便・安全な授乳ができる．乳幼児液体ミルクはその特徴から，男性

COLUMN

えん下困難者用食品と表示

えん下困難者用食品の中の区分である「えん下困難者用食品」は嚥下を容易にし，誤嚥および窒息を防ぐことを目的とするものであり，「とろみ調整用食品」は嚥下を容易にし，誤嚥を防ぐことを目的として液体にとろみをつけるためのものである．「えん下困難者用食品」の表示には許可基準（規格基準）が定められ，Ⅰ～Ⅲに区分されている．常温や喫食時の目安となる温度で規格基準の範囲内であることとし，均質なもの・不均質なもの（ゼリー状やムース状，ペースト状のものなど）といった食品の物性の違いによって分けられている．さらに，硬さ（一定速度で圧縮したときの抵抗）や付着性，凝集性といった性質の基準がそれぞれ設けられており，これらの基準を満たしたものが許可されている．また，許可基準Ⅰ～Ⅲの区分は図に示すように表示され，許可証票または承認証票の近接した場所に表示することとされている．

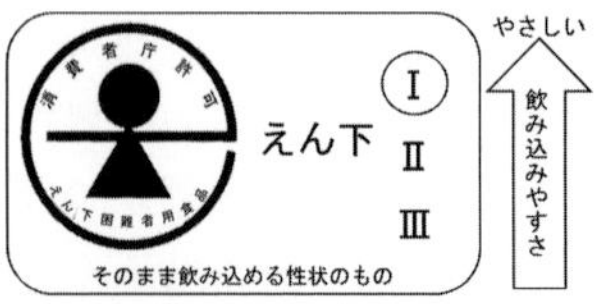

許可基準Ⅰ

の育児参加の助けや，災害時の備え，乳児を伴う外国人の来日時などに活用できる．ただ，許可表示にも記載されているように，母乳が赤ちゃんにとって最良の栄養であることを前提とした母乳の代替食品であり，安全に利用するためには表示されている標準的な使用方法に従い，リスクを十分理解したうえで適切に活用することが求められる．

b）とろみ調整用食品

えん下困難者用食品の区分であるとろみ調整用食品は，液体にとろみをつけ，嚥下を容易にして誤嚥を防ぐことを目的とするものである．飲み物などの液体にとろみ調整用食品を混ぜることで，加熱をしなくても簡単にとろみをつけることができる．食事中のむせ（誤嚥）が気になる人などに用いられるが，活用する際には医師や歯科医師，管理栄養士，薬剤師，言語聴覚士などと相談し，指導に沿って使用することが適切である旨も記載されている．

なお，乳児用液体ミルクやとろみ調整用食品の活用に関して，使用方法や注意点，必須の表示項目については消費者庁ホームページに掲載されている．

4）「健康な食事」の普及啓発

厚生労働省の「日本人の長寿を支える『健康な食事』のあり方に関する検討会」を経て，2015年9月に「生活習慣病予防その他の健康増進を目的として提供する食事の目安の普及について」の健康局長通知が発出された（p92参照）．同通知では，策定した目安は個別の商品を認証するものではなく，栄養バランスのとれた食事の普及がさまざまな食事の提供場面で一層の工夫や広がりをもって展開されることを狙いとするものである旨が記されている．

「健康な食事」の普及・啓発の展開として，日本栄養改善学会と日本給食経営管理学会が中心となり，2018年4月に**「健康な食事・食環境」認証制度**[注]が発足した．同制度は，外食・中食・事業所給食で**健康な食事（スマートミール）**を継続的に健康的な空間（栄養情報の提供や受動喫煙防止などに取り組んでいる環境）で提供する店舗や事業所を認証している．スマートミールだけで健康や生活習慣病予防をめざすのではなく，店舗や事業所のスマートミール（食物へのアクセス）や栄養情報（情報へのアクセス）をきっかけに，栄養バランスのとれた食事を継続的に食べ，積極的に身体を動かし，禁煙，節酒を心がけるなど適正な生活習慣につなげようとすることを特徴とし

「健康な食事・食環境」認証制度

認証制度の最新の情報や認証基準の詳細な科学的根拠はウェブサイト（https://smartmeal.jp/index.html）から確認できる．

COLUMN

男性の育児参加と乳児用液体ミルク

仕事と生活の調和（ワーク・ライフ・バランス）を巡る状況や考え方が年々変化し，1980年以降，共働き世帯が増えてきた．現在では共働き世帯数が，男性雇用者と無業の妻からなる世帯数を上回ってきている．さらに，第一子出産前の有職者のうち，出産後も就業を継続している割合も徐々に増え，男女それぞれの役割分担に対する意識が変化してきている．わが国は他の先進国に比し，子ども（6歳未満）をもつ夫が家事や育児に費やす1日あたりの時間は短いものの，男性の育児休業取得率は上昇傾向にある．そうしたなか，母親・保育者の不在時や体調不良時，男性の育児参加時といった場合にも乳児用液体ミルクの活用により安全な授乳が可能となる．そのため，内閣府男女共同参画局では男性の育児参加を促す一助として乳児用液体ミルクの普及に取り組んでいる．

表 6-10 ●「健康な食事・食環境」認証基準

カテゴリー名		No	項目	外食	中食	給食
必須項目	スマートミールの基準	1	スマートミール（基準に合った食事）を提供している	○	○	○
		2	スマートミールの情報を提供している	○	○	○
	スマートミールのプロモーション	3	スマートミールに「おすすめ」と表示するなど，選択時にプロモーションされていることがわかる	○	○	○
		4	スマートミールの選択に必要な栄養情報等を，店内，カタログ，注文サイト等メニュー選択時にわかるよう提供している	○	○	○
	「健康な食事・食環境」の運営体制	5	スマートミールを説明できる人が店内にいる（中食の場合，問合せ窓口がある）	○	○	○
		6	管理栄養士・栄養士がスマートミールの作成・確認に関与している	○	○	○
		7	店内禁煙である	○	－	○
オプション項目	スマートミールの展開	8	スマートミールの主食として，週３日以上，精製度の低い穀類を提供している	○	○	○
		9	スマートミールの主食として，精製度の低い穀類を提供していることがメニュー選択時にわかる	○	○	○
		10	スマートミールの主食量を，選択または調整できることがメニュー選択時にわかる	○	○	○
		11	スマートミールの主菜の主材料として，週３日以上，魚を提供している	○	○	○
		12	スマートミールの主菜の主材料として，週３日以上，大豆・大豆製品を提供している	○	○	○
		13	スマートミールに，栄養成分表示（エネルギー，たんぱく質，脂質，炭水化物，食塩相当量）を示している	○	○	○
		14	スマートミールの栄養成分表示に，飽和脂肪酸の量を示している	○	○	○
		15	スマートミールが１日２種以上ある	○	○	○
		16	スマートミールを選択するためのインセンティブがある	○	○	○
		26※	スマートミールの食塩相当量は，1食「ちゃんと」は 2.5 g 未満，「しっかり」は 3.0 g 未満である	○	○	○
	「健康な食事・食環境」の推進	17	メニューに漬物や汁物をつけないことができ，メニュー選択時にわかるように表示してる	○	○	○
		18	ソースやマヨネーズなどの調味料を別添えで提供している	○	○	－
		19	野菜 70 g 以上のメニューを提供してる（サラダバーを含む）	○	○	○
		20	牛乳・乳製品を提供している	○	○	○
		21	果物を提供している（シロップづけを除く）	○	○	○
		22	減塩の調味料を提供している	○	○	○
		23	卓上に調味料を置いていない	○	－	○
		24	食環境改善のための会議等を定期的に開催している	○	○	○
		25	従業員に対し，事業所（会社）から食費の補助がある	－	－	○
			対象基準項目	25	23	25

必須項目を満たす場合：☆のつく店舗として認証
必須項目に加え，オプション項目が５項目以上つく場合：☆☆のつく店舗として認証
必須項目に加え，オプション項目が 10 項目以上つく場合：☆☆☆のつく店舗として認証
※第４回応募から追加された項目である.

（「健康な食事・食環境」コンソーシアム：「健康な食事・食環境」認証基準，2022）

表 6-11 ●「スマートミール Smart Meal」の基準

1	エネルギー量は，1 食当たり 450 ～ 650 kcal 未満（通称「ちゃんと」）と，650 ～ 850 kcal（通称「しっかり」）の 2 段階とする．※ただし，日本食品標準成分表 2020 年版（八訂）で栄養計算を行う際の「しっかり」のエネルギーの基準は，620 ～ 850kcal になる．
2	料理の組み合わせの目安は，①「主食＋主菜＋副菜」パターン　②「主食＋副食（主菜，副菜）」パターンの 2 パターンを基本とする．
3	PFC バランスが，食事摂取基準 2020 年版に示された，18 ～ 49 歳のエネルギー産生栄養素バランス（PFC%E; たんぱく質 13 ～ 20%E，脂質 20 ～ 30%E，炭水化物 50 ～ 65%E）の範囲に入ることとする．
4	野菜等（野菜・きのこ・海藻・いも）の重量は，140 g 以上とする．
5	食塩相当量は，「ちゃんと」3.0 g 未満，「しっかり」3.5 g 未満とする．
6	牛乳・乳製品，果物は，基準を設定しないが，適宜取り入れることが望ましい．
7	特定の保健の用途に資することを目的とした食品や素材を使用しないこと．

日本人の食事摂取基準 2020 年版への対応として，上記の食塩相当量の基準は，今後見直しを行い，数年かけて低下させていくことになる．今回は，さらなる減塩を推進する目的で，「健康な食事・食環境」認証基準のオプション項目として，新項目 26 を追加している．

（健康な食事・食環境コンソーシアム：スマートミールとは？，2022）

ている．制度に賛同する学会等からなる健康な食事・食環境コンソーシアムが認証を行っている．

「健康な食事・食環境」認証制度の認証基準を**表 6-10** に示す．同基準は，厚生労働省の策定した目安を基本に，日本人の食事摂取基準 2015 年版を踏まえ，生活習慣病関連学会による各診療ガイドラインの栄養関連の推奨項目を組み合わせることで，科学的根拠を担保した．また，スマートミールの基準を**表 6-11** に示す．同基準は，先述の科学的根拠に加え，給食会社 4 社の実際のヘルシーメニューの献立分析を行うことで，実現可能性も担保した．

日本栄養改善学会では，食環境整備推進委員会を設置し，「健康な食事・食環境」認証制度を含めた公衆栄養プログラムの評価も進めている．同制度の経過（過程）評価として，第 7 回認証後の 2023 年 8 月現在，認証事業者総数は外食 101，中食 86，給食 331，計 518 事業者となっている．今後，影響・結果評価として，同制度による人々の食知識・態度・行動や栄養・健康状態への影響も検討していく必要がある（健康格差も考慮すべき点である）．地方公共団体の食環境整備では，同制度の基準を活用した独自の認証制度を設けている都道府県などもあり，「健康な食事」の一層の展開が期待される．

3. 地域集団の特性別プログラムの展開

1）ライフステージ別プログラムの展開

ライフステージは，主に母子の各期（妊娠期・授乳期，新生児期・乳幼児期）や成長期，成人期（若年期～壮・中年期），高齢期（前期・後期）などに分けられる．また，ライフステージを保健分野で区分すると，地域保健，学校保健，産業保健に大きく分けられる．

子育て世代包括支援センター

母子保健と子育て支援の一体的施設で，市町村に設置（努力義務）されている．

プログラム展開の場は，公共の場として市町村保健センター，子育て世代包括支援センター[注]，児童館，保育所，放課後児童クラブ，公民館，体育館，自治会館，学校，高齢者保健福祉センターなどがある．

公共の場での展開が一般的であるが，昨今では，民間や特定非営利活動（NPO）法人，市民ボランティアなどとの協働による展開，たとえば，会食サロンやフィットネスクラブ，イベント会場，飲食店，スーパーなど，各ライフステージがアクセスしやすい生活の場で展開されている．ときには，ライフステージやプログラム内容を横断して（たとえば，子どもと高齢者の組み合わせ，栄養と運動の組み合わせ）行われることも多い．

❶ 母子の公衆栄養プログラム

a）母子関連法に基づいたプログラム

母子保健対策は，主に児童福祉法（1947 年）と母子保健法（1965 年）により推進されている．

思春期から妊娠，出産，乳幼児期，学童期を通じて一貫した体系のもとに総合的に進めることを目指しており，それぞれの時期に適切なサービスが行われるよう，体系化が図られている（**図 6-13**）．

この体系のうち，健康診査（以下，健診）や保健指導などについては主に市町村が行っており，公衆栄養プログラムは，管理栄養士・栄養士（以下，管理栄養士など）が主担当となりマネジメントしている．

健康診査を活用したプログラム

公衆栄養マネジメントでは，最初のアセスメントで，健康状態は主に健康診断で把握される．母子の健康状態などの管理は母子健康手帳で行われ，市町村は，妊娠した者からの妊娠届により母子健康手帳を交付している．

母子健康手帳

親子健康手帳という名称を母子健康手帳と併記した手帳を発行している自治体もあるが，手帳交付の根拠は母子保健法のため，多くは母子健康手帳の名称になっている．

妊産婦健診は，市町村が受診勧奨する健診であり，主に医療機関での個別健診である．医療機関では健診に関連して，集団指導（母親学級など）や個別指導・相談（体重管理，つわり，貧血，妊娠糖尿病，浮腫など），さらに出産後の授乳指導や新生児の相談などを必要に応じて行っている．

市町村においても，妊産婦対象の集団指導や個別指導・相談を行っており，母子健康手帳交付時や広報（広報誌，ホームページ，ダイレクトメール，アプリなど）でプログラムを周知している．

市町村が行う母親学級・両親学級は，妊娠・出産期に必要な知識を習得し，良好な時期を過ごすことができることに加えて，気軽に相談し合える仲間をつくり，安心して子育てできることが目的であり，特徴でもある．そのために，関係者（妊娠経験ボランティア）を交えたグループワークなど，情報交換や交流の機会を提供するような工夫がなされている（**表 6-12**）．

乳幼児健診については，1 歳 6 カ月健診と 3 歳児健診は法定健診であるが，法定健診以外にもさまざまな健診が実施されている．どの市町村も一定水準を保った健診が求められるが，健診方法や実施頻度，対象児の設定には地域性が現れる．

健診方法については，医療機関健診（個別健診），保健センターなどでの

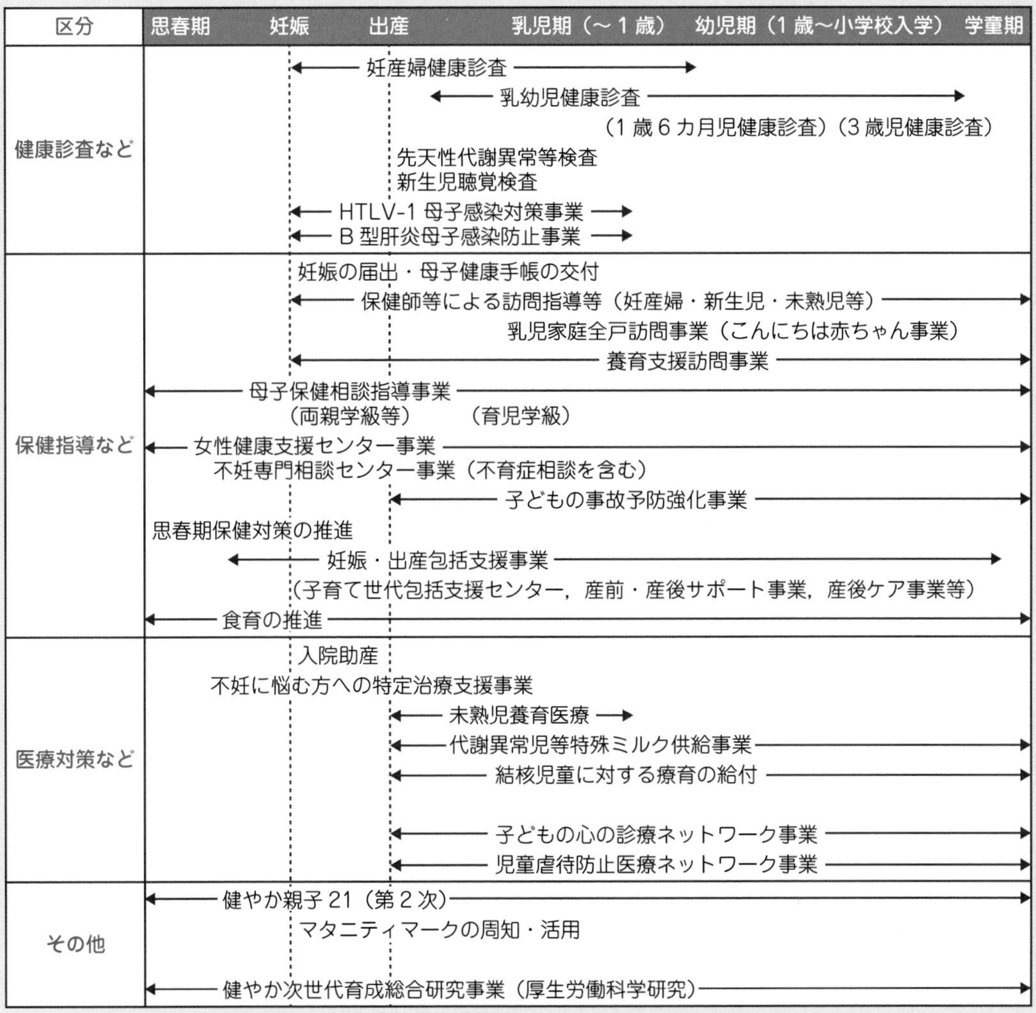

図 6-13 ● 母子保健対策の体系 （2017年3月現在）

（厚生労働省：平成30年版厚生労働白書　資料編，厚生労働省，2019，p189）

健診（集団健診），またその組み合わせもあり，一様ではない．また，出生数が少ない市町村の場合，乳児健診は月齢を区切らず1歳未満児すべてを対象にする場合もある．一方，出生数が多い市町村は月齢を細かく区切って行うことがあり，市町村によって頻度や対象児も多様である．

個別の栄養相談は，保健センターなどの健診時を活用して行われることが多い．場合によっては，健診とは別に専門家を交えて相談の場を設定し，対面やSNSを活用し，ゆっくり相談できることを狙ったプログラムもある．専門家が行う相談プログラムは科学的根拠に基づいた専門的見地からのアドバイスを得られ，保護者にとって安心できる場となる．

市町村の乳幼児健診は，対象把握，問診，診察，保健指導の各場面で多職種が関わることから，健診後のカンファレンスでは，気になった受診者の対応および未受診者の対応について検討が行われる（**図 6-14**）．乳幼児，特に

表 6-12 ● 母子保健プログラム（栄養・食生活分野の例）

事業名		パパママ教室（母親学級，両親学級）
根拠法		母子保健法
目的		妊娠期に必要な知識を習得し実践することで，良好な妊娠期を過ごせる．また，気軽に相談し合える仲間づくりができ，安心して子育てができる
目標	短期目標	妊娠期に必要な栄養と食生活の知識を習得し，それを実践に生かす気持ちを継続できる
		仲間づくりのきっかけができる
	中期目標	妊娠期の体調に適した食事ができ，満足感が得られる
		手軽につくれる野菜料理のレパートリーが増える
		子育てなどの情報交換ができる仲間が増える
	長期目標	安心して出産・子育てができる
		低出生体重児が減少する
学習者		妊婦とその家族
期間		通年・継続（1 コース：延べ 3 回）
実施内容		コース 3 回目：食生活プログラム（2 時間程度）
		テーマ：妊娠期の栄養・食生活
		①講義（管理栄養士）
		②グループワーク（先輩ママ，管理栄養士，保健師）
		③簡単調理デモ・試食（管理栄養士・食生活改善推進員）
		④修了書
関係者		医師，助産師，管理栄養士，保健師，歯科医師，歯科衛生士，食生活改善推進員，先輩ママ，広報担当
評価	経過評価（直後の質問紙調査，事後ミーティング）	開催時期，回数，時間
		コースごとの参加者数の推移，周知方法
		時間配分，教材は適切か
		参加者満足度，関係者満足度
	影響評価（前後の質問紙調査）	妊娠期に必要な知識の習得状況
		情報交換できる仲間の有無
		料理レパートリーの増加状況
		食事の不便さの改善状況
	結果評価（1 年後のアプリ調査）	安心して出産ができたか
		今後の夢が描けているか
		妊娠・出産時に健康リスクは生じなかったか

※評価結果は関係者と共有し，次の教室運営に生かす．

1 歳未満児は，児の発達・発育に個人差が大きく，保護者の育児不安も大きい．月齢だけにこだわらず，児と保護者ごとへの観察力と相談スキルが求められる．また，カンファレンスで管理栄養士などは，食の専門家としての課題解決力と他分野も視野に入れた発言が求められる．

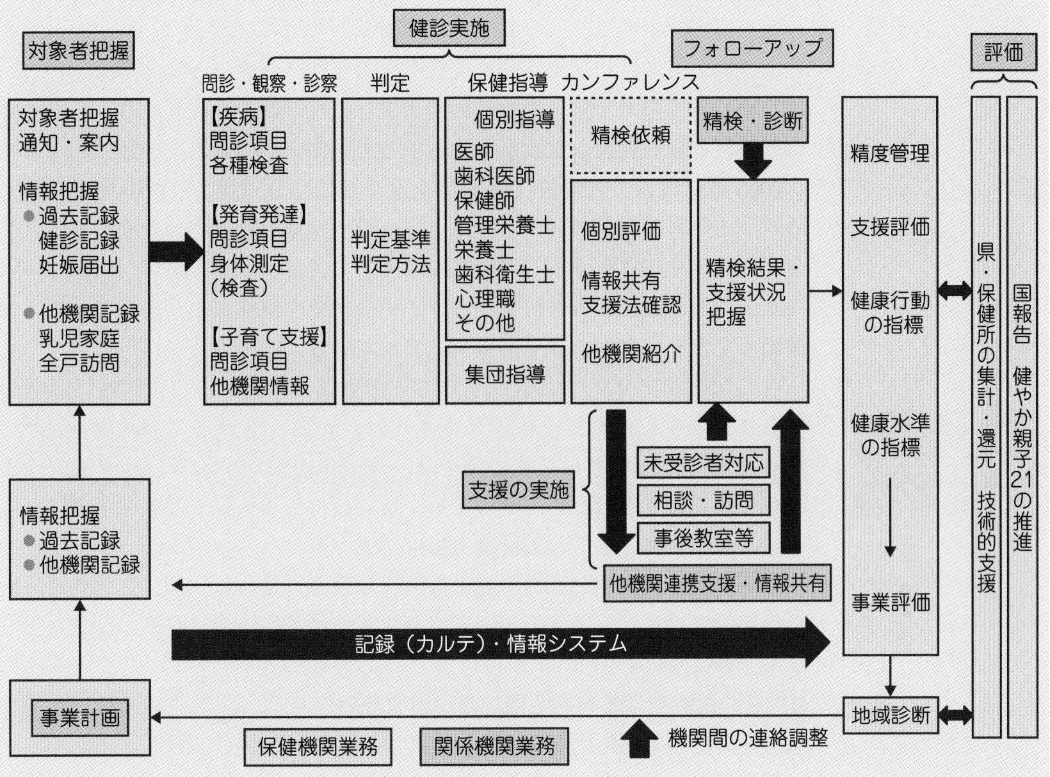

図 6-14 ●標準的な乳幼児健診の実施体制と評価

（国立成育医療研究センター：乳幼児健康診査事業実践ガイド，2018，p105）

健康診査以外の場を活用したプログラム

健診以外の場を活用したプログラムとしては，前述の離乳食教室や育児学級，個別栄養相談（来所，電話，メール，SNS，訪問）がある．

訪問事業としては，生後 4 カ月までの乳児のいるすべての家庭を訪問する乳児家庭全戸訪問事業（こんにちは赤ちゃん事業）がある．この事業の目的は，乳児のいる家庭の孤立化を防ぎ，健全な育成環境の確保を図ることであり，訪問スタッフは，保健師，助産師，看護師の他，保育士，母子保健推進員[注]，愛育班員[注]，児童委員[注]，母親クラブ，子育て経験者などである．これらの事業に関連して，管理栄養士などは必要に応じて訪問栄養指導を行っている．たとえば，乳児の体重増加が少ない，母乳の飲み方が少ない，離乳食がうまく進まないといった食や栄養に関する悩みに対して，来所や電話では把握しづらい生活の場で課題を見つけ，支援につなげている．これらは幼児についても同様である．

母子保健推進員
母子保健の身近な相談者の役割を担うボランティアで，市町村長が在宅の助産師などに委嘱．

愛育班
健やかに育ち，病気や高齢でも，地域で安心して暮らせることを目的とした住民の組織活動．

児童委員
地域で児童福祉向上に取り組むボランティア．厚生労働大臣が委嘱．民生委員を兼ねる．

b）母子保健に関する計画の変遷とプログラム

母子保健のめざす方向や現状と課題，課題解決のための対策や具体的なプログラムを進めていくための母子保健計画が策定されている．その位置づけは，時代とともに大きく変わってきた．

1996 年，母子保健法の改正に伴い，ほとんどの市町村で母子保健計画が策定された．2000 年に国は「健やか親子 21」を策定した．これは母子保健の国民運動の計画で，少子化対策と「健康日本 21」の一翼を担う 21 世紀の母子保健の方向性を示すものと位置づけられた．なお,「健やか親子 21」（二次）の基本課題で栄養・食生活に関する目標は「朝食を欠食する子どもの割合」と「家族など誰かと食事をする子どもの割合」である．

2003 年には次世代育成支援対策推進法が成立し，行動計画の策定が都道府県，市町村に義務づけられ，市町村の母子保健計画はこの行動計画に包含された．前述の乳児家庭全戸訪問事業は，この計画に基づいたものである．また，行動計画には市町村保健センターなどでの保健師や管理栄養士の人材確保の充実や，食育の推進が盛り込まれている．

さらに，2015 年，子ども・子育て支援事業計画の策定が市町村に義務づけられた．次世代育成支援対策推進法は，2015 年 3 月までの時限立法[注]であったが，2025 年 3 月まで延長され，自治体が策定する行動計画策定は義務から任意に変更された．そのため，多くの自治体は，子ども・子育て支援事業計画と一体化して行動計画を策定している．

時限立法
期限つきの法律で期限後は効力を失う（失効）ため，再度国会で議論される．

母子保健を包含する法律や計画は時代とともに変化し，市町村においては，母子保健プログラム実施の根拠計画が狭義の母子保健では収まらなくなっているといえる．

c）各種指針やガイドを活用したプログラム

妊産婦のための食生活指針

妊産婦のための食生活指針は，母親学級などの場で，どのくらい食べたらよいかが具体的に示されている「食事バランスガイド」とともに，広く活用されている．

食生活の指針[注]を国が初めて策定したのは，1985 年の「健康づくりのための食生活指針」（厚生省）であり，2000 年には,「食生活指針」（厚生省，農林水産省，文部省の 3 省合同）が策定された（2016 年一部改正）．また,「健やか親子 21」の検討会で妊産婦の食生活の重要性が議論されたことから，2006 年に「妊産婦のための食生活指針」が策定され，2021 年 3 月に改定された．改定内容は，指針の対象に妊娠前の女性を含んだ点で，名称を「妊娠前からはじめる妊産婦のための食生活指針」とした（p89，表 3-17 参照）．また，妊娠前からの健康づくりや妊娠前に必要とされる食事内容，妊産婦の生活全般，身体や心の健康にも配慮した 10 項目から構成されている．

食生活指針
1985 年策定の「健康づくりのための食生活指針」は，5 項目のうち 5 番目に食の QOL を取り上げており，世界的にも評価された．2000 年策定の「食生活指針」には，10 項目の 1 番目に「食事を楽しみましょう」が掲げられている．

授乳・離乳の支援ガイド

離乳に関するプログラムは，市町村で多数実施されているほか，医療機関や保育園，児童館などで離乳食教室や離乳食相談が行われている．また，育児書・雑誌や子育て関連企業においても，カラフルな離乳食レシピや Web 相談などの情報発信が行われている．その基本となるのが，科学的根拠にもとづく離乳の指針である．

離乳の指針は,「離乳の基本」（1980 年，厚生省心身障害研究）を基に 1995 年に「改訂離乳の基本」が策定された．その後 2007 年に「授乳・離乳の支援ガイド」が策定され，2019 年に「授乳・離乳の支援ガイド改訂版」が出された．

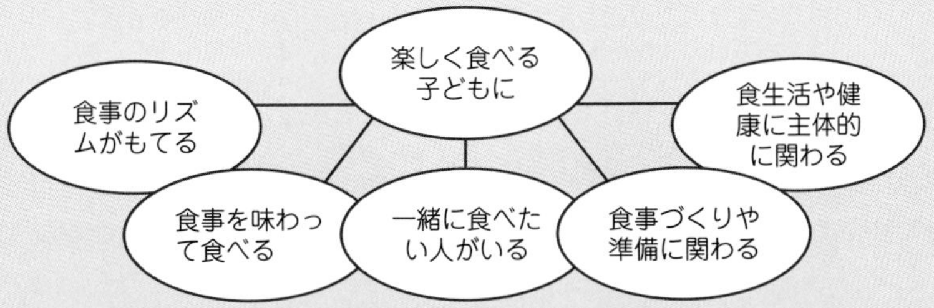

図 6-15 ● 食を通じた子どもの健全育成の目標

（厚生労働省：楽しく食べる子どもに—食からはじまる健やかガイド，厚生労働省，2004，p7）

科学的根拠の積み重ねにより改訂が行われてきたが，2019 年版は，「ガイドはあくまでも目安であり，子どもの発育・発達の状況に応じて調整する」ことを強調しているところに特徴がある．

食育の視点からのガイド

食育の視点から，2004 年に「楽しく食べる子どもに—食から始まる健やかガイド」（以下，健やかガイド），「楽しく食べるこどもに—保育所における食育に関する指針」（以下，保育所指針）が厚生労働省からまとめられた．健やかガイドでは 6 つの目標（**図 6-15**）を掲げ，発育・発達過程に応じて，育てたい“食べる力”を，授乳・離乳期，幼児期，学童期，思春期に分けて解説している．食べる力を育むための環境づくりの具体例として，日々の食事（給食）の支援の場として保育所，地域子育て支援センター，児童館，放課後児童クラブ，学校などをあげ，各場での具体的プログラム例が記載されている．

さらに，2022 年 3 月に報告された「幼児期の健やかな発育のための栄養・食生活支援ガイド【確定版】」においても上述の各関係施設や団体との連携の重要性が述べられている．

❷ 成長期の公衆栄養プログラム

成長期である学童期のプログラムは，主に学校教育で行われている．就学前の健康・栄養状態は，地域の母子保健において管理されているが，就学後は学校保健において管理されており（学校安全保健法），市町村教育委員会では就学前健診と毎年定期健診を行うことが義務づけられている．

a）学校教育でのプログラム

義務教育における栄養プログラムは，主に家庭科，保健体育，道徳などの教科や，給食という教材を通じて担任や給食主任[注]，栄養職員を中心に行われてきた．

また，学校保健委員会[注]で，肥満ややせ，朝食欠食など食に関することを検討する際は，学校栄養職員や保健所管理栄養士などが専門職として参加する．

2005 年には，食育を推進する指導体制強化のため栄養教諭制度が整備され，「栄養教諭を中核としたこれからの学校の食育」（文部科学省，2017 年）

給食主任
給食主任は学校長の任命を受け，その指揮監督のもと，学校給食に関する事項を総括処理する責任をもつ．

学校保健委員会
1958（昭和 33）年の文部省体育局長通知により，学校の健康問題を研究協議する場として設置された．

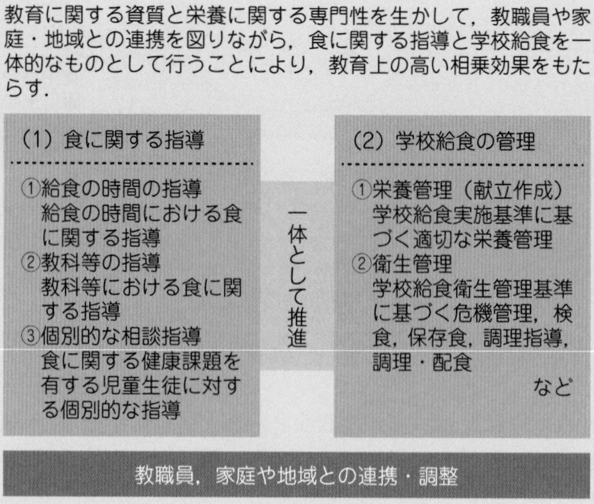

図 6-16 ●栄養教諭の職務

（文部科学省：栄養教諭を中心としたこれからの学校の食育，文部科学省，2017，p4）

では，栄養教諭の職務が「食に関する指導」と「学校給食の管理」に整理された（**図 6-16**）.

「食に関する指導の手引き（第二次改定版）のポイント」（文部科学省，2019 年）では，学校における食育の推進がこれまで以上に明確に位置づけられ，小中学校では，各教科，道徳および総合的な学習の時間などでもそれぞれの特質に応じて適切に行うよう努めることが示された. この手引きでは，食に関する指導に係る全体計画の必要性と作成手順が記載されている.

また, 地域に開かれた学校をつくることを目的とした活動も行われている. その背景には，次世代を担う子ども達が育つには安全で快適な環境づくりが重要であるとの考え方がある. 1つ目は，学校，家庭，地域が連携・協力して子どもを育てる活動であり, 食に関しては, 地元生産者や有志が教育ファーム[注]をサポートしたり，食生活改善推進員などのボランティアが伝統料理を教えたりしている. 2つ目は，学校施設を“地域のみんなの施設”としてフル活用する活動である. 生涯学習の場として学校を活用したり，空き教室を活用したサロンなど子ども達と高齢者が交流し，時には会食サロンも行われたりしている.

教育ファーム
生産者（農林漁業者）の指導を受けながら，作物を育てるところから食べるところまで一貫した「本物体験」の機会を提供する取り組み.

b）学校教育以外のプログラム

学校教育以外のプログラムは，運営主体が市町村（保健課，児童福祉課，市民協働課，農政課など）や市民ボランティア，NPO 法人などであり，活動の場は保健センターや児童館，放課後指導クラブ，コミュニティサロン，自治会館・集会所，福祉施設などである. また，ときには市町村と協働して大学やスーパーマーケット，飲食店などで実施される場合もある.

A 市では，健康づくり応援店制度[注]に加入している飲食店で，親子食育教室を年間スケジュールを立てて実施しており，広報掲載後すぐに定員が埋まる人気プログラムである. B 市では，高校生への食育を，食生活改善推進員

健康づくり応援店制度
市民が健康的な食を選択できるように配慮した飲食店を登録する制度で，地域によって名称はさまざまである.

が市の管理栄養士の支援を受けながら行っている．

c）子どもの貧困対策におけるプログラム

2018（平成 30）年の貧困線は 127 万円で，相対的貧困率[注]（貧困線に満たない世帯員の割合）は 15.4％，子どもの貧困率（17 歳以下）は 13.5％である．17 歳以下の子どもの 7 人に 1 人が貧困であり，わが国の子どもの貧困率は先進国の中で低いとはいえない．2014 年に「子どもの貧困対策の推進に関する法律」が施行され，2019 年には都道府県に引き続き市町村も子どもの貧困対策計画を定めることが努力義務となった．「子ども食堂」は，このような状況下で広がる取り組みの 1 つである．当初は貧困対策であったが，食を通じた地域づくり，コミュニティの交流の場という役割が加わっている．

相対的貧困率
経済協力開発機構（OECD）作成基準に基づき，等価可処分所得（世帯の手取り収入を世帯人員の平方根で除した調整所得）の中央値の半分未満の世帯員割合．

子ども食堂（名称は「地域食堂」などさまざま）は，地域のボランティアが子どもたちに対し，無料または安価で栄養のある食事や温かな団らんを提供する取り組みをいい，全国各地で広がっている．そこでは，行政，医療機関，福祉施設，NPO 法人，地域などさまざまな分野の管理栄養士・栄養士が加わり，活動を支援している．たとえば，子ども食堂の運営やスタッフの食事・衛生管理のサポート，子どもへの食育などである．子どもに食事を提供することに加えて，子ども達が自ら食事を構成，調理，整える力を発揮し，自身がつくった食事を他者に提供したり，一緒に食べたりする喜びなどを体感できる場としても重要になっている．また，子ども食堂での利用が高いフードバンク[注]においても，管理栄養士や栄養士が提供食材を活用したレシピの提供や，食材の品質管理の支援などを行っている．

フードバンク
包装の破損や過剰在庫，印字ミスなどの理由で流通できない食品を企業などに寄贈してもらい，必要な施設や団体個人に無償提供する団体と活動．

❸ 思春期から成人期の公衆栄養プログラム

a）思春期から青年期のプログラム

思春期から青年期はライフスタイルが多様になり，食事も子ども自身による管理が多くなる．公衆栄養プログラムのニーズも多岐にわたることから，個々人に適したプログラムの企画や展開の場など，社会資源[注]を活用した連携がさらに必要となる．

この時期は，当事者（子ども）がプログラムの学習者である場合と，支援者である場合，その両方である場合が考えられる．

学習者である場合のプログラム事例として，家庭科やスポーツなどの部活動を通じたプログラムが考えられる．食に興味や必要性を感じる者にとって興味深いプログラムになるであろう．その際，参加学生をキーパーソンにした他者への波及効果も考慮することが重要である．支援者になる場合のプログラム事例として，高校生や大学生が主体の，幼児・小学生・親子を対象とした魚調理体験，子ども達の共食サロン，地産地消の災害食レシピの情報発信，地域イベントを中心とした食育講座，高齢者向けの会食サロン，障害者を対象にした料理教室などがある．

思春期から青年期のプログラム
この世代は，ライフステージの中で最も公衆栄養プログラムにアクセスしにくい年代である．親から自立する思春期の段階では，好ましい生活習慣を身につけ行動化するための手法としてピアエデュケーション（仲間教育）がある．

社会資源
有形・無形の資源であり，制度，機関，人材，資金，技術，知識などの総称．

b）成人期

成人期は，社会活動の中心になる年齢である．若年期から壮・中年期と年齢幅も広く，世代によっても社会的役割が異なる．特に若年期は活力に満ち，

表 6-13 ● 健康増進法による健康増進事業

	事業内容	対象年齢など	内容	
法第17条第1項	(1) 健康手帳交付	40歳以上，他健康教育等事業参加者など		
	(2) 健康教育	40～64歳（家族含む）	集団	一般健康教育，歯周疾患，ロコモティブシンドローム（運動器症候群），慢性閉塞性肺疾患（COPD），病態別，薬
			個別	高血圧，脂質異常症，糖尿病，喫煙者
	(3) 健康相談	40～64歳（家族含む）	重点	高血圧，脂質異常症，糖尿病，歯周疾患，骨粗鬆症，女性の健康，病態別
			総合	心身の健康に関する一般的事項
	(4) 機能訓練	40～64歳	転倒予防，失禁予防，体力増進等目的の体操	
			習字，絵画，陶芸，皮細工等手工芸	
			軽度スポーツ，レクリエーション	
			交流会，懇談会など	
	(5) 訪問指導	40～64歳	栄養指導，運動指導，口腔衛生指導他，閉じこもり予防，転倒予防，機能訓練方法，住宅改造・福祉機器の使用方法など	
法第19条の2	(1) 歯周疾患検診	40，50，60，70歳	問診，歯周組織検査	
	(2) 骨粗鬆症検診	40，45，50，55，60，65，70歳の女性	問診，骨量検査	
	(3) 肝炎ウイルス検診	満40歳	問診，C型肝炎ウイルス検査，HBs抗原検査	
	(4) がん検診	40歳以上〔子宮がん（20歳以上）を除く〕	胃がん，子宮がん，肺がん，乳がん，大腸がん	
	(5) 特定健康診査非対象者に対する健康診査	40～74歳	生活習慣病予防に着目した健康診査（特定健診等の実施に関する基準等に準ずる）	
	(6) 特定健康診査非対象者に対する保健指導	40～74歳	生活習慣病予防に着目した保健指導（特定健診等の実施に関する基準等に準ずる）	

（健康増進法の健康増進事業実施要領より作成）

健康・栄養状態が良好な者が多く，仕事や育児に追われて自身の健康・栄養状態を振り返る機会が少ないことから，生活習慣の乱れが起きやすい．壮・中年期は仕事に対する責任が重くなり，健康への関心は高くなるものの，自分の生活を振り返る余裕をもてないでいる者が多い．

健診と検診

「健診」は健康診断のことで，健康かどうかを確かめるものである．「検診」は特定の疾病を早期に発見するものである．

健（検）診には，市町村が行う健康増進事業（健康増進法）と事業主が行う定期健診（労働安全衛生法）がある．さらに2008年度から医療保険者が行う健診〔高齢者の医療の確保に関する法律（以下，高確法）〕が行われている．

健康増進事業には，①健康手帳交付，②健康教育，③健康相談，④機能訓練，⑤訪問指導が，また検診に関するものとして，①歯周疾患，②骨粗鬆症，③肝炎ウイルス，④がん，その他，特定健診非対象者に対する⑤健康診査，⑥保健指導がある（**表 6-13**）．②健康教育では，生活習慣病予防教室（**表 6-14**）の他，疾患別予防教室も行われている．健康増進事業の対象年齢は，子宮がん検診を除き40歳以上であるが，②健康教育については年齢制限の

表 6-14 ●成人期のプログラム（例：生活習慣病予防教室）

事業名		こうありたい！自分作成計画（生活習慣病予防教室）
根拠法		健康増進法
目的		自分の「こうありたい」という夢の実現に向けて，必要とされる生活習慣の改善点に気づき，必要な情報や手段を選択し，実践することができる
目標	**短期目標**	自分に必要な生活習慣の改善点に気づく
		生活習慣の改善方法のうち，実行可能で続けられそうと思える行動を選択できる
	中期目標	望ましい生活習慣実現のために，各自が設定した目標に向けて行動できる
		各自が設定した目標達成の成功体験を得て，次の目標に向けて行動できる
	長期目標	自身の成功体験を他者に伝えることができる
		自主グループへの参加や設立など，次の行動が生まれる
学習者		健診などで要指導と判定された人で，すべての回に参加できる人
期間		年間前期・後期　1 コース（1 コース 8 回）
実施内容		①オリエンテーション・グループワークⅠ：健康のためによいとわかっているができないこと，難しいことの解決策を考える
		②・③グループワーク：将来実現したいこと，その方法を考える ● 講義：生活習慣改善は何のため？ ● グループワーク：講座で学びたいことは？
		④参加型で講座内容を学ぶ
		⑤学びたいことが学べたかを振り返る：1 回目の課題解決について，どうしたらよいかを考え今後の目標を立てる
		留意点：望ましい生活習慣の定着には，グループの励ましや共感が重要．また，講座終了後の自主グループづくりや活動は，支援される側からする側へと役割が変わり，ボランティアに移行することもある．支援者の長期展望には，これらを視野に入れることが大切である
関係者		医師，管理栄養士，保健師，健康運動指導士，成功体験者
評価	**経過評価（実施後：インタビュー，質問紙調査，ミーティング）**	開催時期，回数，参加人数とその推移
		場所，時間，周知方法
		時間配分，教材は適切か
		参加者満足度，関係者満足度
	影響評価	解決策の広がり（実施後：記録，インタビュー，前後：質問紙調査）
		生活習慣の改善目的が見つけられたか（実施直後：感想，観察，前後：質問紙調査）
		生活習慣の改善目的に向けて行動できたか（実施後：感想，インタビュー，前後：質問紙調査）
	結果評価（1 年後のアプリ調査）	要指導者の結果改善（1 年後の健診結果）
		実践の継続（毎年の健診結果）
		自主グループへの参加やグループ設立状況（1 年後の健診時：問診票）

ない市町村もある．また，市町村によっては検査項目を限定し，40 歳未満の者を対象とした健診を実施している．

一方，事業主が行う健（検）診の目的も，事業者の安全配慮義務，作業環境管理・作業管理で防止できなかった有害因子による健康障害の早期発見，生活習慣病やそのハイリスク群の早期発見・予防である．

表 6-15 ● 後期高齢者健診「フレイル」把握のための質問票

類型名	No	質　問　文	回　答
健康状態	1	あなたの現在の健康状態はいかがですか	①よい　②まあよい　③ふつう ④あまりよくない　⑤よくない
心の健康状態	2	毎日の生活に満足していますか	①満足　②やや満足 ③やや不満足　④不満足
食習慣	3	3食きちんと食べていますか	①はい　②いいえ
口腔機能	4	半年前に比べ固いもの（*）が食べにくくなりましたか *さきいか，たくあんなど	①はい　②いいえ
	5	お茶や汁物等でむせることがありますか	①はい　②いいえ
体重変化	6	6カ月間で2～3kg以上の体重減少がありましたか	①はい　②いいえ
運動・転倒	7	以前に比べて歩く速度が遅くなってきたと思いますか	①はい　②いいえ
	8	この1年間に転んだことがありますか	①はい　②いいえ
	9	ウォーキング等の運動を週1回以上していますか	①はい　②いいえ
認知機能	10	周りの人から「いつも同じことを聞く」などの物忘れがあると言われていますか	①はい　②いいえ
	11	今日が何月何日かわからない時がありますか	①はい　②いいえ
喫煙	12	あなたはたばこを吸いますか	①吸っている　②吸っていない ③やめた
社会参加	13	週に1回以上は外出していますか	①はい　②いいえ
	14	ふだんから家族や友人と付き合いがありますか	①はい　②いいえ
ソーシャルサポート	15	体調が悪いときに，身近に相談できる人がいますか	①はい　②いいえ

（厚生労働省：高齢者の特性を踏まえた保健事業ガイドライン 第2版，厚生労働省，2019／
厚生労働省：後期高齢者医療制度の健診において使用している質問表の変更について，2019）

さらに，医療保険者[注]が行う健診などには，特定健康診査と特定保健指導がある．これについては，生活習慣病ハイリスク集団で後述する（p217～）．

医療保険者

医療保険事業を運営するため保険料（税）の徴収や保険給付を行う団体．具体的には，健康保険組合などである．

❹ 高齢期の公衆栄養プログラム

高齢者とは何歳からをさすか一定の定義はないが，わが国では一般的に65～74歳を前期高齢者，75歳以上を後期高齢者という．しかしながら，高齢者は個人差が大きく，年齢でとらえることが難しい．2018年に定められた「高齢社会大綱」に，「年齢による画一化を見直し，全ての年代の人々が希望に応じて意欲・能力をいかして活躍できるエイジレス社会を目指す」とあるように，1人ひとりを総合的にとらえ支援することが求められている．健康・福祉の基本方針としては，生涯にわたる健康づくりを総合的に推進する，地域包括ケアシステムの一層の推進，認知症者への支援体制整備などをあげている．

a）高齢者保健事業の目標設定の考え方と評価

高齢者の保健事業の目標は，高齢者が在宅で自立した生活が送れること，下位目標は，虚弱（フレイル）[注]の進行を防止すること，そのためには，健康課題や心身機能の低下する高齢者を減らすことである．高齢者の把握には，

フレイル

フレイルは身体的（低栄養・転倒の増加，口腔機能低下），精神的（意欲・判断力や認知機能低下，うつ），社会的（閉じ込もり，孤食）などの多様な面をもつことから，これらを反映した15項目からなるフレイルチェック票（**表 6-15**）で診断される．

国保ヘルス事業と介護予防事業の連携をあげている．また，介護予防に関する成果の評価を“住民の幸福感の向上”としている．

健康支援の取り組みイメージとしては，①元気高齢者対策，②虚弱高齢者対策，③在宅療養高齢者対策，④頻回入院・重症化予防対策の4つに分類し，各段階での方向性を示している．本項では①と②について述べる．

b）元気高齢者のプログラム

元気高齢者対象の健康増進事業プログラムの1つに「男性の料理教室」がある（**表6-16**）．女性は成人期から地域の公衆栄養プログラムに参加している者が多いが，男性のアクセスは少なく，参加する者も退職後であることが多い．地域参加の少ない男性にとって，実を兼ねた男性の料理教室は，参加しやすいプログラムといってよいだろう．参加当初の目的は，調理の知識や技術の習得がほとんどだが，継続するに従いそれが仲間づくりに変わっていくことも多い．

また，料理教室の延長上の活動として「会食サロン」がある．高齢者の閉じ込もりを防ぐことが介護予防では重要であり，通いの場としての会食サロンは，作り手と食べ手が相互にエンパワメントされうる場である．

一方，通いの場に来られなかったり，食事づくりに困っていたりする高齢者の食支援として配食事業がある．2017年に配食事業者向けに，「地域高齢者などの健康支援を推進する配食事業の栄養管理に関するガイドライン」が厚生労働省から出された．ガイドラインでは配食事業を，特定かつ多数の地域高齢者などに対し，主に在宅用として継続的に宅配する事業としている．配食内容は，主食・主菜・副菜の組み合わせを基本（主食なしも含む）に，1食単位の調理済み食事（冷凍食品，チルド食品なども含む）としている．食事は，在宅療養者向けの栄養素等調整食（エネルギー，たんぱく質量，食塩相当量などを1つまたは複数調整したもの），摂食嚥下機能が低下した者向けの物性等調整食（硬さ，付着性，凝集性などに配慮して調理したもの）の2つに分けている．また，配食による栄養管理は，想定される利用者の身体状況（BMI），身体活動レベル（摂食嚥下機能含む），嗜好，食事状況（量を含む）などを配慮するとあり，専門職のサポートが必要なガイドラインになっている．

c）虚弱高齢者のプログラム

要支援・要介護状態になる前に介護予防を進め，地域の包括的・継続的なマネジメント機能を強化するため，市町村では地域支援事業が行われている．2017年度からはこの事業に介護予防・日常生活支援総合事業（以下，総合事業）が加わった．

介護予防・日常生活支援総合事業

要支援者と虚弱高齢者に対して介護予防・生活支援サービス事業（訪問型サービス，通所型サービス，その他生活支援サービス，介護予防ケアマネジメント）と，一般介護予防事業（介護予防把握事業，介護予防普及啓発事業，地域介護予防活動支援事業，一般介護予防事業評価事業，地域リハビリテーション活動支援事業）がある．管理栄養士などは各事業の栄養・食支援の部分に網の目のように関わっている．

表 6-16 ● 成人期のプログラム（例：男性の料理教室）

事業名		あなたも明日から料理名人？（男性の料理教室）
根拠法		健康増進法
目的		調理技術や料理の組み合わせ，食事のバランスや食卓を演出するスキルの向上をめざすとともに，調理を通して他者と交流し仲間づくりを行うことで，一人ひとりが生き生きと生活することをめざす
目標	短期目標	食事づくりの大切さや楽しさを体験する．楽しみながら食事ができる
		調理技術が向上する．仲間ができる
	中期目標	自分に加えて，家族にあった食事をつくることができる
		友人に適した食事をつくることができる．仲間に教えることもできる
	長期目標	料理を通じて地域で活用したいと思える
		教室運営を参加者同士で自主的に行うことができる 地域の会食サロンの運営に関わることができる
学習者		食事づくりに興味がある男性
期間		2 年間（月 1 回）
実施内容		①参加者アセスメント：参加動機，健康状態，知識や技術，メニューづくりへの要望など
		②内容の検討：毎回 ● 講義（管理栄養士）：10 分（食材，地域農産物，買い物，料理・食品・栄養素の組み合わせ，地域の食文化，健康と食事など） ● 実演（食生活改善推進員）：会の地域普及事業として実施 ● 実習：各グループに推進員が加わり一緒に調理実習 ● 試食：交流時間として有効活用．自己紹介・得意分野の披露など工夫し，参加意欲が高まるよう働きかけ
		留意点：内容・運営の方向性について参加者と検討することが望ましい．管理栄養士等のメニューづくりや買い物を徐々に有志に移行するなど，開始当初から今後について話し合っておくことも重要．調理技術や年代を配慮したグループ分けが必要かなども一緒に検討することがポイント
関係者		市（保健・高齢福祉・生涯学習・農政課），食生活改善推進員，市民ボランティア，社会福祉協議会
評価	経過評価	開催時期，場所，回数，参加人数とその推移（実施記録）
		内容のわかりやすさ（教室開催中～終了時：観察，会話など）
		時間配分は適切か（教室開催中～終了時：インタビューなど）
		教材は活用できたか（終了後ミーティング）
		参加者満足度，関係者満足度（開催中～終了時：観察，インタビュー，ミーティング）
	影響評価	食事の大切さが理解できたか（1 年以降：観察，質問紙調査）
		調理技術が上がったか（1 年以降：観察，質問紙調査）
		食事のバランスや適量が理解できたか（1 年以降：観察，質問紙調査）
		家族・友人に食事をつくれるか（1 年以降：観察，質問紙調査）
		講師として仲間に教えることができるか（1 年後：インタビュー） 教室の運営が自主的に行えるか（2 年半後：インタビュー）
	結果評価	食事が楽しいか（1 年以降：観察，質問紙調査）
		料理を通じて地域で活用したいと思うか（実施前後：質問紙調査）

d）高齢者のプログラム─健康診査

高齢者健診は，前期高齢者については特定健康診査（以下，特定健診）（p70～参照）で実施され，後期高齢者については特定健診の項目に準じて実施されている．

一方，要支援・要介護認定者の介護が必要になった主な原因のうち，高齢によるフレイルは認知症，脳卒中に次いで高い割合である．そのため，2020年度から高齢者の保健事業と介護予防事業が一体的に実施されるようになり，後期高齢者を対象としたフレイル健診（後期高齢者医療制度の健診）が開始された．

2）生活習慣病ハイリスク集団の公衆栄養プログラムの展開

生活習慣病ハイリスク者の早期発見のための健（検）診は，前述のように医療法各法に基づき保険者や市町村で行われてきた．

2005年9月，「今後の生活習慣病対策の推進について（中間とりまとめ）」（厚生科学審議会地域保健健康増進栄養部会）において，生活習慣病予備群の確実な抽出と十分な保健指導，科学的根拠に基づく健診・保健指導の徹底などが，生活習慣病対策を推進していくうえでの課題としてあげられた．

新たな視点での生活習慣病対策の充実・強化の必要性から，2008年4月より，特定健診・特定保健指導が導入された（p76，図3-13参照）．

特定健康診査・特定保健指導

特定健診・保健指導を効果的・効率的に実施するために「標準的な健診・保健指導プログラム（確定版）」が作成された．また，プログラムは委託可能であるが統括部分は委託できず，統括者は医師，保健師，管理栄養士である．管理栄養士は，プログラムを委託する場合においても指導・相談スキルを高める必要があり，それにより，委託先の管理を適切に行うことが可能となる．

特定保健指導は，健診結果と問診票により，「情報提供」（全受診者を対象に，健診結果通知時などに実施），「動機づけ支援」「積極的支援」の3つに階層化される（p74，表3-14参照）．

「動機づけ支援」では，原則年1回の個別面接，またはグループ支援を実施する．評価は3カ月以上経過した後に通信（電話，メール，FAX）などで行う．「積極的支援」は，動機づけ支援の後，3カ月以上継続して支援する．

COLUMN

何のために

ボクシングの元WBC世界バンタム級チャンピオンのJ氏をしばらくぶりにTVで見た．元気な姿が嬉しかった．と同時に，以前読んだインタビュー記事を思い出した．2度目の王座に輝いた1カ月半後，網膜剝離の診断を受け，その後5年間リングから姿が消えた．J氏は「毎日練習を続けるのがものすごくつらい」と言っていた．「普通の人だと健康とか，ダイエットとか目的があるが，今，僕には目標がない」．

J氏の言葉が強く響いた．どんな人でも朝走る目的や目標が必要なのだ．個人・集団・地域の公衆栄養プログラムを行うときも，「何のために」を常に意識し，現状を把握することが大切である．

上記プログラム（確定版）の別冊には階層別の保健指導事例集や学習教材集が記載されているので参照されたい〔厚生労働省ホームページ，標準的な健診・保健指導プログラム（確定版）〕.

また，保健事業と介護予防事業の一体化により，65 歳以上への保健指導では，メタボリックシンドロームからフレイルなどの予防・改善に移行することとなった.

参考文献

Chapter 1 公衆栄養の概念

1）Hughes R：Definitions for public health nutrition：a developing consensus. Public Health Nutrition, 6(6)：615-620, 2003.
2）Owen AL, Splett PL, Owen GM：Nutrition in the community：The art and science of delivering services. 4th ed, WCB McGraw-Hill, 1999.
3）原口　昭編：生態系の科学，生態学入門―生態系を理解する．p1-9，生物研究社，2010.
4）マティース・ワケナゲル，ウイリアム・リース著，和田喜彦監訳，池田真里訳：エコロジカル・フットプリント．合同出版，2006.
5）世古一穂編：参加のデザイン，参加と協働のデザイン―NPO・行政・企業の役割を再考する．p35-44，学芸出版社，2009.
6）Millennium Ecosystem Assessment 編，横浜国立大学 21 世紀 COE 翻訳委員会責任訳：国連ミレニアム エコシステム評価　生態系のサービスと人類の将来．オーム社，2007.
7）清水準一，山崎喜比古：アメリカ地域保健分野のエンパワーメント理論と実践に込められた意味と期待．日本健康教育学会誌，4(1)：11-18，1997.
8）Wallerstein N：Powerlessness, empowerment, and health：implications for health promotion programs. Am J Health Promot, 6(3)：197-205, 1992.
9）Segal SP, Silverman C, Temkin T：Measuring empowerment in client-run self-help agencies. Community Mental Health Journal, 31(3)：215-227, 1995.
10）中田哲也：食料の総輸入量・距離（フード・マイレージ）とその環境に及ぼす負荷に関する考察．農林水産政策研究，5：45-59，2003.
11）厚生労働統計協会編：第 2 章　介護保険制度，厚生の指標増刊 国民衛生の動向 2015/2016，62(9)：250-62，2015.
12）田中弥生：地域包括ケアシステムにおける栄養管理の重要性．静脈経腸栄養，29(5)：1143-1149，2014.
13）イチロー・カワチ：命の格差は止められるか　ハーバード日本人教授の，世界が注目する授業．小学館，2013.

Chapter 2 健康・栄養問題の現状と課題

1）United Nations：World Population Prospects 2023．2022.
https://population.un.org/wpp/Graphs/
2）経済企画庁：平成 4 年　国民生活白書　少子社会の到来，その影響と対応．1992.
3）国立社会保障・人口問題研究所：人口統計資料集 2023．2023.
4）内閣府：令和 5 年版　高齢社会白書．2023.
5）内閣府：令和 4 年度　男女共同参画白書．2022.
6）厚生科学審議会地域保健健康増進栄養部会次期国民健康づくり運動プラン策定専門委員会：健康日本 21（第 2 次）の推進に関する参考資料．2012.
https://www.mhlw.go.jp/bunya/kenkou/dl/kenkounippon21_02.pdf
7）健康・体力づくり事業財団：付録 1　栄養・食生活と健康・生活の質（QOL）などの関係について．

2000.
http://www.kenkounippon21.gr.jp/kenkounippon21/about/kakuron/index.html
8）厚生労働省：日本人の長寿を支える「健康な食事」のあり方に関する検討会報告書．2014.
9）国立健康・栄養研究所：国民健康・栄養調査．健康日本21（第二次）分析評価事業，2021.
http://www.nibiohn.go.jp/eiken/kenkounippon21/eiyouchousa/index.html#kekka
10）ローレンス WG，マーシャル WK 著，神馬征峰訳：実践 ヘルスプロモーション—PRECEDE-PROCEED モデルによる企画と評価．医学書院，2005.
11）高橋正郎：フードシステム学の世界—食と食料供給のパラダイム．農林統計協会，1997.
12）健康づくりのための食環境整備に関する検討会（厚生労働省）：健康づくりのための食環境整備に関する検討会報告書．2004.
13）農林水産省：食料・農業・農村政策審議会企画部会（第18回）資料1-1　食料自給率目標の考え方及び食料安全保障について．2010.
14）FAO’s Agriculture and Development Economics Division（ESA）with support from the FAO Netherlands Partnership Programme（FNPP）and the EC-FAO Food Security Programme：Food Security．2006.
15）Nutbeam D：Health Promotion Glossary. Health Promot Int, 13(4)：349–364, 1998.
16）World Health Organization：Global Health Estimates 2019：Estimated deaths by cause and region, 2000–2019．2020.
17）World Health Organization：Global Health Estimates 2019：DALYs by cause and region, 2019 and 2000. 2020.
18）World Health Organization：Global Health Observatory data repository, Prevalence of obesity among adults, BMI ≧ 30, age-standardized Estimates by country. 2017.
19）Fryar CD, Carroll MD, Afful J：Prevalence of overweight, obesity, and severe obesity among children and adolescents aged 2–19 years：United States, 1963–1965 through 2017–2018. NCHS Health E-stats. 2020.
20）UNICEF/WHO/World Bank Group Joint child malnutrition estimates：Levels and trends in child malnutrition, Key findings of the 2023 edition. 2023.
21）World Health Organization：Vitamin A deficiency.
https://www.who.int/data/nutrition/nlis/info/vitamin-a-deficiency
22）World Health Organization：Iodine deficiency.
https://www.who.int/data/nutrition/nlis/info/iodine-deficiency
23）World Health Organization：Anaemia.
https://www.who.int/health-topics/anaemia
24）UN Inter-agency group for child mortality estimation：Levels and trends in child mortality 2022. 2023.
25）由田克士，荒井裕介編：カレント　改訂　公衆栄養学．建帛社，2020.

Chapter 3 健康づくり政策と公衆栄養活動

1）Springer Nature Limited：Health policy.
https://www.nature.com/subjects/health-policy
2）厚生労働省：第1回「日本人の食事摂取基準（2020年版）」策定検討会　資料4　我が国の栄養政策を取り巻く社会情勢について．2018.
https://www.mhlw.go.jp/file/05-Shingikai-10901000-Kenkoukyoku-Soumuka/0000204282.pdf
3）日本栄養士会：人材育成.

https://www.dietitian.or.jp/about/concept/cultivation/
4）伏木信次，樫木則章，霜田　求編：生命倫理と医療倫理．第3版，金芳堂，2014.
5）星　旦二，栗盛須雅子編：地域保健スタッフのための「住民グループ」のつくり方・育て方．医学書院，2010.
6）小林実夏：健康増進基本方針と地方計画（健康日本21），Nブックス　6訂　公衆栄養学―日本人の食事摂取基準（2020年版）準拠（井上浩一，小林実夏編著）．建帛社，2020.
7）吉池信男編：テキストブックシリーズ　公衆栄養学―栄養政策，地域栄養活動の理論と展開．第2版，第一出版，2019.
8）厚生労働省：誰一人取り残さない　日本の栄養政策―持続可能な社会の実現のために．
https://www.mhlw.go.jp/content/000587162.pdf
9）国民の健康の増進の総合的な推進を図るための基本的な方針（厚生労働省告示第430号，2012年7月10日）．2012.
https://www.mhlw.go.jp/bunya/kenkou/dl/kenkounippon21_01.pdf
10）国民の健康の増進の総合的な推進を図るための基本的な方針の全部改正について（厚生労働省健康局長，2012年7月10日）．2012.
https://www.mhlw.go.jp/bunya/kenkou/dl/kenkounippon21_03.pdf
11）厚生科学審議会地域保健健康増進栄養部会，次期国民健康づくり運動プラン策定専門委員会：健康日本21（第2次）の推進に関する参考資料．2012.
https://www.mhlw.go.jp/bunya/kenkou/dl/kenkounippon21_02.pdf
12）厚生労働省：健康日本21（第二次）参考資料スライド集．2013.
https://www.mhlw.go.jp/bunya/kenkou/dl/kenkounippon21_sura.pptx
13）健康日本21評価作業チーム：「健康日本21」最終評価．2011.
https://www.mhlw.go.jp/stf/houdou/2r9852000001r5gc-att/2r9852000001r5np.pdf
14）厚生労働省，健康づくりのための食環境整備に関する検討会：健康づくりのための食環境整備に関する検討会報告書．2004.
https://www.mhlw.go.jp/shingi/2004/12/s1202-4.html
15）厚生科学審議会地域保健健康増進栄養部会：「健康日本21（第二次）」中間評価報告書．2018.
https://www.mhlw.go.jp/content/000378318.pdf
16）農林水産省：第3次食育推進基本計画．2016.
17）厚生労働省健康局：標準的な健診・保健指導プログラム（確定版），2007.
18）厚生労働省健康局：標準的な健診・保健指導プログラム（改定版），2013.
19）厚生労働省健康局：標準的な健診・保健指導プログラム（平成30年度版），2018.
20）農林水産省：食育に関する意識調査報告書（令和2年3月）．2020.
https://www.maff.go.jp/j/syokuiku/ishiki/r02/pdf_index.html
21）農林水産省：食料需給表．
https://www.maff.go.jp/j/zyukyu/fbs/index.html
22）農林水産省：知ってる？日本の食料事情2020―日本の食料自給率・食料自給力と食料安全保障．2020.
https://www.maff.go.jp/j/zyukyu/zikyu_ritu/attach/pdf/panfu1-41.pdf
23）農林水産省：食料・農業・農村基本計画．2020.
https://www.maff.go.jp/j/keikaku/k_aratana/attach/pdf/index-13.pdf
24）農林水産省：食品ロスの削減に向けて．2018.
https://www.maff.go.jp/kinki/syouhi/mn/iken/attach/pdf/30nendo-8.pdf
25）農林水産省食料産業局バイオマス循環資源課食品産業環境対策室：食品ロス削減に向けて―NO-FOODLOSS PROJECTの推進．2014.
26）消費者庁：食品の新たな機能性表示制度に関する検討会報告書．2014.

27）全国栄養士養成施設協会：食生活指針の解説．2009.
28）厚生労働省：健康づくりのための身体活動基準 2013 の概要．2013.
29）厚生労働省：健康づくりのための身体活動指針（アクティブガイド）．2013.
https://www.mhlw.go.jp/stf/houdou/2r9852000002xple-att/2r9852000002xpr1.pdf
30）宮地元彦，村上晴香，澤田　亨，他著：健康づくりのための身体活動基準・指針 2013 の概要．日本栄養士会雑誌，56(3)：166-175，2013.
31）厚生労働省健康局：健康づくりのための睡眠指針 2014―睡眠 12 箇条．2014.
32）農林水産省：食育ガイド．2019.
https://www.maff.go.jp/j/syokuiku/guide/pdf/00_jp_guide.pdf
33）厚生労働省：「健やか親子 21」推進検討会報告書．2006.
34）厚生労働省，農林水産省：フードガイド（仮称）検討会報告書．2005.
35）厚生労働省，農林水産省：日本人の食事摂取基準（2010 年版）の改定を踏まえた「食事バランスガイド」の変更点について．2010.
36）厚生労働省：日本人の長寿を支える「健康な食事」のあり方に関する検討会報告書．2014.
37）厚生労働省健康局長：「健康な食事」の普及について（健発 0909 第 3 号，2015 年 9 月 9 日）．2015.
https://www.mhlw.go.jp/file/04-Houdouhappyou-10904750-Kenkoukyoku-Gantaisakukenkouzoushinka/0000096854.pdf
38）「健康な食事・食環境」コンソーシアム：「健康な食事・食環境」認証制度．2018.
http://smartmeal.jp/index.html
39）厚生労働省：妊娠前からはじめる妊産婦のための食生活指針―妊娠前から，健康なからだづくりを―解説要領．2021.
40）農林水産省：食育に関する意識調査報告書．2021.
41）農林水産省：諸外国・地域の食料自給率等．2023.
https://www.maff.go.jp/j/zyukyu/zikyu_ritu/attach/pdf/013-1.pdf
42）厚生労働省：健康日本 21（第三次）推進のための説明資料．2023.
43）厚生労働省健康・生活衛生局：標準的な健診・保健指導プログラム（令和 6 年度版）．2023.
44）日本栄養士会栄養指導研究所監修：戦後昭和の栄養動向―国民栄養調査 40 年をふりかえる（健康・栄養情報研究会栄養調査研究班）．第一出版，1998.
45）国立健康・栄養研究所：国民栄養の現状．
https://www.nibiohn.go.jp/eiken/chosa/kokumin_eiyou/
46）厚生労働科学研究「健康増進施策推進・評価のための健康・栄養モニタリングシステムの構築」研究班：健康増進施策推進・評価のための健康・栄養調査データ活用マニュアル（2011 年 11 月 30 日版）．2011.
47）厚生労働省：「健康日本 21（第二次）」最終評価，2022.
https://www.mhlw.go.jp/stf/newpage_28410.html
48）厚生労働省：最終評価報告書　第 3 章（Ⅱ 5 〜Ⅳ）．「健康日本 21（第二次）」最終評価，2022.
https://www.mhlw.go.jp/content/001077185.pdf
49）国立健康・栄養研究所栄養疫学プログラム国民健康・栄養調査（由田克士，荒井裕介，野末みほ）：栄養摂取状況調査のための標準的図版ツール（2009 年版）．2009.
50）国立健康・栄養研究所：健康栄養調査に関する情報のページ．
https://www.nibiohn.go.jp/eiken/chosa/kenkoeiyo.html
51）農林水産省大臣官房政策課食料安全保障室：食料需給表 令和元年度．2020.
https://www.maff.go.jp/j/zyukyu/fbs/attach/pdf/index-9.pdf
52）農林水産省：諸外国・地域の食料自給率について．
https://www.maff.go.jp/j/zyukyu/zikyu_ritu/attach/pdf/013-2.pdf

53）国際連合広報センター：国連システム.
https://www.unic.or.jp/files/organize.pdf
54）UNHCR：Rohingya Refugees.
https://data.unhcr.org/en/country/bgd
55）UNHCR：Afghanistan.
https://www.unhcr.org/countries/afghanistan
56）UNHCR：Sudan.
https://www.unhcr.org/countries/sudan
57）United Nations：The UN Climate Change the Paris Agreement.
https://unfccc.int/process-and-meetings/the-paris-agreement
58）国際連合広報センター：ミレニアム開発目標（MDGs）」から「持続可能な開発目標（SDGs）」へ.
https://www.youtube.com/watch?v=dga-EUNKT3E
59）国際連合広報センター：国連ミレニアム開発目標報告 2015.
http://www.unic.or.jp/files/e530aa2b8e54dca3f48fd84004cf8297.pdf
60）United Nations：The Sustainable Development Goals Report 2016.
https://unstats.un.org/sdgs/report/2016/
61）United Nations：THE 17 GOALS.
https://sdgs.un.org/goals
62）農林水産省：コーデックス委員.
https://www.maff.go.jp/j/syouan/kijun/codex/
63）Willett W, Rockström J,et al：Food in the Anthropocene: the EAT–Lancet Commission on healthy diets from sustainable food systems. Lancet, 393(10170)：447-92, 2019. doi: 10.1016/S0140-6736(18)31788-4.
64）Food and Agriculture Organization：Food Systems.
https://www.fao.org/food-systems/en/
65）WHO：Global Strategy on Diet, Physical Activity and Health.
https://www.who.int/publications/i/item/9241592222
66）UNICEF：ORS-and-Zinc-Market-Supply-Update-February-2016.pdf.
https://www.unicef.org/supply/media/13861/file/ORS-and-Zinc-Market-Supply-Update-February-2016.pdf
67）Harvard T.H.Chan：Healthy Eating Pyramid.
https://www.hsph.harvard.edu/nutritionsource/healthy-eating-pyramid/
68）World Health Organization：Trans Fat-Free by 2023.
https://www.who.int/teams/nutrition-and-food-safety/replace-trans-fat
69）Sen A 著，鈴村興太郎訳：福祉の経済学，岩波書店，1988.

Chapter 4 栄養疫学の概要

1）Willett W 著，田中平三監訳：食事調査のすべて—栄養疫学．第 2 版，第一出版，2003.
2）Thompson FE，Byers T 著，徳留信寛監訳：食事評価法マニュアル．第 2 版，医歯薬出版，1998.
3）佐々木　敏：わかりやすい EBN と栄養疫学．同文書院，2005.
4）佐々木　敏：Evidence-based Nutrition—EBN 栄養調査・栄養指導の実際．医歯薬出版，2001.
5）坪野吉孝：栄養疫学．南江堂，2001.
6）日本疫学会：疫学—基礎から学ぶために．南江堂，1996.

Chapter 5 公衆栄養マネジメント

1）ドラッカー PF 著，上田惇生編訳：エッセンシャル版　マネジメント　基本と原則．ダイヤモンド社，2001.
2）厚生省，健康・体力づくり事業財団：地域における健康日本 21 実践の手引き．2000.
3）国立健康・栄養研究所監修，田中平三，徳留信寛，伊達ちぐさ，佐々木　敏編：健康・栄養科学シリーズ 公衆栄養学，改定第 3 版，南江堂，2010.
4）全国栄養士養成施設協会，日本栄養士会監修：サクセス管理栄養士講座 公衆栄養学．第一出版，2011.
5）厚生労働省：日本人の食事摂取基準（2015 年版）．2014.
6）ローレンス WG，他著，神馬征峰，他訳：ヘルスプロモーション　PRECEDEPROCEED モデルによる活動の展開．医学書院，1997.
7）岩永俊博：地域づくり型保健活動の考え方と進め方．医学書院，2003.
8）盛山和夫，近藤博之，岩永雅也：社会調査法．放送大学教育振興会，1992.
9）東京大学医学部保健社会学教室編：保健・医療・看護調査ハンドブック．東京大学出版会，1992.
10）厚生労働統計協会編：厚生の指標増刊　国民衛生の動向 2011/2012，28(9)，2011.
11）酒井　隆：アンケート調査の進め方．第 2 版，日本経済新聞出版社（日経文庫），2012.
12）酒井　隆：図解アンケート調査と統計解析がわかる本．新版，日本能率協会マネージメントセンター，2012.
13）ローレンス WG，マーシャル WK 著，神馬征峰訳：実践 ヘルスプロモーション．医学書院，2005.
14）Hawe P, Degeling D, Hall J 著，鳩野洋子，曽根智史訳：ヘルスプロモーションの評価．医学書院，2003.
15）勝木洋子，永井秀世，高橋和幸編：地域社会と住民参加，住民参加・参画のまちづくり．中央法規，2006.
16）木下　勇：ワークショップ　住民主体のまちづくりへの方法論．学芸出版社，2007.
17）日本食生活協会：
http://www.shokuseikatsu.or.jp/
18）藤内修二，岩室紳也：新版　保健計画策定マニュアル．ライフサイエンスセンター，2001.
19）日本食生活協会：食生活改善推進員教育テキスト．2018.
20）松本千明：保健スタッフのためのソーシャル・マーケティングの基礎．医歯薬出版，2004.

Chapter 6 公衆栄養プログラムの展開

1）厚生労働省：国民の健康の増進の総合的な推進を図るための基本的な方針（厚生労働省告示第 430 号，2012 年 7 月 10 日）．2012.
https://www.mhlw.go.jp/bunya/kenkou/dl/kenkounippon21_01.pdf
2）厚生労働省：地域における行政栄養士による健康づくり及び栄養・食生活の改善の基本指針について（厚生労働省健康局がん対策・健康増進課長，2013 年 3 月 29 日）．2013.
https://www.mhlw.go.jp/bunya/kenkou/dl/eiyou_b.pdf
3）磯部澄枝（分担事業者）：健康日本 21（第二次）の推進における健康づくり及び栄養・食生活改善に関する効果的施策展開に関する研究，健康づくり及び栄養・食生活改善施策を効果的に展開するためのプロセスガイド．平成 27 年度地域保健総合推進事業，2016.
4）群馬県：「健康寿命の延伸」県民運動推進要綱．2016.

https://www.pref.gunma.jp/contents/000394260.pdf
5）食育基本法（平成 17 年 6 月 13 日法律第 63 号）．
6）農林水産省：「第 4 次食育推進基本計画」啓発リーフレット．
https://www.maff.go.jp/j/syokuiku/plan/4_plan/index.html
7）群馬県：ぐんま食育こころプラン（第 4 次群馬県食育推進計画）．
https://www.pref.gunma.jp/site/shokuiku/8640.html
8）厚生労働省：在宅医療に関する普及・啓発リーフレット．
https://www.mhlw.go.jp/stf/seisakunitsuite/bunya/0000061944.html
9）厚生労働省：資料 3　社会全体での予防・健康づくりの推進．2018.
http://www.kantei.go.jp/jp/singi/keizaisaisei/miraitoshikaigi/sankankyougikai/healthcare/dai2/siryou3.pdf
10）兵庫県栄養士会：訪問栄養食事指導　カンガルーお食事ポッケプロジェクト．
http://www.eiyou-hyogo.or.jp/publics/index/98/
11）厚生労働省：地域包括ケアシステム（地域包括ケアシステムの姿）．
https://www.mhlw.go.jp/stf/seisakunitsuite/bunya/hukushi_kaigo/kaigo_koureisha/chiiki-houkatsu/
12）磯部澄枝（分担事業者）：地域包括ケアシステムの構築における行政管理栄養士等の役割に関する研究報告書．平成 29 年度地域保健総合推進事業，日本公衆衛生協会，2018.
13）農林水産省：令和元年度　食育白書．2020.
14）日本公衆栄養協会：大規模災害時の栄養・食生活支援活動ガイドライン―その時，自治体職員は何をするか．平成 30 年度地域保健総合推進事業，2019.
http://www.jpha.or.jp/sub/pdf/menu04_2_h30_02_13.pdf
15）厚生労働省：避難所における食事の提供に係る適切な栄養管理の実地について（厚生労働省健康局栄養指導室長，2018 年 8 月 1 日）．2018.
16）厚生労働省：健康日本 21　各論 1 栄養・食生活.
https://www.mhlw.go.jp/www1/topics/kenkou21-11/pdf/b1.pdf
17）厚生科学審議会地域保健健康増進栄養部会　次期国民健康づくり運動プラン策定専門委員会：健康日本 21（第 2 次）の推進に関する参考資料．2012.
https://www.mhlw.go.jp/bunya/kenkou/dl/kenkounippon21_02.pdf
18）厚生労働省：資料 4　健康寿命延伸プラン．2019.
https://www.mhlw.go.jp/content/12601000/000514142.pdf
19）健康づくりのための食環境整備に関する検討会（厚生労働省）：健康づくりのための食環境整備に関する検討会報告書．2004.
20）武見ゆかり，村山伸子：健康日本 21（第二次）の推進に関する研究，健康日本 21（第二次）実践マニュアル・研修スライド「栄養・食生活対策」の進め方．厚生労働科学研究費補助金　循環器疾患・糖尿病等生活習慣病対策総合研究事業，2014.
https://www.pbhealth.med.tohoku.ac.jp/japan21/manual-pdf/9.pdf
21）三澤朱実，由田克士，福村智恵，他：従業員食堂における長期間の食環境介入が野菜類の摂取量に及ぼす効果．産業衛生学雑誌，57(3)：97-107，2015.
22）消費者庁：（消費者の方向け）栄養成分表示の活用について．
https://www.caa.go.jp/policies/policy/food_labeling/nutrient_declearation/consumers/
23）消費者庁：栄養成分表示等の活用に向けた消費者教育に関する調査事業報告書．2018.
https://www.caa.go.jp/policies/policy/food_labeling/information/research/2017/pdf/information_research_2017_180615_0001.pdf
24）消費者庁：栄養成分表示を活用した消費者教育実践マニュアル―地域で進める話合いからの実践.
https://www.caa.go.jp/policies/policy/food_labeling/information/research/2018/pdf/

information_research_2018_190827_0002.pdf
25）消費者庁（消費者行政新未来創造オフィス）：栄養成分表示に係る消費者への普及啓発の実施状況について．2020.
https://www.caa.go.jp/future/project/project_008/pdf/future_cms201_200420_01.pdf
26）消費者庁：いつまでも元気でいきいきと！栄養成分表示を活用して，日々の食事をパワーアップ！，2021.
https://www.caa.go.jp/future/project/project_008/assets/future_caa_cms201_210112_01.pdf
27）消費者庁：地域のイベントで栄養成分表示について普及啓発！「栄養成分表示の賢い活用の仕方」．2020.
https://www.caa.go.jp/future/project/project_008/pdf/future_cms201_200420_03.pdf
28）「健康な食事・食環境」推進事業事務局：「健康な食事・食環境」認証制度.
29）消費者庁：栄養成分表示の普及啓発に関する動画.
https://www.caa.go.jp/policies/policy/food_labeling/nutrient_declearation/consumers/movie/
30）消費者庁：特別用途食品における乳児用液体ミルクの許可基準設定について．2018.
https://www.caa.go.jp/policies/policy/food_labeling/health_promotion/pdf/health_promotion_180808_0003.pdf
31）消費者庁：特別用途食品を活用するには（乳児用液体ミルクってなに？）.
32）消費者庁：資料 5　とろみ調整用食品の試験方法について，特別用途食品の許可等に関する委員会（令和元年 6 月 20 日開催）.
33）消費者庁：「特別用途食品の表示許可等について」の全部改正について（消食表第 296 号，2019 年 9 月 9 日）．2019.
34）消費者庁：特別用途食品の表示許可等について（消食表第 188 号，2017 年 3 月 31 日）．2017.
35）内閣府：平成 30 年版　男女共同参画白書（概要版）．2018.
36）内閣府男女共同参画局：乳児用液体ミルクの普及に向けた取組.
37）消費者庁：特定保健用食品について（特定保健用食品とは）.
https://www.caa.go.jp/policies/policyfood_labeling/foods_for_specified_health_uses/
38）消費者庁：特定保健用食品について（特定保健用食品の概要）.
https://www.caa.go.jp/policies/policyfood_labeling/foods_for_specified_health_uses/
39）消費者庁：特別用途食品を活用するには（とろみ調整用食品ってなに？）.
https://www.caa.go.jp/policies/policy/food_labeling/health_promotion/assets/food_labeling_cms206_201225_01.pdf
40）消費者庁：申請に関する通知　別添 1　特別用途食品の表示許可基準.
https://www.caa.go.jp/policies/policy/food_labeling/foods_for_special_dietary_uses/assets/food_labeling_cms206_20210329_01.pdf
41）消費者庁：特別用途食品とは.
https://www.caa.go.jp/policies/policy/food_labeling/foods_for_special_dietary_uses/assets/food_labeling_cms206_230519_01.pdf
42）消費者庁：特別用途食品たる経口補水液と誤認されるおそれのある表示への対応について（2023 年 5 月 19 日消食表第 245 号）.
https://www.caa.go.jp/policies/policy/food_labeling/foods_for_special_dietary_uses/assets/food_labeling_cms206_230519_03.pdf
43）消費者庁：特別用途食品表示許可件数内訳.
https://www.caa.go.jp/policies/policy/food_labeling/foods_for_special_dietary_uses/assets/food_labeling_cms206_20230807_01.pdf
44）消費者庁：特別用途食品表示許可品目一覧.
https://www.caa.go.jp/policies/policy/food_labeling/foods_for_special_dietary_uses/assets/

food_labeling_cms206_20230807_02.pdf
45）一般社団法人健康な食事・食環境コンソーシアム：「健康な食事・食環境」認証制度．2023．
https://smartmeal.jp/
46）武見ゆかり：「健康な食事・食環境」認証制度．内分泌糖尿代謝内科，49：73-78，2019．
47）厚生労働省；平成 30 年版　厚生労働白書　資料編．p189，2019．
48）国立成育医療研究センター：乳幼児健康診査のための「保健指導マニュアル（仮称）」及び「身体診察マニュアル（仮称）」作成に関する調査研究，乳幼児健康診査事業実践ガイド．平成 29 年度子ども・子育て支援推進調査研究事業．p105，2018．
49）厚生労働省雇用均等・児童家庭局：「食を通じた子どもの健全育成（―いわゆる「食育」の視点から）のあり方に関する検討会」報告書，楽しく食べる子どもに―食からはじまる健やかガイド．p7，2004．
50）衛藤久美・他：幼児期の健やかな発育のための栄養・食生活支援に向けた効果的な展開のための研究．厚生労働省，2003．
51）文部科学省：栄養教諭を中心としたこれからの学校の食育．p4，2017．
52）文部科学省：食に関する指導の手引き．第 2 次改訂版，p5，26，35，2019．
53）文部科学省，国土交通省，厚生労働省：地域参加による学校づくりの進め．2002．
54）農林水産省：平成 28 年度　食育ボランティア表彰．2016．
https://www.maff.go.jp/j/syokuiku/b_hyousyou.html
55）厚生労働省：平成 30 年国民生活基礎調査の概況．2018．
56）厚生労働省：子ども食堂の活動に関する連携・協力の推進及び子ども食堂の運営上留意すべき事項の周知について（通知）（厚生労働省子ども家庭局長，厚生労働省社会・援護局長，厚生労働省社会・援護局障害保健福祉部長，厚生労働省老健局長，2018 年 6 月 28 日）．
https://www.mhlw.go.jp/content/000306888.pdf
57）内閣府：令和 4 年版　高齢者社会白書．p29，2022．
58）厚生労働省保険局高齢者医療課：高齢者の特性を踏まえた保健事業ガイドライン．第 2 版，p46，2019．
59）保高発 0919 第 1 号，令和元年 9 月 19 日 厚生労働省保険局高齢者医療課長通知：後期高齢者医療制度の健診において使用している質問票の変更について．2019．
60）厚生労働省：第 6 回一般介護予防事業等の推進方策に関する検討会資料．
https://www.mhlw.go.jp/stf/newpage_07103.html
61）厚生労働省保険局医療介護連携政策課，データヘルス・医療費適正化対策推進室：特定健康診査等実施計画作成の手引き．第 3 版，2018．
62）厚生労働省健康局：標準的な健診・保健指導プログラム　令和 6 年度版．2023．

資料

保健医療福祉従事者の職種の定義などと準拠法

保健医療福祉従事者の職種の定義などと準拠法

職　種	職種の定義など	準拠法(免許交付者)
医　師	医師は，医療及び保健指導を掌ることによって公衆衛生の向上及び増進に寄与し，もって国民の健康な生活を確保するものとする	医師法 （厚生労働大臣）
歯科医師	歯科医師は，歯科医療及び保健指導を掌ることによって，公衆衛生の向上及び増進に寄与し，もって国民の健康な生活を確保するものとする	歯科医師法 （厚生労働大臣）
薬剤師	薬剤師は，調剤，医薬品の供給その他薬事衛生をつかさどることによって，公衆衛生の向上及び増進に寄与し，もって国民の健康な生活を確保するものとする	薬剤師法 （厚生労働大臣）
保健師	保健師の名称を用いて，保健指導に従事することを業とする者	保健師助産師看護師法 （厚生労働大臣）
看護師	傷病者若しくはじょく婦に対する療養上の世話又は診療の補助を行うことを業とする者	
助産師	助産又は妊婦，じょく婦若しくは新生児の保健指導を行うことを業とする女子	
理学療法士	身体に障害のある者に対し，主としてその基本的動作能力の回復を図るため，治療体操その他の運動を行わせ，及び電気刺激，マッサージ，温熱その他の物理的手段を加えることを行うことを業とする者	理学療法士及び作業療法士法 （厚生労働大臣）
作業療法士	身体又は精神に障害のある者に対し，主としてその応用的動作能力又は社会的適応能力の回復を図るため，手芸，工作その他の作業を行わせることを業とする者	
言語聴覚士	音声機能，言語機能又は聴覚に障害のある者についてその機能の維持向上を図るため，言語訓練その他の訓練，これに必要な検査及び助言，指導その他の援助を行うことを業とする者	言語聴覚士法 （厚生労働大臣）
義肢装具士	義肢及び装具の装着部位の採型並びに義肢及び装具の製作及び身体への適合を行うことを業とする者	義肢装具士法 （厚生労働大臣）
歯科衛生士	歯科医師の直接の指導の下に，歯牙及び口腔の疾患の予防処置として，歯牙露出面及び正常な歯茎の遊離縁下の付着物及び沈着物を機械的操作によって除去する，歯牙及び口腔に対して薬物を塗布することを業とする者	歯科衛生士法 （厚生労働大臣）
臨床検査技師	医師又は歯科医師の指示の下に，人体から排出され，又は採取された検体の検査として厚生労働省令で定めるもの及び厚生労働省令で定める生理学的検査を行うことを業とする者	臨床検査技師等に関する法律 （厚生労働大臣）
介護支援専門員 （ケアマネジャー）	要介護者や要支援者等の相談や心身の状況に応じ，介護サービスを利用できるように介護サービス等の提供に関する計画（ケアプラン）の作成や，市町村・サービス事業・施設，家族等との連絡調整等を行う者	介護保険法 （都道府県知事）
社会福祉士	身体上若しくは精神上の障害があること又は環境上の理由により日常生活を営むのに支障がある者の福祉に関する相談に応じ，助言，指導，福祉サービスを提供する者	社会福祉士及び介護福祉士法 （厚生労働大臣）
介護福祉士	身体上又は精神上の障害があることにより，日常生活を営むのに支障がある者につき心身の状況に応じた介護を行い，並びにその者及びその介護者に対して介護に関する指導を行うことを業とする者	
訪問介護員 （介護職員初任者等）	要介護者であって，居宅において介護を受ける者に対して，入浴，排せつ，食事等の介護その他の日常生活上の世話を行う者	介護保険法 （都道府県知事）
健康運動指導士	保健医療関係者と連携しつつ安全で効果的な運動を実施するための運動プログラム作成および実践指導計画の調整等を行う役割を担う者	（健康・体力づくり事業財団）
健康運動実践指導者	積極的な健康づくりを目的とした運動を安全かつ効果的に実践・指導できる能力を有すると認められる者	（健康・体力づくり事業財団）
産業保健指導担当者	事業場における労働者の健康保持増進のための指針に基づく産業保健指導を担当する者	労働安全衛生法 （中央労働災害防止協会）
産業栄養指導担当者	事業場における労働者の健康保持増進のための指針に基づく産業栄養指導を担当する者	労働安全衛生法 （中央労働災害防止協会）
管理栄養士・栄養士	栄養士とは，都道府県知事の免許を受けて，栄養士の名称を用いて栄養の指導に従事することを業とする者．管理栄養士とは，厚生労働大臣の免許を受けて，管理栄養士の名称を用いて，傷病者に対する療養のため必要な栄養の指導，個人の身体の状況，栄養状態等に応じた高度の専門的知識及び技術を要する健康の保持増進のための栄養の指導並びに特定多数人に対して継続的に食事を供給する施設における利用者の身体の状況，栄養状態，利用の状況等に応じた特別の配慮を必要とする給食管理及びこれらの施設に対する栄養改善上必要な指導等を行うことを業とする者	栄養士法 （栄養士：都道府県知事／管理栄養士：厚生労働大臣）

索引

き

く

け

こ

さ

し

【編者略歴】

酒《さか》 井《い》 徹《とおる》

1990 年　徳島大学医学部栄養学科卒業
1995 年　徳島大学大学院栄養学研究科博士課程修了
1995 年　徳島大学医学部助手
2005 年　大阪府立看護大学総合リハビリテーション学部助教授
2007 年　大阪府立大学総合リハビリテーション学部助教授
2009 年　徳島大学大学院ヘルスバイオサイエンス研究部教授
2015 年　徳島大学大学院医歯薬学研究部教授

由《よし》 田《た》 克《かつ》 士《し》

1987 年　東京農業大学農学部栄養学科卒業
1987 年　金沢医科大学病院栄養部
1997 年　ノートルダム清心女子大学人間生活学部講師
2000 年　ノートルダム清心女子大学人間生活学部助教授
2002 年　国立健康・栄養研究所室長（厚生労働省健康局併任）
2006 年　国立健康・栄養研究所上級研究員プロジェクトリーダー
2010 年　大阪市立大学大学院生活科学研究科教授
2022 年　大阪公立大学大学院生活科学研究科教授

管理栄養士養成のための栄養学教育モデル・コア・カリキュラム準拠
第 10 巻　公衆栄養学
2024 年版　公衆栄養活動の実践のための理論と展開

ISBN978-4-263-70534-6

2021 年 3 月 25 日　第 1 版第 1 刷発行
2022 年 1 月 20 日　第 2 版第 1 刷発行
2024 年 2 月 10 日　第 4 版第 1 刷発行

監　修　特定非営利活動法人
日本栄養改善学会

編　者　酒　井　　徹
由　田　克　士

発行者　白　石　泰　夫

発行所　**医歯薬出版株式会社**

〒 113-8612　東京都文京区本駒込 1 - 7 - 10
TEL.（03）5395－7626（編集）・7616（販売）
FAX.（03）5395－7624（編集）・8563（販売）
https://www. ishiyaku. co. jp/
郵便振替番号 00190-5-13816

乱丁，落丁の際はお取り替えいたします　　印刷・壮光舎印刷／製本・愛千製本所